Stefan Kreutzberger / Valentin Thurn

Die Essens-vernichter

Warum die Hälfte

aller Lebensmittel im Müll landet

und wer dafür verantwortlich ist

Kiepenheuer & Witsch

FSC www.fsc.org
MIX
Papier aus verantwortungsvollen Quellen
FSC® C083411

Verlag Kiepenheuer & Witsch, FSC® N001512

1. Auflage 2012

Grafiken von Sylvia Kautz und Julia Kontor
Fotos im Innenteil: SCHNITTSTELLE Köln / THURN FILM, Roland Breitschuh, Andreas Schoelzel
Umschlaggestaltung: Rudolf Linn, Köln
Umschlagmotive: © Rudolf Linn, Köln
Gesetzt aus der TheSans, TheAntiqua und DIN Pro
Satz: Buch-Werkstatt GmbH, Bad Aibling
Druck und Bindung: CPI – Clausen & Bosse, Leck
ISBN 978-3-462-04454-6

Das Buch

Durch dieses Buch und den Kinofilm »Taste The Waste« sowie eine große Kampagne von Verbraucherinitiativen trat erstmals ins Bewusstsein, dass rund die Hälfte unserer Lebensmittel – bis zu 20 Millionen Tonnen allein in Deutschland – im Müll landet. Das meiste schon auf dem Weg vom Acker in den Laden. Supermärkte bieten durchgehend die ganze Warenpalette an, und alles muss perfekt aussehen – sonst wird es sofort aussortiert. Würden wir weniger wegwerfen, müssten wir weniger einkaufen; die Weltmarktpreise fielen, und es bliebe mehr für die Hungrigen. Zudem trägt Lebensmittelvernichtung auch zum Klimawandel bei.

Das Buch schildert, was die »Taste The Waste«-Bewegung bisher alles bewirkt hat, und enthält viele Anregungen, wie jeder Einzelne umsteuern kann: durch regionale Einkaufsgemeinschaften etwa oder eine gesunde Küche, die sich auf das Verarbeiten von Resten versteht, aber auch durch Verbraucherdruck auf Supermärkte, Waren kurz vor Ablauf billiger zu verkaufen oder zu verschenken. Unser Konsum ist politisch und unsere Ernährungsweise kann die Welt verändern!

Die Autoren

Stefan Kreutzberger, Jahrgang 1961, Studium der politischen Wissenschaften, ist freier Journalist, Autor und Medienberater mit den Spezialgebieten Umwelt- und Verbraucherthemen sowie internationale Entwicklungszusammenarbeit. 2009 erschien »Die Ökolüge – Wie Sie den grünen Etikettenschwindel durchschauen«. Kreutzberger sitzt im Beirat der Deutschen Umweltstiftung.

Valentin Thurn, Jahrgang 1963, Studium der Geografie und an der Deutschen Journalistenschule, mehr als 40 TV-Dokumentationen und Reportagen als freier Filmemacher u. a. für ARD, ZDF und ARTE. Er erhielt 2003 den Medienpreis des Entwicklungshilfeministeriums und war 2006 für den Deutschen Fernsehpreis nominiert. Mehr als 100 000 Zuschauer sahen »Taste The Waste« in den deutschen Kinos, mehr als 20 000 in Österreich, der Film lief auf über 30 Festivals weltweit und gewann zehn nationale und internationale Preise, darunter den Umweltmedienpreis der Deutschen Umwelthilfe 2011.

KiWi
PAPERBACK
1295

Inhalt

Vorwort von Carlo Petrini, Vorsitzender von Slow Food International

Ich erinnere mich noch sehr gut an meinen Großvater beim Mittagessen im Kreis der Familie. Wenn er zu Ende gegessen hatte, kehrte er sorgfältig die Brotkrümel zusammen, die auf dem Tischtuch liegen geblieben waren, schob sie in die hohle Hand und leerte diese dann in seinen Mund. In Süditalien kann man manchmal heute noch alte Leute beobachten, die ein heruntergefallenes Stück Brot aufheben und küssen, bevor sie es auf den Tisch zurücklegen.

Die jüngeren Generationen mögen alte Leute belächeln, die Krümel essen oder hingefallenes Brot küssen. Ihnen muss diese Form des Respekts fremd sein, schließlich haben ihre Eltern – also die Kinder und Enkel jener, an die ich mich erinnere – schon vor langer Zeit damit aufgehört. Das klingt jetzt wie die alte Leier, wahr ist es trotzdem. Nur, wie konnte es so weit kommen? Warum hat das Essen für uns derart an Wert verloren, dass es ohne die geringste Scham verschwendet werden darf?

Mindestens ein Drittel der globalen Lebensmittelproduktion landet auf dem Müll, entweder bereits während des Prozesses der Ernte, Verarbeitung und Verteilung oder durch Verschulden von uns Verbrauchern, die wir zu viele Reste wegwerfen, zu viele Super-Sonderangebote kaufen, weil wir zu träge oder Opfer des Konsumismus geworden sind, der damit überleben und sich immer wieder erneuern kann, auf Verschwendung gründet.

Zu den grundlegenden Problemen unserer Zeit gehört die Unfähigkeit, zwischen Preis und Wert unterscheiden zu können. Wir wollen billiges Essen, das immer weniger kostet, und wir wollen, dass genug davon produziert wird. Das führt dazu, dass wir schlecht essen, denn der Verlust an Wertschätzung geht einher mit einem Verlust an Qualität. Das Essen verliert seine Bedeutung, den Bezug zum Menschen und zu seiner Einbindung in die Natur, es wird zu etwas, das man leichten Herzens »vergeuden« kann.

Wenn wir uns darüber empören, dass so viel verschwendet wird, dann müssen wir uns auch darüber empören, wie heutzutage mit unserem Essen umgegangen wird, und zwar von der Aussaat bis zu dem Zeitpunkt, da es in die Supermarktregale einsortiert wird! Nichts demonstriert besser, welchen Grad an Idiotie das System der globalen industriellen Nahrungsmittelproduktion erreicht hat, als die Verschwendung von Essen. Sie ist zum Sinnbild aller Probleme im Zusammenhang mit der extremen Kommerzialisierung geworden.

Die Verschwendung ist aber nicht nur ein ethisches Problem angesichts einer Milliarde Menschen auf dieser Welt, die unter Hunger und Unterernährung leiden, sondern auch ein ökonomisches und ökologisches Problem: Wie viel Geld und Energie könnten weit besser eingesetzt werden, indem ein wirklich nachhaltiges System der Nahrungsmittelproduktion eingeführt würde, das auf lokalen Landwirtschaften und neu erlerntem, intelligentem Konsum beruht. Vorbild hierfür können die traditionellen bäuerlichen Gesellschaften sein, weil sie nicht nur dem Essen Respekt entgegenbrachten, sondern auch Meister im Wiederverwerten und Recyceln waren. Und sie können uns lehren, dass dann, wenn man den Dingen die rechte Wertschätzung entgegenbringt, auch der Genuss eine ganz andere Bedeutung erlangt, allerdings nicht wie heute immer mehr verstanden als Statussymbol und Luxus, sondern als tief empfundene Freude am Leben, am wirklichen Wohlbefinden.

Auch der Genuss kann also der Verschwendung entgegenwirken, denn gerade er lehrt uns, dass das Essen in all seiner Komplexität gesehen werden muss, um ihm wieder Bedeutung zu verleihen, um ihm den rechten Wert zurückzugeben. Beginnen wir deshalb bei uns zu Hause, im Alltag, machen wir uns Gedanken darüber, was wir essen und was wir wegwerfen: Das Leben wird schöner werden und an Bedeutung gewinnen, wenn wir begreifen, was hinter den Dingen steckt, die wir essen. Zugleich tun wir damit der Erde und ihren Bewohnern einen Gefallen.

Einleitung

Dieses Buch ist ungewöhnlich: ein Mix aus harten Fakten und persönlichen Betrachtungen, ein Hybrid aus Sachbuch und Autorenfilm. Wir präsentieren beide Teile in optisch unterschiedenen Texten, die parallel laufen, sich ergänzen und teilweise miteinander verwoben sind:

- Der Erfahrungsbericht des Filmemachers Valentin Thurn, der von den Dreharbeiten zu »Taste The Waste« auf vier Kontinenten erzählt, aber auch von seinen Gefühlen und seiner persönlichen Motivation.
- Die Aufarbeitung der Hintergründe und Fakten zur weltweiten Lebensmittelverschwendung sowie mögliche Lösungsansätze präsentiert der Journalist und Buchautor Stefan Kreutzberger.

Sie können beide Texte getrennt lesen oder auch als sich ergänzendes Gesamtwerk aufnehmen. Vereinzelte Wiederholungen sind deshalb unvermeidbar und gewollt. Das Projekt begann mit der Idee zum Dokumentarfilm. Doch bald schon stellte sich heraus, dass bisher kaum Material zu diesem gigantischen Verschwendungsproblem publiziert wurde. Also entschlossen wir uns, unsere Recherchen in einem Buch zusammenzufassen.

»Die Essensvernichter« ist also zunächst das Buch zum Film »Taste The Waste«, es erscheint zeitgleich mit dem Kinostart. Aber es ist auch eine Anleitung zum Aktivwerden. Wir wollen damit eine gesellschaftliche Veränderung anstoßen. Es kann daher auch als Materialsammlung verstanden werden, für die Bildungsarbeit oder weitere Aktivitäten. Gemeinsam mit Umwelt- und Entwicklungshilfeorganisationen haben wir auch eine öffentliche Kampagne gegen Lebensmittelverschwendung ins Rollen gebracht, deren erste Schritte wir in diesem Buch beschreiben.

Wir wollen herausstellen, dass uns die Verschwendung von Essen emotional berührt und dass die Beschäftigung damit auch unser eigenes Verhalten verändert hat.

***

Ein Drittel der weltweit für den menschlichen Verzehr geernteten und produzierten Lebensmittel landet auf dem Müll, Schätzungen für die Industrieländer gehen sogar von der Hälfte aus. Und der jährliche Müllberg wächst immer weiter, seit den 1970er-Jahren hat er sich um 50 Prozent vergrößert. Offenbar sind die Erfahrungen der Lebensmittelknappheit nach dem Krieg in Deutschland längst vergessen. Vorbei die Ermahnungen unserer Mütter und Großmütter, keine Reste auf dem Teller liegen zu lassen, während die Kinder in Afrika verhungern. Lebensmittel sind heute Massenware, die Discounter unterbieten sich im Preis. Im Supermarkt sollen wir uns zwischen über 100 Joghurtsorten entscheiden, eine Auswahl, die nur zu oft im Kühlschrank verdirbt.

Es ist verblüffend: In einer Welt, in der so ziemlich alles erfasst, datiert, beziffert und hochgerechnet wird, gibt es keine verlässlichen Angaben zu unseren Ernährungs- und Wegwerfgewohnheiten. Wir verfügen nur über Durchschnittswerte und Hochrechnungen zu den Speisen, die wir tatsächlich zu uns nehmen, und denen, die wir verschmähen. Keiner hat sich je darum gekümmert, die Nahrungsverluste und -verschwendung entlang der Produktions- und Konsumkette zu ermitteln. Mittlerweile ist jeder Quadratzentimeter der Rückseite des Mondes exakt vermessen, aber niemand kann genau sagen, wie viele Ressourcen an Energie, Wasser, Boden und Arbeitskraft durch das Wegwerfen von Nahrungsmitteln ungenutzt vergeudet werden. Ebenso wenig erfährt man Exaktes über die Folgen und Auswirkungen der Überproduktion der Industrienationen und unseres Konsums auf die Lebensbedingungen von Menschen und Tieren in Ländern des globalen Südens. Und das, obwohl Studien aus dem Ausland schwindelerregende Ausmaße vermuten lassen. Wir in Deutschland brauchen diese Zahlen, um zu wissen, wo sinnvollerweise mit Gegenstrategien angesetzt werden kann.

Zuvor müssen aber noch grundsätzliche Fragen geklärt werden: Wo fängt Verschwendung an, und wie definiere ich Lebensmittelmüll? Da werden oft Äpfel mit Birnen verglichen. Sind Biosprit und Fleischkonsum nicht auch Formen der Lebensmittelverschwendung? Ist die Energiemenge des Getreides für die Viehmast verschwendet oder notwendiger Einsatz für höherwertiges tierisches Eiweiß? Über eine Milliarde Menschen auf der Welt sind übergewichtig, ernähren sich falsch und nehmen viel zu viele energiereiche Speisen und Getränke zu sich. Ist das ebenfalls Verschwendung oder sogar eine eingeplante Form der »Müllentsorgung« in einem auf wachsenden Konsum und Überproduktion ausgerichteten Wirtschaftssystem? Produzieren und verschwenden die Nahrungsmittelmultis aus Renditegründen bewusst viel zu viele Waren oder benötigt eine gesunde Volkswirtschaft nicht eine gewisse Überproduktion, um in Krisenzeiten abgesichert zu sein?

Wir beschränken uns zunächst auf die Verluste und Verschwendung der Nahrungsmittel, die direkt für den menschlichen Verzehr angebaut und produziert wurden. Aber auch dazu ist die Zahlenlage keineswegs eindeutig. Es gibt keine einheitlichen Untersuchungen, sondern nur Anhaltspunkte und Schätzungen zu dem, was täglich untergepflügt, bereits bei der Ernte weggeworfen, von Schädlingen gefressen wird und im Lager verkommt, beim Transport zur Fabrik oder zum Markt verdirbt, bei der Produktion, auf dem Großmarkt und im Supermarkt ausgesondert wird und was letztlich der Verbraucher in den Mülleimer wirft und die Toilette hinunterspült.

Es ist wie ein Puzzlespiel: In Österreich wurde im Haushalt nachgezählt, in den USA in den Fabriken und in Italien und England in der Landwirtschaft. Unter dem Strich verdichtet sich die Erkenntnis, dass wir etwa genauso viel wegwerfen, wie wir essen.

Warum haben die Menschen in den »entwickelten« Ländern die Wertschätzung für ihr Essen verloren? Das mag damit zusammenhängen, dass die Lebensmittel immer billiger werden. Heute geben wir nur noch knapp über zehn Prozent unseres Einkommens dafür aus. Vor nicht mal 50 Jahren waren es noch 40 Prozent. In der Hektik des Alltags wird der Kühlschrank vollgestopft, aber in den nächsten Tagen kommt man erst spät nach Hause oder entscheidet sich spontan, doch einmal essen zu gehen. Und schon verkommt ein Teil der Waren.

Wir sind es gewohnt, im Supermarkt zu jeder Tages- und Jahreszeit alles zu finden, was wir benötigen: Erdbeeren im Dezember und frisches Brot bis in die Nacht hinein. Das sorgfältig arrangierte Überangebot verführt uns, mehr zu kaufen, als wir letztendlich verarbeiten können. Vieles wandert vom Kühlschrank direkt in den Mülleimer, ohne dass es überhaupt auf den Tisch gekommen ist. Weil es schnell gehen muss, greifen wir gern zu vorgefertigtem Convenience Food mit geringer Haltbarkeit. Was von den vorportionierten Mengen übrig bleibt, wird entsorgt. Denn viele von uns haben verlernt, wie wir aus den Resten einer Mahlzeit ein neues schmackhaftes Essen zaubern können.

Doch sehr viel landet auf dem Müll, bevor es überhaupt den Verbraucher erreicht. Der Handel müsste eigentlich schon aus rein betriebswirtschaftlichen Gründen daran interessiert sein, die Verschwendung zu begrenzen. Doch um den Käufern die immer gleichen, perfekt aussehenden Produkte anbieten zu können, wird besonders bei frischer Ware kräftig aussortiert. Sobald ein einzelnes Blatt gammelig ist, wird der ganze Salat weggeworfen. Wenn nur ein einziger Pfirsich schimmelt, wird der Rest der Stiege gleich mit entsorgt. Die Arbeitszeit der Angestellten darauf zu verwenden, einzelne Obst- und Gemüsestücke auszusortieren, ist für den Händler zu teuer.

Milchprodukte werden mehrere Tage vor Ablauf des Mindesthaltbarkeitsdatums aus den Regalen entfernt und weggeworfen. Das meiste davon wäre noch gut genießbar. Eine einfache Prüfung – schauen, riechen, schmecken – würde reichen, doch viele trauen sich das nicht mehr zu. Was fast kein Verbraucher weiß: Das Datum wird von den Herstellern selbst aufgedruckt, nicht von einer Behörde. Unter dem Vorwand des Verbraucherschutzes werden die Fristen immer kürzer gefasst, um den Warenumschlag zu erhöhen. Für die scharf kalkulierenden Unternehmen ist es offenbar rentabler, Überschuss für die Mülltonne zu pro-

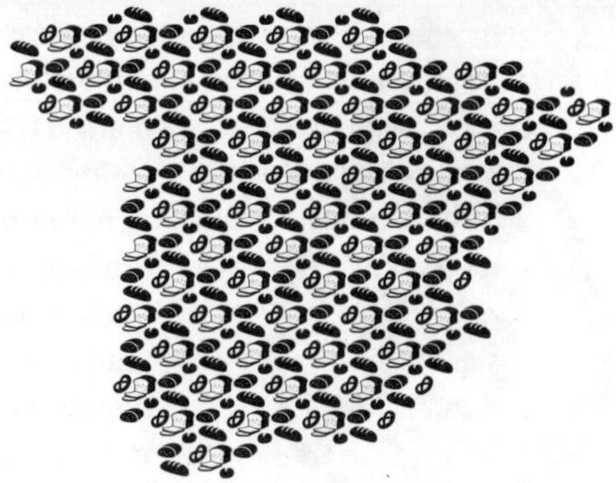

Europa wirft jedes Jahr drei Millionen Tonnen Brot auf den Müll. Ganz Spanien könnte damit versorgt werden.

duzieren. Denn schlimmer als wegwerfen ist es, Kunden an die Konkurrenz zu verlieren. Angesichts des Wettbewerbsdrucks im Lebensmittelhandel ist das Risiko hoch: Kunden könnten wegbleiben, weil ihnen nicht zu jeder Tageszeit die gesamte Produktpalette angeboten wird. Finanziell ist es allerdings kein großes Problem, denn der Ausschuss und seine Entsorgung sind eingeplant und bereits »eingepreist«, auf alle Waren umgelegt.

Ein besonders dramatisches Beispiel für Lebensmittelvernichtung ist das Brot. Kein anderes Produkt wird in so großen Mengen weggeworfen. Eine Durchschnittsbäckerei wirft 10 bis 20 Prozent ihrer Tagesproduktion weg und gibt im besten Fall einen Teil davon an eine Tafel oder einen Tierfutterhersteller. Jährlich werden in Deutschland 500 000 Tonnen Brot vernichtet. Damit könnte im gleichen Zeitraum ganz Niedersachsen versorgt werden.

Das System der Verschwendung beginnt aber bereits auf dem Feld und dem Acker. Wir sind es inzwischen gewohnt, dass Obst und Gemüse im Supermarkt perfekt und glänzend auszusehen haben. Äpfel mit etwas Schorf, Bananen mit braunen Flecken, unhandlich verzweigte Karotten – vieles würde im Supermarkt nicht angenommen. Was nicht in das Raster passt oder kleine Macken hat, bleibt daher direkt auf dem Feld liegen. Dieser Druck der Handelsnormen hat nichts mit der Ernährungsqualität oder dem Geschmack der Lebensmittel zu tun, es geht dabei nur um die Optik.

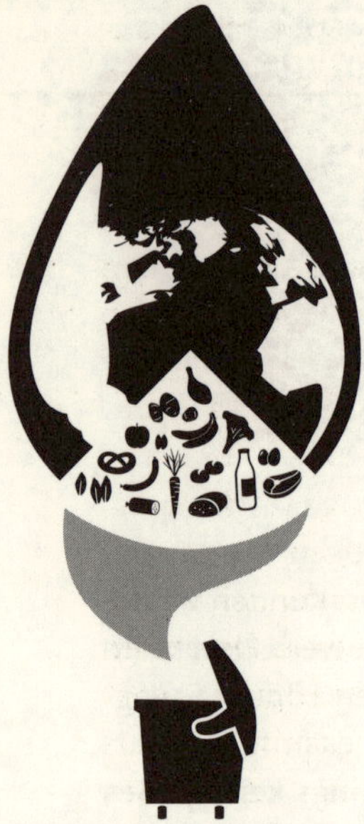

Ein Viertel des weltweiten Wasserverbrauchs wird für den Anbau von Nahrungsmitteln verwendet, die später auf dem Müll landen.

Unsere Verschwendung verschärft anderswo auf der Welt das Hungerproblem. Denn die Handelspreise für Getreide wie Weizen, Mais und Reis werden heute von Spekulationen an den Börsen bestimmt. Höhere Nachfrage – auch wenn sie letztlich in der Mülltonne landet – bedeutet höhere Preise auf dem Weltmarkt, aber nicht automatisch mehr Einkommen für die Bauern in Entwicklungsländern. Menschen in ärmeren Ländern können sich deshalb kaum mehr die Grundnahrungsmittel leisten. Exporte von bei uns verschmähten Geflügelteilen oder Überschusswaren zerstören darüber hinaus die dortigen Märkte und treiben Bauern in die Armut.

Es geht nicht um Verzicht. Es geht um mehr Effizienz und um ein Bewusstsein dafür, dass Mechanismen, die für einzelne Unternehmen rentabel sein mögen, volkswirtschaftlich gesehen katastrophal sind. Die Verschwendung von Essen ist auch eine Verschwendung von kostbaren menschlichen und natürlichen Ressourcen. Lebensmittel werden mit einem enormen Energieaufwand erzeugt. Rund ein Viertel des gesamten Wasserverbrauchs der Erde wird für die Produktion derjenigen Lebensmittel vergeudet, die schließlich vernichtet werden. Katastrophal sind auch die Folgen für das Weltklima, denn ein Drittel der Klimagase entsteht bei der Herstellung unserer Lebensmittel. Das wurde bislang viel zu wenig berücksichtigt.

Sicher, wir werden die Abfälle nicht auf null herunterfahren können. Aber eine Halbierung des Lebensmittelmülls ist durchaus realistisch. Ohne große Einbußen beim Lebensstandard könnten wir damit beispielsweise ebenso viele Klimagase einsparen, wie wenn wir jedes zweite Auto stilllegen würden.

Es gibt viele hoffnungsvolle Ansätze: Viele Menschen kaufen fair gehandelte Waren ein, achten auf saisonale Angebote und bevorzugen Produkte aus der Region. Neben einer bewussten Wertschätzung von Lebensmitteln verringert das auch noch den Transport- und Lagerabfall. Kooperativen gehen noch einen Schritt weiter und beziehen ihr Obst und Gemüse direkt vom Bauern – der Handel wird damit überflüssig. Der Landwirt kann genau kalkulieren, wie viel er jede Woche ernten muss, und der Rest bleibt dort, wo er am frischesten gelagert werden kann: unter der Erde oder auf dem Feld.

Auch die Supermärkte könnten ihre Müllmengen reduzieren, indem sie ihr Angebot an frischen Produkten gegen Abend oder am Wochenende ausdünnen. Handelsketten könnten die Verringerung der Lebensmittelabfälle als Unternehmensziel festschreiben und ihre Kunden überzeugen, dass dies klimafreundlich ist und gegen den Welthunger hilft. Die Politik könnte diese Ziele unterstützen, indem sie das Wegwerfen von Lebensmitteln verteuert, zum Beispiel die Müllgebühren heraufsetzt. Das wäre ein Anreiz für die Supermärkte, nach anderen Verwertungswegen zu suchen: etwa den Preis kurz vor Ablauf heruntersetzen, an die lokale Tafel spenden oder an Kunden und Mitarbeiter verschenken.

Jeder ahnt, dass unser Ernährungsverhalten und globale Veränderungen zusammenhängen. Aber wie genau und warum, das entzieht sich unserer klaren Betrachtung. Doch das muss und wird sich ändern, denn die globalen Ressourcen sind überstrapaziert, neigen sich dem Ende zu und müssen dennoch immer mehr Menschen versorgen. Die Lösung kann nur lauten: sparsamer leben, Energien effizienter und Böden nachhaltiger nutzen und bewusster mit sich und der Umwelt umgehen. Der Ernährung kommt dabei ein besonderer – bisher stark vernachlässigter – Stellenwert zu. Als Querschnittsthema spielt sie in fast alle umwelt- und entwicklungspolitischen Bereiche hinein. Wir alle sind davon betroffen und können bereits durch relativ kleine eigene Verhaltensänderungen viel zu einer positiven globalen Entwicklung beitragen.

Valentin Thurn und Stefan Kreutzberger, Köln im Juni 2011

Konsumwahn

und

Wegwerfgesellschaft

Essen ist Leben

Ich konnte es kaum glauben: Der Händler stellte eine ganze Kiste voller goldgelber Pfirsiche zur Seite. Wieso? Nur weil zwei Früchte schimmelig waren? Der Markttag war fast vorbei, und er hatte offensichtlich keine Lust oder keine Zeit, das herauszusammeln, was noch gut war.

Ich war 18, als ich zum ersten Mal eine Ahnung davon bekam, in welch großem Stil Lebensmittel in unserer Wohlstandsgesellschaft verschwendet werden. Damals hatte ich ein diebisches Vergnügen, die Pfirsiche einzusammeln, bevor sie von der Müllabfuhr abgeholt wurden. Genauso wie Bananen, Kiwis, Salatköpfe, Pilze, Gurken, jeden Tag gab es etwas anderes, und das Einzige, was ich tun musste, war, ein paar faulige Früchte aus dem Netz oder der Kiste zu entfernen.

Mit uns unterwegs waren Dutzende von anderen Sammlern, doch wir kamen uns nicht ins Gehege, denn es war genug für alle da. Einige von ihnen wirkten etwas abgerissen, aber die meisten wirkten nicht wie Obdachlose. Aber den Tipp, es hier auf dem Borough Market zu probieren, hatten wir von einem Obdachlosen bekommen.

Hinter uns lagen die Sommerferien, in denen ich mit meinem Schulfreund Jörg auf dem Fahrrad durch Südengland getingelt war. Am Ende fanden wir uns in London wieder, und hier ging uns das Geld aus, zehn Tage vor Ferienende. Wir hatten unsere Rückfahrkarte nach Deutschland, das war nicht das Problem, aber wir wollten unsere Ferien eigentlich nicht verfrüht abbrechen. Außerdem hatten wir gerade George Orwells »Down and Out in Paris and London« gelesen und fühlten uns davon zu einem Großstadtabenteuer inspiriert.

Wir beschlossen, es zu probieren: zehn Tage London ohne einen Penny. Und waren erstaunt, wie einfach es war! Orte, an denen essbare Lebensmittel weggeworfen wurden, gab es im ganzen Stadtgebiet, man musste nur rechtzeitig vor Marktende kommen und ein wenig aufpassen, dass man nicht gerade in die Hände eines Aufsehers lief. Es lief allerdings im Wesentlichen auf eine Obstdiät hinaus. Eigentlich mag ich Obst sehr, aber ich muss zugeben, am Ende kamen mir die Bananen beinahe zu den Ohren heraus. Doch der sportliche Ehrgeiz war geweckt, die zehn Tage wirklich ohne Geld zu überstehen.

Am Ende des Urlaubs überquerte ich auf der Fähre den Ärmelkanal mit dem Gefühl, hier läuft etwas schief. Und wurde nur wenige Tage später in meinem Verdacht bestätigt, dass es in Deutschland keinen Deut anders zugeht, als ich den Wochenmarkt meiner Heimatstadt Waiblingen mal mit anderen Augen betrachtete: mit denen eines Sammlers.

Meine Mutter Katharina fand es befremdlich, als ich ihr erzählte, ich hätte Reste vom Markt mitgebracht. »Das ist doch Diebstahl«, befand sie. Ihr wäre das nie in den Sinn gekommen. Dabei ist es nicht zuletzt ihre Haltung, die mich als Kind geprägt hat. Wie viele andere, die den Krieg erlebt haben, konnte sie etwa kein Brot wegwerfen. Manchmal nervte sie mich mit ihrer aus meiner Sicht übertriebenen Sparsamkeit. Aber der Gedanke »Essen ist etwas Heiliges« war immer präsent.

In der Küche blieb nichts übrig: Brotreste wurden getrocknet und zu Semmelknödeln verarbeitet oder mit Milch zu einer Süßspeise oder mit Eiern in der Pfanne gebraten – wir Kinder liebten das »Eierbrot«. Auch im Garten gab es immer eine Verwendung für die Reste. Zum Beispiel bei der Pflaumenernte, wir hatten drei verschiedene Körbe: einen für die festen, noch haltbaren, einen für die essreifen und einen für die leicht angefaulten – aus denen man aber noch Schnaps brennen konnte. Das gleiche Spiel beim Kirschbaum. Vor allem das Entkernen haben wir Kinder gehasst. Anschließend wurden wir entlohnt: mit einem köstlichen Topfenstrudel mit Kirschen. Mir läuft heute noch das Wasser im Mund zusammen.

Wenn wir Kinder mal wieder unsere Teller nicht leer essen wollten, mahnte meine Mutter uns mit den Worten: »Die Kinder in Afrika wären froh, wenn sie das hätten.« Wir lachten sie aus, wie sollten denn unsere Brötchen nach Afrika kommen, die würden doch unterwegs verderben! Heute weiß ich, dass Mutter eine geradezu prophetische Gabe hatte. Damals begann die verhängnisvolle Entwicklung, dass afrikanische Länder immer abhängiger vom Weltmarkt wurden und sich immer weniger selbst ernähren konnten. Was dazu geführt hat, dass wir heute tatsächlich vom gleichen globalen Teller essen!

Wenn mal ein Teller dennoch nicht leer wurde – Mutter hat ihn immer leer gegessen. Wir haben sie dafür als den »Kuttereimer der Familie« veräppelt – so heißt auf gut Schwäbisch der Mülleimer. Damals war mir das alles unverständlich. Ich fand es eher abstoßend. Wir wehrten uns zunehmend gegen die aufgebratenen Nudeln – teilweise mit Erfolg.

Altes Brot wegwerfen hätte meine Mutter als Sünde betrachtet. Ich habe erst lange Jahre später verstanden warum. Sie hatte uns Kindern nie erzählt, wie existenziell ihre Erfahrung von Nahrungsmangel war, um uns zu schonen. Erst im Ruhestand, als sie ihr Leben aufschrieb, kam auch diese Geschichte zutage.

Katharina wurde im damaligen Jugoslawien geboren. Als der Zweite Weltkrieg ausbrach, hatte sie gerade ihren ersten Geburtstag gefeiert. Ihre Familie gehörte zur deutschsprachigen Minderheit, die im 16. Jahrhundert in das damals österreichisch-ungarische Gebiet ausgewandert war. Das wurde ihnen 1944 zum Verhängnis, denn als die russische Armee den Balkan eroberte, internierten die jugoslawischen Partisanenverbände die deutschstämmige Bevölkerung und übten damit Vergeltung für die blutigen Kriegsverbrechen, die die Deutschen zuvor begangen hatten.

Katharina war sechs Jahre alt, als sie in solch einem Lager eingesperrt wurde, gemeinsam mit ihrer Mutter, die ebenfalls Katharina hieß. Die Tagesration, ein Teller wässrige Erbsensuppe mit etwas Gerste, dazu manchmal eine Scheibe Maisbrot, reichte weder für die Tochter noch für die Mutter. Zwar waren Kinder und Eltern getrennt untergebracht, doch die Mutter kam alle paar Tage heimlich ins Kinderlager, um ihrer Tochter einen Teil ihrer Essensration zuzustecken – damit sie überlebt.

Das ging etwa ein Jahr, bis die Mutter eines Tages nicht mehr kam. Der Hunger hatte sie stark geschwächt, sie steckte sich mit Typhus an und starb binnen weniger Tage. Die Tochter Katharina, inzwischen sieben, aber lebte. Und sollte den Wert, den ein Kanten Brot hat, nie vergessen. Auch nicht, als sie längst in einer anderen Welt lebte – im Wirtschaftswunderland der Bundesrepublik, das keine Knappheit mehr kannte.

In meiner Familie wurde gutes Essen immer geschätzt. Den höchsten Feiertagen war das Fischgulasch vorbehalten – eine balkanische Spezialität, höllenscharf und aus einem tieferen Grund immer auf dem offenen Feuer zubereitet, selbst im tiefsten Winter. Dann wurde das Feuer eben im Schnee entfacht und alle standen rund um den Kupferkessel im Garten.

Ich bin hier in Deutschland aufgewachsen, und diese Traditionen sind auch für mich eher exotisch, das werde ich meinen Kindern nicht weitergeben können. Aber ich werde wohl etwas viel Grundlegenderes weitergeben, das ich von meiner Mutter gelernt habe: dass die Gaben der Natur sehr unterschiedlich aussehen und wie man erkennt, ob etwas gut ist oder schlecht. Das Handwerkszeug dazu musste ich mir selbst beibringen, das bekommt man als Stadtbewohner heutzutage leider nicht in die Wiege gelegt: Was ist Qualität? Dabei kam mir sehr zugute, dass ich in einem Weinbaugebiet aufwuchs, wo traditionell eine der reichhaltigsten Küchen Deutschlands gepflegt wird – dem Remstal in der Nähe von Stuttgart.

Und unsere Mutter lehrte uns Kinder die Wonnen der österreichisch-ungarischen Mehlspeisen. Vor allem aber gab sie uns ihre Werte weiter. Nur die Geschichte von Hunger und Tod hat sie uns erst vor wenigen Jahren erzählt. Sie hat mich tief bewegt, denn für mich ist lebensbedrohender Hunger etwas, was ich nur aus den Fernsehnachrichten kenne und mir nicht wirklich vorstellen kann. Dabei liegt die Erfahrung in der eigenen Familie erst eine Generation zurück!

Die Kriegserfahrungen haben unsere Eltern geprägt und damit auch uns. Aber wie kann man sich vor diesem Hintergrund erklären, dass in Deutschland heute jedes Jahr rund 20 Millionen Tonnen essbare Lebensmittel auf den Müll geworfen werden? Haben wir so schnell vergessen? Oder sind es andere Mechanismen, die die Essensvernichtung antreiben?

Um das zu ergründen, habe ich 2009 begonnen, das Filmprojekt »Taste The Waste« zu entwickeln. Ich arbeite in einer Bürogemeinschaft mit der Produktionsfirma Schnittstelle Köln. Wir haben ein ehemaliges Fabrikgebäude in einem Hinterhof von Köln-Sülz bezogen. Ich nenne das unseren »kreativen Hinterhof«. Bei der Entscheidung für das Gebäude spielte die kleine Terrasse eine große Rolle.

Bei aller Geschäftigkeit finden meine Kolleginnen und Kollegen doch jeden Tag die Zeit für eine Mittagspause, für ein gemeinsames Essen auf der Terrasse oder am Küchentisch. Uns eint das Gefühl, dass Essen keine Nebensache ist – eine wichtige Grundlage für das Projekt.

Unsere Produzentin Astrid Vandekerkhove kam auf die Idee, das Projekt bei der »Documentary Campus Masterschool« einzureichen. Ein Programm für Filmemacher, die wissen möchten, wie man Geschichten für ein internationales Publikum erzählt – und verkauft. Und so fand ich mich mit 15 Filmemachern aus anderen europäischen Ländern in einer Klasse, die sich über ein Jahr zu vier einwöchigen, sehr intensiven Kursen traf. Jeder entwickelte sein eigenes Filmprojekt und half doch auch den anderen mit seinen kritischen Fragen und Ideen.

Das Projekt startete mit den sogenannten Mülltauchern – und entfernte sich bald davon, um die große Frage in den Blick zu bekommen: Warum verschwendet unsere Gesellschaft solche unglaublichen Mengen an Essen?

»Taste The Waste«, das wurde bald klar, würde kein klassischer Dokumentarfilm werden. Denn die Recherche zeigte schon bald: Es gibt bereits viele Bewegungen, die sich mit der Vernichtung von Lebensmitteln beschäftigen, weltweit verstreut und noch unverbunden. Unser Projekt könnte ein Sprachrohr werden für den gemeinsamen Protest: gegen die zunehmende Entwertung der Basis unseres Lebens.

Mir war bald klar: Wir müssen etwas dagegen tun! Geht das mit einem Filmprojekt? Ja, aber der Film alleine reicht nicht, es muss eine Kampagne werden, deren tragende Bestandteile Filme für Kino und Fernsehen – und dieses Buch – sind.

Zunächst wollte ich verstehen, warum das Problem über viele Jahrzehnte unbeachtet blieb – nicht nur bei den Mainstream-Medien, sondern auch bei den Umweltverbänden und der Eine-Welt-Bewegung. Ich schließe mich da mit ein, auch ich hatte die Bedeutung des Themas nicht erfasst. Kaum zu begreifen, angesichts der Größenordnung: Wir werfen in etwa genauso viel weg, wie wir essen! In anderen Worten: 50 Prozent der Nahrungsmittelproduktion werden auf dem Weg vom Acker zum Teller vernichtet!

Mir war schon bewusst, dass ich in einer verschwenderischen Gesellschaft lebe, aber diese Größenordnung hätte ich mir niemals vorstellen können. Die Augen geöffnet haben mir die Mülltaucher, junge Politaktivisten, die sich nicht scheuen, Essbares aus den Containern der Supermärkte herauszufischen.

Essen ist kein Abfall

Als Jens den grünen Containerdeckel anhebt, schlägt uns der Geruch von Verwesung entgegen. »Der Gestank kommt von ganz unten«, sagt der Mülltaucher. »Das Zeug hier oben ist perfekt: Schau mal, ein Bund Karotten, da ist nichts dran.« Etwas eklig ist es trotzdem, denn die Karotten sind ja mit dem Müll in Berührung gekommen. »Die muss man natürlich noch abwaschen. Fauliges esse ich nicht«, beruhigt er mich.

Jens sucht weiter, findet Kohlrabi, ein Netz Orangen, drei Paprika, noch plastikverpackt und ohne irgendeine schlechte Stelle. Er steckt alles in eine Plastiktüte und zwei Blumensträußchen obendrauf. Auch die waren in der Tonne. Warum wirft ein Supermarkt Waren weg, die noch völlig in Ordnung sind? »Da ist vermutlich frische Ware gekommen, und im Regal war kein Platz mehr, also hauen sie die Reste von gestern raus«, sinniert Jens. Kann man das nicht besser planen? »Na ja, das ist schwierig, wir sind es ja gewohnt, dass die Regale zu jeder Tageszeit prall gefüllt sind.«

Jens zieht weiter, und ich hinterher. Während der erste Container noch auf öffentlichem Grund stand, kommen wir jetzt an ein schier unüberwindbares Hindernis: ein drei Meter hohes Metalltor. Jens weiß, dahinter sind jede Menge interessanter Schätze. Er überlegt kurz, ob er versuchen soll, über das Tor zu klettern. Aber dann kommt ihm eine Idee. Er legt sich flach auf den Boden, streckt einen Arm unter dem Tor durch und tastet in die Dunkelheit.

Ein leiser Pfiff entfährt ihm. »Das ist ja mal nett.« Er zieht eine Kiste unter dem Tor heraus, offenbar bereitgestellt von Angestellten des Supermarkts, die die Mülltaucher unterstützen. »Manche Leute sind wirklich lieb, da sag ich Danke schön«, freut er sich. Geräucherter Lachs in rauen Mengen und Miesmuscheln, vakuumverpackt. Fisch und Meeresfrüchte sind hochriskant, wenn die Kühlkette unterbrochen ist. Heute Nacht aber liegen die Temperaturen um null Grad, Jens sieht also keinen Grund, nicht zuzulangen: »Ein Fisch reicht mir und eine Packung Muscheln, den Rest lege ich wieder zurück, damit andere auch noch was davon haben.«

Daheim, in seinem Bauwagen, stellt Jens einen großen Topf mit Wasser auf den Herd. »Die Muscheln müssen zuerst gemacht werden, das Haltbarkeitsdatum läuft morgen ab.« Ein bisschen Gemüse in den Sud, Pfeffer und ein Schuss Weißwein, und die Blümchen auf den Tisch – Jens entpuppt sich als Genießer. Der Dreck unter seinen Fingernägeln offenbart aber auch den Einzelgänger.

Sein Essen holt er schon seit über zehn Jahren aus dem Müllcontainer, aber nicht aus Gründen der Armut. Jens hat eine Ausbildung, Metallschlosser, aber er will nicht in einem Fabrikjob versauern, macht lieber seine Metallkunst, kann aber noch nicht davon leben. Bei Jens ist es also eher eine Frage des Lebensstils. Das gilt längst nicht für alle: »An den Containern begegnen mir auch viele Omis, die sich dort ihr Essen herausfischen und in ihr Wägelchen füllen. Aber die reden nicht so gerne. Vielleicht schämen sie sich.«

»Es wird immer schwieriger«, klagt Jens. »Ein großer Discounter lässt seinen Müll direkt in einem Kompakter verschwinden, da bleibt nur noch Matsch.« Am meisten aber ärgert ihn, wenn Supermärkte ihren essbaren Abfall mit Chlorbleiche oder anderen Chemikalien überschütten, damit ihn keiner mehr sammeln kann. »Was für eine verrückte Welt: Es ist erlaubt, Gift auf Lebensmittel zu schütten, aber verboten, Lebensmittel aus der Tonne zu holen.«

Nach deutschem Recht sind die Lebensmittel auch dann noch Eigentum der Supermärkte, wenn sie sich bereits in der Mülltonne befinden. Wer sich also daraus bedient, begeht Mülldiebstahl. Klingt absurd, hat aber tatsächlich bereits mehrfach deutsche Gerichte beschäftigt. Zum Beispiel das Amtsgericht in Döbeln, Sachsen.

»Strafbefehl. Am 13.4.2010 entwendeten Sie ... aus einer Tonne verschiedene originalverpackte Lebensmittel mit offensichtlich abgelaufenem Mindesthaltbarkeitsdatum, um die Gegenstände für sich zu verwenden. ... Die Staatsanwaltschaft hält wegen des besonderen öffentlichen Interesses an der Strafverfolgung ein Einschreiten von Amts wegen für geboten.«

Die beiden Angeklagten, Frederik und Christof, wollten die Strafe von 10 bzw. 20 Tagessätzen à 10 Euro nicht akzeptieren. Sie wollen im Notfall sogar lieber eine Gefängnisstrafe in Kauf nehmen, um damit auf ihren Protest gegen die Lebensmittelvernichtung aufmerksam zu machen. Ihr Anliegen ist politisch: »Die eigentliche kriminelle Handlung ist die tägliche Lebensmittelvernichtung, während weltweit über 20 000 Menschen täglich wegen Unterernährung sterben!«

Die beiden haben einen Unterstützerkreis, der für den Tag der Gerichtsverhandlung eine Aktion vorbereitet hatte. Als Fernsehteam vom Mars verkleidet, machten sie den Marktplatz von Döbeln unsicher. Mit einer Möhre als Mikrofon sprachen sie die Passanten an: »Hier auf der Erde geschehen seltsame Dinge. Heute Nachmittag sollen Menschen wegen Mülldiebstahl verurteilt werden. Was meinen Sie dazu?«

Mit der Aktion gelang es ihnen tatsächlich, einige empörte Passantinnen zum Besuch des Prozesses zu animieren. Als sie zum Amtsgericht kamen, war dort für weitere Unterhaltung gesorgt. Zwei der Aktivisten kletterten auf die Fahnenmasten vor dem historischen Amtsgericht – sie waren bestens mit Seilklemmen vorbereitet – und entfalteten ein Transparent: »Was ist schon Müll? Lebensmittelvernichtung stoppen!« Die eilig herbeigerufene Feuerwehr kam zu spät. Polizisten versuchten, die Klettermaxe herunterzubeordern, aber die weigerten sich. Darauf war man nicht vorbereitet – Derartiges hatte man in dem kleinen sächsischen Provinzstädtchen noch nicht gesehen.

Mit einiger Verzögerung begann dann der Prozess gegen die »Mülldiebe«. Die Amtsrichterin musste bald feststellen, dass die Angeklagten zwar ohne Rechtsanwalt gekommen waren, aber keineswegs ohne Rechtskenntnisse. Die Verhandlung begann kurz nach 14 Uhr. Mit einer Flut von Anträgen konnten Frederik und Christof erreichen, dass der zunächst auf eine Stunde festgesetzte Termin sich bis 22 Uhr hinzog – bis die Richterin ermüdet aufgab und die Verhandlung vertagte.

Jetzt könnte man sagen: eine Provinzposse. Leider eine, die sich ständig wiederholt. Keine sechs Wochen später zum Beispiel vor dem Lüneburger Amtsgericht. Der Vorwurf: Der Angeklagte habe Kekse aus einer Mülltonne gestohlen. Kann man weggeworfene Kekse stehlen?

Die Supermärkte verteidigen ihren Abfall, bundesweit, und juristisch ist die Sachlage ganz einfach, denn der Abfall ist ihr

Eigentum. Einige Richter machen allerdings von ihrem Recht Gebrauch und stellen den Prozess wegen »Geringfügigkeit« ein. Allerdings werden meist Sozialstunden oder eine Geldstrafe verhängt.

Das ist schon sehr deutsch – wir haben weltweit gedreht und Mülltaucher in vielen Ländern getroffen; weder in Wien noch in New York würde es einem Richter einfallen, ein solches »Vergehen« zu ahnden. »Mülltaucher« ist übrigens die direkte Übersetzung aus dem amerikanischen »Dumpster Diver«. Die deutschen Mülltaucher selber sagen eher »containern«, die Wiener »Mistkübel stierln«, und die New Yorker nennen sich »Freegans« – eine Neuschöpfung aus »free« für umsonst und »vegan«, weil viele von ihnen veganisch leben.

Die weltweite Bewegung ist inzwischen sogar über eine Webseite vernetzt. Auf trashwiki.org kann man die besten Spots fürs Mülltauchen nachschauen, rund um die Welt, in Sydney ebenso wie in Berlin oder San Francisco. Der Webmaster der Webseite Romuald Bokej lebt in Stockholm. Sein Motto: »Der Abfall des einen ist der Schatz des anderen.«

Making of »Taste The Waste«

Der schwedische Forscher Jan Lundqvist war wohl der Erste, der sich an eine globale Schätzung wagte: Weltweit wird rund die Hälfte der Lebensmittelproduktion vernichtet; ebenso viel, wie wir essen, landet auch im Mülleimer. Das Stockholm International Water Institute veröffentlichte seine Studie »From Field to Fork« 2008 gemeinsam mit der Welternährungsorganisation FAO. Damit wird auch rund ein Viertel des weltweit verbrauchten Wassers verschwendet – in Zeiten sich ausdehnender Trockengebiete ist das eine Katastrophe.

Die Verschwendung hat in den letzten Jahrzehnten sogar

noch zugenommen – seit 1974 ist der essbare Müllberg noch einmal um 50 Prozent angewachsen. Wenn so viele Länder betroffen sind, dann scheint es ja eine Gesetzmäßigkeit zu geben. Doch was genau ist die treibende Kraft? Rein betriebswirtschaftlich gesehen müssten die Unternehmen doch daran interessiert sein, möglichst wenig Warenwerte zu vernichten.

Ich fragte Wirtschaftsverbände, Unternehmen, Wissenschaftler. In Deutschland hatte keiner Zahlen zum Thema, viele gaben gar zur Auskunft: »Bei uns wird überhaupt nichts weggeworfen.« Dass das nicht stimmen konnte, hatten mir ja gerade die Mülltaucher eindrucksvoll bewiesen. Ich begann im Ausland zu recherchieren.

Während in Deutschland bis Ende 2010 die Verschwendung von Lebensmitteln ein Un-Thema war, zu dem keiner etwas sagen konnte, tobte die Debatte in anderen Ländern bereits heftig. In Österreich gibt es kaum eine Zeitung, weder große Boulevardblätter noch winzige Lokalzeitungen, die in den letzten drei Jahren nicht mit dem »Wegwerfwahnsinn« getitelt hat.

Und in Großbritannien gibt es kaum einen Supermarkt, der nicht seine eigene Müllvermeidungskampagne gestartet hat: Bei Morrisons zum Beispiel heißt es »Great Taste Less Waste«. Die Supermarktkette fordert ihre Kunden auf, die Einkäufe genauer zu planen und damit den Einkauf unnötiger Waren zu vermeiden. Sie gibt Tipps, wie Gemüse am besten aufbewahrt wird, damit es möglichst lange haltbar ist. Und liefert Rezepte, wie aus den Resten einer Mahlzeit ein neues, leckeres Gericht gezaubert werden kann.

Morrisons hat es durchaus nötig, sein Verschwenderimage aufzubessern. So klagen zum Beispiel die Freegans, dass die Supermarktkette ihre Abfälle mit Toren, Ketten und Schlössern sichert.

Mit ihrer PR-Offensive reagiert das Unternehmen – wie all die anderen britischen Ketten auch – auf eine groß angelegte staatliche Kampagne. Bereits 2000 hatte die Regierung in London das Waste & Resources Action Programme (WRAP) gegründet, das wissenschaftliche Studien über Lebensmittelverschwendung in Angriff nahm. Die Ergebnisse waren schockierend, allein im Haushaltsmüll Großbritanniens landen *jeden Tag:*

- 13,2 Millionen Trauben
- 7 Millionen Brotscheiben
- 5,1 Millionen Kartoffeln
- 4,4 Millionen Äpfel
- 2,8 Millionen Tomaten
- 1,6 Millionen Bananen
- 1,4 Millionen Pilze
- 1,3 Millionen ungeöffnete Joghurt-Becher
- 1,2 Millionen Würstchen
- 1 Million Schinkenscheiben
- 1 Million Pflaumen
- 700 000 Tafeln Schokolade
- 660 000 ganze Eier
- 440 000 Fertiggerichte

Die schwindelerregende Statistik wurde unter dem Titel »An Apple a day gets thrown away« veröffentlicht. Am häufigsten weggeworfen wird Salat – jeder zweite Salatkopf wandert in den Mülleimer. Ein durchschnittlicher Brite verschwendet jedes Jahr eine Menge an Lebensmitteln, die seinem Körpergewicht entspricht, ein Durchschnittshaushalt jährlich den Wert von 420 Pfund – umgerechnet 470 Euro.

Das Regierungsinstitut kommt zu dem Schluss: 4,1 Millionen Tonnen oder 61 Prozent allen Lebensmittelmülls hätten mit besserer Planung vermieden werden können. Von diesen Lebensmitteln wurden 40 Prozent noch nicht einmal angerührt, und mindestens 10 Prozent landen noch vor dem Ablaufdatum im Müll. Dabei waren die Forscher durchaus großzügig und zählten zum unvermeidbaren Müll nicht nur die Kartoffelschalen, sondern auch Brotrinde, die oft abgeschnitten in der Tonne landet. Plus Zubereitungsreste, weil zu viel gekocht wurde, noch einmal 1,6 Millionen Tonnen. Fazit: Die britischen Verbraucher werfen ein Drittel des Essens, das sie kaufen, wieder weg. Dazu kommt noch, dass der Handel den Müllberg um weitere acht Millionen Tonnen Lebensmittel pro Jahr vergrößert.

Die britische Regierung nannte die Zahlen »alarmierend« und »schockierend«. Doch warum kümmert sich die Regierung in London um weggeworfenes Essen, während in Berlin sich kein einziger Politiker mit dieser Frage beschäftigt? Dazu muss man wissen, dass Großbritannien rund 40 Prozent seiner Nahrungsmittel importieren muss – in Deutschland sind es nur etwa 20 Prozent.

Als 2007 und 2008 die Preise auf der Weizenbörse in die Höhe schossen und damit auch die Preise der meisten anderen Grundnahrungsmittel, begann sich der damalige Premierminister Gordon Brown Sorgen zu machen. Sorgen um die Ernährungssicherheit, die gleichen Sorgen wie die Länder der Dritten Welt.

Damals lancierte die Regierung eine gigantische öffentliche Kampagne unter dem Motto »Love Food Hate Waste«. Sie kooperierte, um wirklich jedes Dorf zu erreichen, mit Verbänden wie dem Women's Institute (WI), einer Art britischem Hausfrauenbund. Das WI propagierte einen »Leftover Day«, einen Tag, an dem wie früher die Reste der Woche verbraucht werden. Und lobte den Preis »Love Food Champion« aus, womit Gruppen gekürt wurden, die es binnen vier Monaten schafften, ihren Lebensmittelmüll zu halbieren. Ceri Crossland, Gewinnerin in der Grafschaft Gloucestershire: »Wir hatten viel Spaß in unserer Gruppe, ständig kamen neue Leute, und jedes Mal tauschten wir Tipps aus, wie man tägliche Küchenzutaten wie Brot, Käse oder Spinat aufbrauchen kann.«

Heftig kritisiert wurde auch die gängige Verkaufspolitik der Supermärkte »Buy one get two«, die die Kunden zum Kauf von Waren verführt, die sie oft nicht brauchen. Kreativ wandelte die Supermarktkette Sainsbury's das Angebot um: Heute heißt es »Buy one now, get one later« – wer also ein Brot kauft, erwirbt einen Gutschein, mit dem er den zweiten Laib später umsonst holen kann – dann, wenn er gebraucht wird.

2009 schließlich beschloss die damalige Labour-Regierung einen 20-Jahres-Plan zur Reduzierung der Lebensmittelverschwendung, unter dem Titel »Food 2030«, es war der erste Masterplan zur Ernährungspolitik seit dem Zweiten Weltkrieg.

Premierminister Gordon Brown: »Es ist richtig, die Menschen daran zu erinnern, dass sie jede Woche Lebensmittel im Wert von 8 Pfund verschwenden.« Der Schotte Brown wurde gerne als überkorrekt, ja geizig kritisiert. Doch die Ziele der Kampagne werden auch von der neuen konservativen Regierung getragen.

Besonders delikat: Der Minister für Umwelt und Ernährung Hilary Benn wagte sich auch an die »heilige Kuh« Mindesthaltbarkeitsdatum und schlug vor, verderbliche Waren sollten nur noch ein »Use before«-Datum tragen, denn nur dieses sei rechtlich notwendig. Die derzeit üblichen Begriffe wie »Best before« und »Sell by« würden beim Verbraucher nur für Verwirrung sorgen und sollten abgeschafft werden. »Zu viele Menschen werfen Lebensmittel auf den Müll, weil sie sich nicht sicher sind, ob sie noch gut sind oder nicht, und weil sie die Daten auf den Etiketten falsch deuten«, so der Minister.

Das kommt mir bekannt vor. Das gleiche Trauerspiel findet täglich vor deutschen Kühlschränken statt, die Menschen verwechseln Mindesthaltbarkeitsdatum und Verbrauchsdatum. Während das Verbrauchsdatum – es gilt nur für Fleisch-, Fisch- und Eiprodukte – unbedingt zu beachten ist, bedeutet das Mindesthaltbarkeitsdatum keineswegs, dass die Lebensmittel danach ungenießbar werden. Damit garantieren die Hersteller nur bestimmte Produktqualitäten – etwa dass ein Joghurt noch so cremig ist wie in der Fabrik.

Warum klärt keiner die Verbraucher auf? Der Handel hat offenbar kein Interesse – das hieße ja, die Menschen würden weniger kaufen, dann ginge ja der Umsatz zurück. Das Gleiche gilt für die Hersteller, jeder will mehr verkaufen und nicht weniger. Und die Politik? Die vertritt die Interessen der Wirtschaft.

Diese Gedanken brachten mich zu dem Schluss, dass wir auch in Deutschland eine Kampagne brauchen. Und wenn sich der Staat nicht berufen fühlt wie in England, dann vielleicht ein Bündnis von Verbänden? Wir heuerten ein Team von Rechercheuren und Campaignern an und stellten unsere Idee vor – bei Greenpeace in Hamburg, bei Oxfam in Berlin und dem Bundesverband Deutsche Tafeln. Später folgten der Evangelische Entwicklungsdienst, die Welthungerhilfe, der Deutsche Naturschutzring, der BUND für Umwelt und Naturschutz, Slow Food und viele andere. Meist mit Erfolg: Den Ökoaktivisten musste man nicht lange erklären, welch gigantisches Einsparpotenzial sich hier verbirgt. Der Greenpeace-Agrarexperte Jürgen Knirsch brachte das Thema auf den Punkt: »Es geht um Effizienz – genauso wie beim Energiesparen.«

Etwas zögerlich reagierten anfangs einige Dritte-Welt-Hilfsorganisationen, vielleicht wegen der Befürchtung, wir würden unsere Lebensmittelverschwendung zum Hauptgrund für den weltweiten Hunger erklären. Nein, das ist sie nicht. Aber sie ist eine absolut skandalöse Verbindung zwischen unserem Lebensstil und dem Hunger andernorts. Die Menschen sollten davon wissen. Es wird ihr Handeln verändern.

Von krummen Gurken und Herzkartoffeln

Als Kameramann oder, wie es modern heißt, »Director of Photography«, fragte ich einen Bildkünstler, mit dem wir bereits Spielszenen gedreht hatten: Roland Breitschuh. Er sagte direkt zu, auch wenn diesmal weder Licht- noch Kamerawagen zum Einsatz kommen sollten, sondern eher eine bewegliche, leichte Ausrüstung. Wir waren uns schnell darüber einig, dass wir ein visuelles Konzept brauchen, das die vielen Drehorte zusammenbindet. Wir wollten auf vier Kontinenten drehen, um zu zeigen, dass es sich um ein globales Problem handelt. Lange überlegten wir, ob wir einen Hauptprotagonisten brauchen. Bis sich schließlich die Erkenntnis durchsetzte, dass wir ja schon einen Hauptprotagonisten haben: das Essen.

Unstrittig war auch, dass wir nicht anderthalb Stunden Müllberge zeigen wollen. Schließlich geht es letzten Endes um die Wertschätzung für unser Essen, also etwas Schönes, dessen Ästhetik auch gezeigt werden soll. Dem kam entgegen, dass ich auf Reisen ein neues Land gerne über dessen kulinarische Traditionen entdecke. Auch Kameramann Roland und Tonmann Ralf Gromann, der Dritte im Bunde, entpuppten sich als Genussmenschen, die gerne essen.

Wenn wir mal ein besonders schönes Mahl zubereitet bekamen, durfte man es nicht direkt anrühren – Roland fotografierte den Teller immer im unberührten Zustand. Kein Wunder – seine berufliche Laufbahn begann er als Food-Fotograf.

Als Kameramann muss man hin und wieder an Stellen sein, an denen auch ein Schutzanzug nicht mehr viel hilft. Da war ich aber bei Roland sehr am Zweifeln: Die Haare stets in tadellosem Zustand, trägt gerne blendend weiße Hemden – wird er bereit sein, in eine Mülltonne zu steigen? Schnell begriff ich, dass man, um den Ekelfaktor zu zeigen, nicht unbedingt mitten im Schmodder wühlen muss, manchmal sind es die Details, zum Beispiel die dunkelbraune Brühe, die aus dem Container tropft, die viel mehr aussagen.

Aber zunächst mussten wir erst einmal Mülltonnen finden, an denen wir drehen durften. Das war gar nicht so einfach, zumindest in Deutschland nicht. Ein Supermarkt behauptete frech, sie würden alle Reste der Tafel geben. Das können wir gerne filmen. Von den Angestellten erfuhren wir dann unter der Hand, dass die Tafel am Drehtag den Supermarkt zum allerersten Mal angesteuert hat.

Auch bei anderen Märkten, die regelmäßig von der Tafel angesteuert werden, bleibt vieles übrig und landet im Container – etwa weil die Tafel nicht täglich kommt oder weil sie nicht alles brauchen. Also müssen die Angestellten die Lebensmittel in die Tonne werfen – aber filmen dürfen wir sie dabei nicht. Die größten Discounterketten gehen noch weiter und lassen grundsätzlich keine Kamerateams in ihre Märkte.

Keine der Supermarktketten wollte Zahlen herausgeben. »Wir haben keine Statistik darüber«, war die Standardantwort der Pressestellen. Dabei wissen sie genau, wie viel entsorgt wird, denn alle Ware wird beim Eingang gescannt und ebenso an der Kasse. Die Differenz ist der Müll – vielleicht abzüglich einer kleinen Menge gestohlener Ware.

Wir fragten das Statistische Bundesamt. Zahlen über Lebensmittel im Müll – Fehlanzeige. Es gibt zwar die Kategorie Biomüll, doch darin sind auch Gartenabfälle enthalten, Grünschnitt vom gemähten Rasen ebenso wie Äste von Gartenpflanzen. Auch eine Umfrage an den deutschen Universitäten half nicht weiter – es hatte sich schlicht noch niemand mit der Frage beschäftigt, wie viel von unserem Essen wo vernichtet wird.

Schließlich eine positive Antwort. Michael Gerling, Hauptgeschäftsführer des Bundesverbandes des Deutschen Lebensmittelhandels, gibt uns Auskunft: »Das ist gar nicht so viel, die Supermärkte werfen insgesamt nur rund ein Prozent weg.« Ein Prozent wovon? »Ein Prozent vom Warenwert. Genau: 1,06 Prozent vom Nettoumsatz.« Aber wenn man den Wert nimmt und nicht das Gewicht, verzerren dann nicht teure Produkte wie Alkoholika die Optik?

»Was die Statistik auch noch ein bisschen unscharf macht, ist die Tatsache, dass auch die Non-Food-Produkte enthalten sind«, gab Michael Gerling zu. Also Shampoo und Zahnpasta? Eigentlich interessant wäre doch ein Blick auf die Frischeprodukte, das Milchregal zum Beispiel. »Da liegt der Prozentsatz natürlich höher. Wenn wir den Bereich Gemüse betrachten, da werden rund fünf Prozent der Ware abgeschrieben.«

Abschreiben, so nennen die Supermärkte den Vorgang, wenn Ware aussortiert wird. Wir begleiteten die Berliner Verkäuferin Klaudia Fischer an einem ganz gewöhnlichen Tag. Milchprodukte werden in ihrem Supermarkt immer zwei Tage vor Ablauf aussortiert. Die »ausgescannte« Ware wird automa-

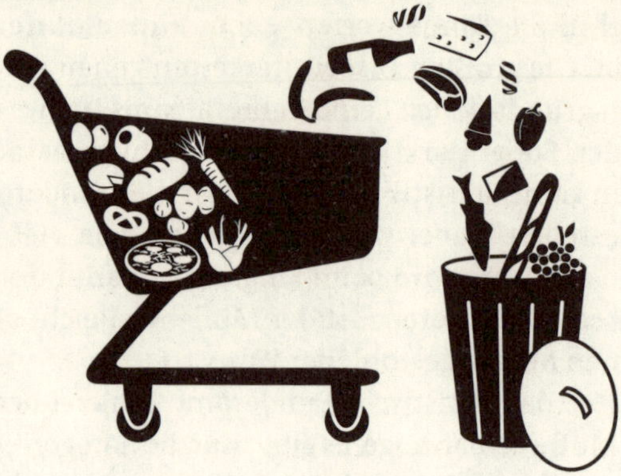

Wir werfen ebenso viele Lebensmittel weg, wie wir essen. Laut Welternährungsorganisation der UN landet weltweit ein Drittel aller Lebensmittel im Müll. Schätzungen für die Industrieländer gehen sogar von der Hälfte aus.

tisch nachbestellt. Am Wochenende kommt noch ein Sicherheitsaufschlag dazu, damit man für einen unvorhergesehenen Ansturm gewappnet ist. Und wenn der Ansturm geringer ausfällt? »Der Rest muss leider abgeschrieben werden. Es bleibt eigentlich immer etwas übrig, weil wir zur Sicherheit immer etwas mehr bestellen.«

In der Gemüseabteilung, dem eigentlichen Reich von Klaudia Fischer, gibt es sogenannte Tagesartikel: Lauch, Zwiebeln, Radieschen, Kopfsalat. Sie dürfen alle nur einen Tag lang verkauft werden, Klaudia Fischer sortiert sie also schon nach einem Verkaufstag wieder aus. Manchmal sogar noch schneller: Ich sehe, wie sie einen plastikverpackten Salatkopf aus dem Regal holt. Der sieht doch noch gut aus? »Nein, schauen Sie, das Blatt hier unten fängt an faul zu werden, das kauft kein Kunde. Aber eigentlich ist es noch gut.« Man könnte einfach das äußere Salatblatt entfernen? »Genau – aber heutzutage muss alles einfach nur perfekt aussehen«, seufzt die Verkäuferin. »Es darf nicht eine schlechte Stelle dran sein, auch bei Erdbeeren – wenn nur eine schlechte Stelle dran ist, muss die Ware weg.«

»Bei Bioware ist das keinen Deut anders, die Leute wollen Bio, aber sie kaufen auch das Biogemüse nicht, wenn eine schlechte Stelle dran ist«, resümiert Klaudia Fischer. Dann holt sie Pfifferlinge (»die werden gerade bei dem Wetter sehr schnell nass«) und ein Netz Limetten aus dem Regal (»es ist zwar nur eine in dem Netz braun, aber ich muss es ganz rausholen«). Schließlich entsorgt sie zwei Kohlrabi-Köpfe: »Eigentlich ist er ja noch gut, aber wenn die Blätter nicht mehr dran sind, kauft ihn keiner mehr«, erzählt sie kopfschüttelnd. »Ist das Grüne noch dran, dann machen die Kunden es weg.«

Wer ist an dieser Fehlentwicklung schuld? Sind wir Verbraucher so anspruchsvoll, dass wir nur noch top aussehende Ware kaufen? Oder haben uns die Supermärkte mit ihrem immer besseren Angebot verführt und verzogen? Ich komme immer mehr zum Schluss, dass es nicht einen Schuldigen gibt, es ist ein System, und ich als Verbraucher stecke mittendrin mit meinen Gewohnheiten und Vorlieben.

Michael Gerling hat auch ein eigenes Institut, das EHI Retail Institute in Köln, in dem er Marktforschung betreibt. »Wenn wir historisch zurückblicken in die 1960er-Jahre, da mussten wir hungrige Menschen satt machen. Heute leben wir im Überfluss und wir müssen satte Menschen hungrig machen«, bringt er die Entwicklung auf den Punkt.

Wie gelingt das den Unternehmen? Ich suche einen Psychologen und finde schließlich Stephan Grünewald, Gründer des Marktforschungsinstituts rheingold. Er berät Hersteller vor der Einführung eines neuen Produktes. Erstes Ziel: In unserem saturierten Markt überhaupt noch wahrgenommen zu werden, indem man ein Bedürfnis weckt.

»Wir kaufen heute nicht Dinge ein, die wir unbedingt brauchen, sondern wir kaufen Dinge ein, die wir irgendwann optional mal gebrauchen könnten«, analysiert der Psychologe. »Wir versuchen für jede Stimmungs- und Lebenslage gerüstet zu sein. Darum kaufen wir letztendlich immer zu viel.«

Der Verbraucher steht in einem Dilemma, so Stephan Grünewald: »Einerseits will er die volle Auswahl, für alle Eventualitäten gerüstet sein, gleichzeitig aber verzweifelt er an der Auswahl, steht minutenlang vor dem Regal und gerät in einen Zustand des Produktflimmerns und weiß am Ende gar nicht mehr, wo er zugreifen soll.«

Das Interview führen wir in einem mittelgroßen Supermarkt, vor einem Kühlregal, das auf zwölf Metern Länge nur Joghurt in allen Varianten anbietet. Das ist heute der Standard. Wozu brauchen wir über 100 Joghurt-Sorten? Stephan Grünewald schmunzelt: »Heute ist unser Kühlschrank eine Art Stimmungsapotheke. Die Leute kaufen den Joghurt nicht, um satt zu werden, sondern um ihren Lebenshunger zu stillen. Das heißt, sie brauchen einen Joghurt, der sie morgens aktiviert, einen Joghurt, der sie nachmittags ausbalanciert, einen Joghurt, der die Abwehrkräfte stärkt, einen Joghurt, der die Verdauung anregt, und das bitte in allen Geschmacksvarietäten, dadurch entsteht diese ungeheure Fülle.«

Wir Konsumenten kaufen also ständig mehr ein, als wir eigentlich brauchen. Wir sind verführbar und oft nicht in der Lage, unseren tatsächlichen Bedarf realistisch einzuschätzen. Dass unsere Kaufentscheidungen nicht rational sind, das wissen die Marketingfachleute natürlich: »Wir wollen Produkte haben, die uns in jeder Stimmungslage weiterhelfen, die uns den Kick geben, die uns beruhigen, die uns aufladen, aber diese vielen wunderbaren Optionen können wir im Alltag gar nicht einlösen. Dafür haben wir zu wenig Zeit oder einen zu kleinen Magen, und irgendwann ist das Datum abgelaufen.«

Seine Erkenntnisse erhält der Psychologe durch eine ganz eigene Methodik: Anders als andere Marktforscher, die eher eine große Anzahl von Menschen mit dem Fragebogen besuchen, führen Grünewald und sein Team vom rheingold-Institut eher wenige, dafür aber ausführliche Gespräche. Der Klient liegt dabei auf der Couch, wie bei der klassischen Psychoanalyse. »Wir schaffen einen geschützten Rahmen, um die Widersprüchlichkeit des modernen Menschen besser durchleuchten zu können.« Anschließend wird das tiefenpsychologische Interview noch dem Realitätscheck unterworfen – indem die Probanden bei einem Einkauf begleitet und in ihren Entscheidungen beobachtet werden.

Und was denken und fühlen die Menschen, wenn sie Lebensmittel wegwerfen? »Beim Wegwerfen sind die Verbraucher hin- und hergerissen. Einerseits haben sie ein schlechtes Gewissen, weil sie die Kriegserzählungen der Eltern im Ohr haben, und sie wissen vom Hunger der Dritten Welt und dass wertvolles Essen wegzuwerfen eigentlich unredlich ist. Andererseits sind sie umzingelt von einer Fülle von Produkten, die sie jeden Morgen aus dem Kühlschrank anstarren und auffordern: ›Iss mich, aktivier mich, reguliere deine Verdauung ...‹ Am Ende fühlen sie sich von diesen ganzen Produkten umzingelt und entwickeln einen Zorn dagegen, dann sind sie so erleichtert, wenn sie alles mit einem Befreiungsschlag entsorgen können.«

Das Mindesthaltbarkeitsdatum, so der Psychologe, hat dabei die Funktion einer Gewissensentlastung: »Ich habe dadurch die Berechtigung, Nahrungsmittel wegzuwerfen, obwohl in der Dritten Welt Kinder hungern. Ich mache es ja im Sinne der Gesundheit. Und dann kann ich wieder von vorne anfangen. Wenn ich reinen Tisch gemacht habe, beziehungsweise reinen Kühlschrank, dann kann ich wieder mit Freude in den Supermarkt laufen und in dieser ganzen Vielfalt schwelgen und mir Produkte wieder herankarren.«

Die meisten Menschen, die Stephan Grünewald auf der Couch hatte, gehen davon aus, dass die Lebensmittel nach Erreichen dieses Datums ungesund werden. »Ich habe mehrfach sogar von Verbrauchern gehört, die kurz vor Mitternacht den Kühlschrank stürmen, um vor der Verfallsgrenze die letzten Produkte zu vertilgen.«

Wir haben offenbar verlernt, unseren Sinnen zu vertrauen. Wir geben es in die Hände der Industrie, die uns über das aufgedruckte Datum sagt, was gut ist und was nicht.

Die Verkäufer in den Supermärkten wissen es selbst oft nicht. Wie oft habe ich dort gehört: »Das Gesetz verbietet es uns, Produkte zu verkaufen, die abgelaufen sind.« Dabei gibt es solch ein Gesetz in Deutschland gar nicht. Für den Händler ändert sich allerdings schon etwas Entscheidendes: Bis zum Ablaufdatum garantiert der Hersteller, dass das Produkt einwandfrei ist, danach geht die Haftung auf den Händler über. Das Risiko will keiner eingehen. Nur deshalb werden keine abgelaufenen Produkte verkauft.

Aber warum hält der Handel ständig mehr Ware vor, als tatsächlich verkauft werden kann? Warum versucht er nicht zu vermeiden, dass er täglich tonnenweise gut essbare Lebensmittel vernichten muss? Man könnte doch den Lagerbestand knapper kalkulieren und würde dabei noch Kosten sparen. Es müsste doch schon aus betriebswirtschaftlichen Gründen das Bestreben jedes Händlers sein, möglichst wenig wegzuwerfen.

Michael Gerling analysiert die Lage so: »Wir haben in Deutschland im Lebensmittelhandel mehr Verkaufsfläche pro Kunde als überall sonst auf der Welt. Und die Ansprüche der Menschen sind gewachsen. Das heißt: Wir haben einen sehr starken Wettbewerb, und der Konsument hat eine unendliche Auswahl an Möglichkeiten und entscheidet sich immer nur für die besten.«

Wir sind es gewohnt, immer volle Regale zu haben, zu jeder Tageszeit, an jedem Wochentag. Bei frischen Produkten aber heißt dies automatisch auch: Was heute nicht gekauft wird, muss am nächsten Morgen entsorgt werden. Für den Händler ist es schlimmer, wenn ein Kunde zur Konkurrenz geht, weil er einmal sein Lieblingsprodukt nicht im Regal vorfindet, als einen Teil der Ware wegzuwerfen. Das kostet zwar, aber nicht den Händler, sondern die Kunden. Denn die entsorgte Ware ist natürlich eingepreist: Wenn wir zehn Joghurtbecher kaufen, dann zahlen wir einen weiteren mit, der im Müllcontainer landet. Also all die Verluste, die in Handel und Logistik entstehen. Noch weit größere Mengen werden schon zuvor vernichtet, bei der Erzeugung der Lebensmittel.

Damit wir ständig genug frischen Salat im Angebot haben, muss immer etwas mehr angebaut werden. Rolf Ark aus Roisdorf bei Bonn ist Salatbauer in der zweiten Generation: Sein

Vater erntete noch alles, was auf dem Feld wuchs. Rolf Ark hingegen wartet auf die Bestellungen des Agrargroßhändlers Landgard. Gibt es keinen Bedarf, dann verliert er nicht groß die Zeit bei der Ernte, sondern pflügt die Salatköpfe einfach unter. Das passiert jedes Jahr mehrfach, ohne dass der Salat in irgendeiner Art und Weise fehlerhaft wäre. Es ist schlicht und einfach Überproduktion.

Wir haben versucht, auch mit Kartoffelbauern ins Gespräch zu kommen. Im gesprächigen Rheinland ist das vielleicht etwas leichter, dachten wir uns, und fingen im Kölner Umland an. Was müssen Sie bei der Ernte aussortieren? Die Antworten rangierten von »Wir nutzen alles« (was schon rein technisch nicht möglich ist) bis zu »Wir müssen eine ganze Menge aussortieren, aber das wollen wir nicht gefilmt haben. Fragen sie doch mal im nächsten Hof nach«.

Offenbar ist es den Bauern genauso peinlich wie den Supermärkten, über das Wegwerfen zu reden. Sie verdrängen ihre Taten, weil sie es ungern machen. Schließlich fanden wir Friedrich Wilhelm Graefe zu Baringdorf, Kartoffelbauer im westfälischen Spenge.

Wir kommen zur Ernte der Frühkartoffeln, die 2010 wegen des trockenen Sommers ungewöhnlich spät erst Ende August beginnt. Bauer Baringdorf sitzt auf dem Trecker, hintendran ein riesiger feuerroter Anhänger, der sogenannte Roder. Auf ihm sortieren zwei Helfer die Kartoffeln auf einem Gitter aus – weg müssen die zu kleinen, aber auch die zu großen und all diejenigen, die eine ungewöhnliche Form haben. »Die gelten nicht als verkaufsfähig. Wir legen Kriterien an, die mit der Ernährungsqualität nichts zu tun haben, das ist nur fürs Auge oder fürs Schicksein, da kommt man schon ins Nachdenken.«

Auch Exemplare in Herzform, die ich besonders schön finde, müssen raus. Oder Kartoffeln mit einem grünen Fleck oder einer kleinen Macke. Baringdorf hebt eine Kartoffel auf, sie hat eine längliche Delle. Fast schon zärtlich streicht er mit seinem Daumen durch die Vertiefung: »Der Ernährungswert ist derselbe, die würden genauso gut schmecken, aber der Handel nimmt sie uns nicht ab«, klagt der Bauer. »Insgesamt bleiben 40 bis 50 Prozent der Ernte hier auf dem Feld zurück. Wer das nicht weiß, der denkt, hier sei überhaupt noch nicht geerntet worden.«

Dass ihn seine Bauernkollegen als schwarzes Schaf beschimpfen, davor hat er keine Angst. Er war über 20 Jahre lang Abgeordneter der Grünen im Europaparlament und ist heute Vorsitzender der Arbeitsgemeinschaft bäuerliche Landwirtschaft.

Auf dem mittelalterlichen Bauernhof ist die Inschrift einer seiner Vorfahren: »Graefe ist kein adliger Titel, das kommt ursprünglich von Deichgraf, meine Ahnen mussten sich also um den Hochwasserschutz kümmern.« In einer Scheune steht eine weitere Sortieranlage. »Nur bei den Frühkartoffeln sondern wir die ›schlechten‹ direkt auf dem Feld aus, weil es da schnell auf den Markt geht. Sonst machen wir das hier auf dem Hof.«

Friedrich Wilhelm Graefe zu Baringdorf ist 64. Er hat die Entwicklung der letzten Jahrzehnte erlebt. Er findet das Diktat des Handels unerträglich, und dagegen tun kann er nichts. Aber den Mund will er sich deswegen nicht verbieten lassen: »Man müsste das, was der menschlichen Ernährung zugänglich ist, auch dafür gebrauchen. Aber der Handel kann bestimmen, wie er Qualität definiert.«

Besonders gefallen mir die großen herzförmigen Kartoffeln, sie erinnern mich an den Film »Les glaneurs et la glaneuse« von Agnès Varda, die mit solchen Herzkartoffeln eine ganze Kunstinstallation gemacht hat. Und hier werden sie von Hilfsarbeitern vom Fließband sortiert und weggeworfen.

»Die Händler interessiert nicht die Ernährungsqualität, nur die Handelsqualität. Sie kaufen nach rein äußeren Kriterien und sagen: ›So müssen sie aussehen, sonst nehmen wir sie nicht ab, und die Ware geht zurück!‹ Das erleben wir auch, wenn wir nicht danach handeln.« Der gemütliche Mann lächelt, aber es ist ein bitteres Lächeln: »Das ist immer schärfer geworden. Einem alten Bauern tut das weh. Das ist nicht nur Geld, sondern das ist auch nicht richtig.«

Am Ende der Erntezeit kommen traditionell ganze Familien zur Nachlese. Es ist nicht schwer, auf dem Acker liegen überall die Kartoffeln verstreut. Und es lohnt sich auch, wenn man schon nicht mehr so schnell ist, wie der 70-jährige Gerhard Liebe. Der Rentner setzt einen Einkaufskorb voller Kartoffeln auf die Erde und erzählt: »Ich hab das schon mit meiner Großmutter gemacht, in den neuen Ländern, wo meine Familie herkommt. Das spart Geld: Nach zwei, drei Tagen Arbeit habe ich genug Kartoffeln, um über den Winter zu kommen.«

Mich beeindruckt die Zufriedenheit in seinem Gesicht, wenn er auf seine »Ernte« schaut. In zwei Wochen, sagt Gerhard Liebe, will er Karotten nachlesen, und erklärt mir auch, wo genau das Feld liegt. Bereitwillig teilt er mit mir sein Wissen, hat keine Angst vor Konkurrenz: »Da kommen viele, aber es ist genug da für alle«, meint der sympathische Rentner. Er erinnert mich an meinen Großvater – der war Bauer und hatte selber viele Kartoffeln. Damals war es noch selbstverständlich, dass die Leute aus dem Dorf zur Nachlese kommen.

In vielen Ländern Europas wurde den Armen ausdrücklich zugestanden, nach der regulären Ernte auf den Feldern die Reste einzusammeln. Bei den Erzählungen meines Großvaters beeindruckte mich am meisten, dass sogar auf den Weizenfeldern nachgelesen wurde. Geerntet wurde damals noch von Hand, mit der Sense, und dennoch blieben einige Halme übrig – und die wurden vor allem von den Frauen eingesammelt.

Ich habe diese bäuerliche Welt selbst nie kennengelernt. Aber mein Großvater vermittelte mir die damals allgemein verbindliche ethische Haltung dieser Welt: Essen ist heilig. Die Nachlese war deshalb so etwas wie eine Pflicht. Der französische Maler Jean-François Millet verewigte die ländliche Alltagsszene auf seinem beeindruckenden Gemälde »Les Glaneuses«. Es gehört heute zu den berühmtesten Ausstellungsstücken des Pariser Musée d'Orsay. Doch was damals Alltag war, ist heute nicht mehr selbstverständlich.

Nicht jeder Bauer sieht es gern, wenn auf seinen Feldern nachgesammelt wird, anstatt im Laden gekauft. Ganz anders Graefe zu Baringdorf: »In einer Welt, in der fast eine Milliarde Menschen Hunger leidet, kann man doch nicht dagegen sein, wenn Leute kommen und hier nachsammeln. Es sind doch wertvolle Lebensmittel. Ich bin froh, weil sie mich von dieser ethischen Problematik etwas befreien.«

Einen weiteren Teil der potenziellen Müllkartoffeln rettet Baringdorf, indem er die Kartoffeln einem befreundeten Rinderzüchter gibt. Mit dem Gabelstapler holt er eine riesige Kiste von Kartoffeln und fährt sie in den Kuhstall. Im Austausch bekommt er dafür Rindfleisch – und macht daraus eine unglaublich leckere Bio-Rindswurst, nach traditionell westfälischem Rezept leicht geräuchert, ein wenig Pfeffer, keine chemischen Zutaten. Wer in seinen Hofladen kommt, dem kann ich diese Wurst nur empfehlen, wobei seine Leberwurst im Einmachglas auch mindestens fünf Sterne verdient.

»Meinen Schweinen kann ich die rohen Kartoffeln leider nicht verfüttern, ihr Magen verträgt das nicht.« Schweinemägen können die Stärke der Kartoffeln nur gekocht aufschließen, aber so große Töpfe hat Bauer Baringdorf nicht. Und so bleibt leider ein Berg Kartoffeln übrig, der schließlich auf einem großen Komposthaufen vergammelt.

Und das alles nur, weil die Kartoffeln keiner Handelsnorm entsprechen. Hat nicht die Europäische Union die ganzen unsinnigen Normen und Standards erfunden? Dass nur gerade Gurken verkauft werden dürfen und keine krummen?

Ortsbesuch im Berlaymont-Hochhaus in Brüssel, dem Sitz der EU-Kommission. Die Sicherheitsbestimmungen machen einen Besuch etwas umständlich, vor allem dann, wenn man ein schweres Kugelkopf-Stativ und eine große HD-Kamera mitbringt. Nachdem alles durchleuchtet ist, bringt uns Roger Waite in sein Büro im 5. Stock des Hochhauses.

Als Pressesprecher des Agrarkommissars ist er es gewohnt, die EU-Agrarpolitik zu verteidigen, und als Brite ist er ohnehin ein eher kontrolliertes Gemüt. Aber beim Thema Gurken

EU-Vermarktungsnormen regeln die elf am meisten verkauften Obst- und Gemüsearten, die 75 Prozent des EU-Handels ausmachen.

Bei den übrigen Arten bestimmen Handelsnormen, was verkauft wird.

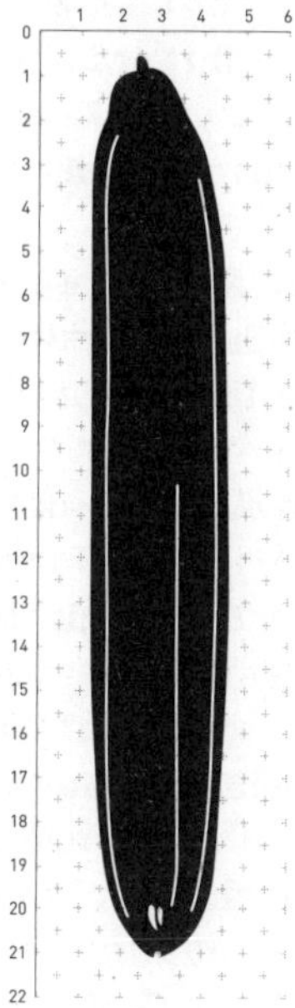

Die Normen regeln:

- ☑ Größe
- ☑ Länge
- ☑ Durchmesser
- ☑ Form
- ☑ Gewicht
- ☑ Krümmung
- ☑ Färbung
- ☑ Glätte
- ☑ Gleichmäßigkeit
- ☑ Frischegrad
- ☑ Prallheitsgrad
- ☑ Reifegrad

sowie zugelassene Form- und Farbfehler, Druckstellen, Frostschäden, Hautrisse und Schalenflecken von frischem Obst und Gemüse.

Die Normen interessieren Ernährungsqualität, Geschmacks- und Inhaltsstoffe nicht.

kann er nicht an sich halten und wird sichtlich genervt: »Immer wieder die alte Geschichte von der krummen Gurke. Der Punkt dabei ist: Die EU-Kommission hatte die Gurken-Richtlinie deswegen erlassen, weil der Handel gerade Gurken wollte, weil sie einfacher zu verpacken sind«, erinnert sich Roger Waite. Maximal ein Zentimeter Krümmung auf zehn Zentimeter Länge erlaubten die Brüsseler Bürokraten. Über 20 Jahre lang durften krumme Gurken nicht im Supermarkt verkauft werden. Sie wurde zum Symbol europäischer Regulierungswut.

Schließlich wurden die Eurokraten der steten Kritik müde: »Im Juli 2009 haben wir die Richtlinie geändert. Wenn heute jemand krumme Gurken verkaufen will, dann wird die EU nicht sagen: Nein, du darfst das nicht.« Die EU strich die Vermarktungsnormen für 26 Obst- und Gemüsesorten. So darf der Rettich jetzt wieder zwei Wurzeln haben, die Karotte verzweigt gewachsen sein und die Gurke so krumm, wie die Natur sie eben wachsen lässt. Nur: Die Supermärkte wollen sie nicht.

Wie bitte? Die EU-Bürokraten lockern ihre Vorschriften, aber der Handel tut so, als ob gar nichts passiert wäre? Wie kommt das? Karl Schmitz muss es wissen. Der Geschäftsführer der Bundesvereinigung der Erzeugerorganisationen Obst und Gemüse (BVEO) spricht Klartext: »Die Abschaffung der EU-Norm ist ein klassischer Flop. Die Händler haben jetzt vereinbart, genau das Gleiche weiter zu tun.« Der Lobbyist ist überzeugt: »Ohne Normen kann man zwischen Kaufleuten nicht handeln.« Als Beweis führt er an: »Gurken, die krumm sind, die konnte man vorher nicht kaufen. Wenn Sie heute durch die Geschäfte gehen, dann werden Sie auch heute keine krumme Gurke sehen.«

Roger Waite von der EU hat eine einfache Erklärung: »In der Praxis wollen die Supermärkte keine krummen Gurken, weil sie nicht in die Kisten passen.« Der Handel schiebt die Schuld weiter – auf die Verbraucher. Michael Gerling vom Lebensmittelhandel: »Was wollen Sie – das ist Konsumentendemokratie. Die Kunden stimmen jeden Tag mit ihren Kaufentscheidungen ab, und ich denke, das ist gut so. Wir leben ja in einer Gesellschaft, wo wir sagen: Wir haben einen mündigen Verbraucher.«

Doch stimmt das wirklich? Die meisten Verbraucher wissen doch gar nicht mehr, dass Gurken auch krumm wachsen können. Schmecken tun sie genau gleich. Also mir wäre es egal. Inzwischen gehe ich sogar gezielt auf Ware zu, die nicht so gleichförmig aussieht, zum Beispiel, wenn Äpfel in einer Tüte viele unterschiedliche Größen haben – auch wenn mal einer dabei ist, der nicht perfekt rund geformt ist. Wichtiger sind mir Geruch und Farbe. Eigentlich ist es doch klar: Äpfel sind kein industrielles Produkt und können deshalb nicht immer gleich aussehen.

Doch warum sieht dann das Angebot in den meisten Supermärkten so uniform aus, als ob die Äpfel in der Fabrik gemacht würden? Bei den Äpfeln hat die EU tatsächlich noch die Finger im Spiel, denn für die zehn umsatzstärksten Obst- und Gemüsesorten, darunter auch Äpfel, sind die Normen geblieben. Roger Waite von der EU erklärt, was das bedeutet: »Äpfel dürfen zum Beispiel nicht verkauft werden, wenn sie weniger als sechs Zentimeter Durchmesser haben.«

Es gibt noch eine lange Liste weiterer Kriterien, 20 eng bedruckte Seiten umfasst allein die EU-Vermarktungsnorm für Äpfel. So muss die Haut je nach Apfelsorte eine bestimmte Färbung haben, für die Sorte Braeburn ist beispielsweise eine Rotfärbung von mindestens 33 Prozent der Oberfläche vorgeschrieben, damit die Früchte in Klasse 1 gruppiert werden dürfen – und nur die nimmt der Handel.

Schorfflecken dürfen nicht größer als 0,25 Quadratzentimeter sein (also einen halben Zentimeter lang und hoch!). Leichte Druckstellen werden immerhin bis zu einer Gesamtfläche von einem Quadratzentimeter akzeptiert, wenn sie nicht verfärbt sind. Und was passiert mit all den Äpfeln, die den hohen Ansprüchen von EU und Handel nicht entsprechen? »Das heißt nicht unbedingt, dass sie vernichtet werden müssen«, beschwichtigt Roger Waite. »Es gibt auch andere Möglichkeiten, man kann daraus zum Beispiel Kompost machen oder Tierfutter. Aber: Sie dürfen nicht für den menschlichen Verzehr verkauft werden, weil sie nicht dem EU-Standard entsprechen.«

Die Bundeslandwirtschaftsministerin Ilse Aigner, die inzwischen mehrfach ihr Bedauern ausgesprochen hat, dass so viele Lebensmittel im Müll landen, findet auch: »Es muss nicht jede Gurke, jede Kartoffel oder jeder Apfel genau gleich sein.« Doch das heißt nicht, dass sie sich in der Verantwortung sieht, hier einzugreifen: »Ich würde sagen, das soll der Handel nach wie vor alleine machen. Es muss nicht alles der Staat regeln.«

In einer Zeit, in der die Politik die Wirtschaft immer weniger reguliert, will auch Ilse Aigner keine neuen Vorschriften. Es sei denn, die Wirtschaft will diese Vorschriften. Als die EU ihre Pläne bekannt gab, die Gurkennorm abzuschaffen, war die deutsche Ministerin dagegen. Sie schiebt die Verantwortung weiter: »Ich appelliere an die Verbraucher: Es darf auch gewisse Unterschiede geben. Aber der Verbraucher muss das auch nachfragen.«

Doch wie soll der Verbraucher ungenormtes Obst und Gemüse nachfragen, wenn es im Supermarkt gar nicht mehr angeboten wird? Das Portfolio von Ministerin Aigner umfasst auch den Verbraucherschutz – doch der gerät derzeit ins Hintertreffen. Denn der Verbraucher wird regelrecht in die Irre geführt. Ihm wird suggeriert, dass Ware der Klasse 1 besser sei als die der Klasse 2.

Doch das ist eine Täuschung. Der Geschmack oder die Erntequalität spielen keine Rolle bei den Normen. Klassifiziert wird nach rein ästhetischen Kriterien. Zum Beispiel weißer Spargel. Aromaforscher Detlef Ulrich vom Julius-Kühn-Institut in Quedlinburg pflanzte Spargel auf mineralreichen, schweren Böden: »Er ist aromatisch, von milder Süße und mäßiger Bitterkeit.« Der mineralreiche Boden versorgt die Sprosse offenbar besser und begünstigt ein vollmundigeres Aroma als nährstoffarmer, karger Sand, in dem der Spargel üblicherweise gezogen wird.

Aber die Wurzel stößt beim Wachsen auf kleine Steinchen: »Deshalb wächst er krumm und ist damit nicht vermarktungsfähig«, so der Forscher zur Tageszeitung *Die Welt*. Auch wenn unförmiger Spargel besser schmeckt: Keiner kauft dem Landwirt das schiefe Gemüse ab.

»Spargel aus Klasse 2 schmeckt auf keinen Fall per se schlechter.« Beim Aromatest schneidet dicker Spargel aus der teuren Extraklasse sogar tendenziell schlechter ab, hat keineswegs mehr Vitamine und Mineralstoffe. Die Normen haben das Gemüse also nicht gesünder gemacht. Im Gegenteil: Alte Spargelsorten waren teilweise bläulich gefärbt. Die Farbe verwandelte sich jedoch beim Kochen in unansehnliches Grau. Deshalb wurde das Blau im Lauf der Jahre so gut wie weggezüchtet. »Der Blauton stammt von Antioxidantien«, weiß Forscher Ulrich, »die unsere Blutgefäße schützen.«

Ausgefallene Sorten passen nicht in das Schema der Bürokratie. Günter Schumann, der ebenfalls am Julius-Kühn-Institut forscht, klagt: »Kugelige oder lilafarbene Möhren können bisher nicht vermarktet werden, obwohl sie geschmacklich interessant sind und reich an wertvollen Inhaltsstoffen wie Flavonoiden und Anthocyanen.«

»Unterschiedlich geformte Früchte schmecken interessanter und vielfältiger«, meint der Agrarwissenschaftler. Zum Beispiel »mehrbeinige« Biokarotten: Bestimmte Fadenwürmer im Erdreich bringen die Wurzel dazu, sich zu verzweigen. Nach der Norm dürfen sie nicht auf den Markt. »Doch die Würmer sind nicht schädlich für den Menschen«, so Schumann. Man kann an den Verzweigungen sogar erkennen, dass kein Spritzmittel eingesetzt wurde: Konventionelle Bauern töten die Fadenwürmer mit Pestiziden und erhalten so Möhren mit makellos geradem Wuchs.

Biobauer Baringdorf ärgert das. Als er begann, in Bielefeld auf dem Siegfriedsmarkt sein Obst zu verkaufen, kam ein Beamter vom Ordnungsamt und fragte: »Was ist das für eine Handelsklasse?« – »Ich habe dann auf einen Zettel geschrieben: ›Handelsklasse biologisch wertvoll‹.« Der Beamte monierte: »So eine Handelsklasse gibt es nicht«, und drohte mit einer Strafe, damit er die Vorschriften beachtet. Doch damit war sein Kampfgeist erst geweckt: Baringdorf alarmierte die Presse, und das Amt gab nach.

Die meisten Verformungen haben harmlose Ursachen. Rüben krümmen sich, weil sich die Wurzeln beim Wachsen an Steinchen im Boden vorbeischieben. Kirschen verwachsen, wenn sie mal dicht beisammenhängen. Zucchini laufen oft birnenförmig aus, wenn sie auf unebenem Erdreich liegen.

Je länger unsere Familien in der Stadt leben, desto weniger haben wir über die Naturprodukte gelernt. Wir Stadtbewohner wissen oft nicht, wie unterschiedlich die Früchte auf dem Feld wachsen. Intuitiv wähnen wir hinter einer formschönen Frucht auch gesunde Ware. Doch der Schein trügt.

Erst in den letzten Jahren spricht sich langsam auch bei den Städtern herum, dass pralle, tiefrote Tomaten absolut wässrig schmecken können, während alte Sorten zwar oft ungewöhnlich aussehen – gelb, faltig oder mit Streifen –, aber eine wunderbare Geschmacksintensität haben. Dieses Wissen gilt es zu kultivieren – mehr dazu später.

Unser täglich Müll – die globale Dimension der Verschwendung

Umwelt- und Ernährungsorganisationen in Deutschland und anderen Ländern vermuten es schon seit einigen Jahren: Rund ein Drittel der weltweit für den menschlichen Verzehr produzierten Lebensmittel geht verloren oder wird verschwendet. (Tatsächlich liegen, wie noch erläutert wird, die Verluste an *Nahrungsenergie* in den Industrienationen sogar noch höher, nämlich bei über 50 Prozent, wenn man die gesamte Nahrungskette vom Feld oder dem fast leer gefischten Meer bis zum Teller betrachtet.) Die Welternährungsorganisation der Vereinten Nationen (FAO) veröffentlichte Mitte Mai 2011 entsprechende Ergebnisse weltweiter Studien zu Nahrungsmittelverlusten und Lebensmittelverschwendung[1]: Demnach werden insgesamt rund 1,3 Milliarden Tonnen Nahrungsmittel im Jahr umsonst produziert. Das entspricht fast der gesamten Produktion in Afrika südlich der Sahara. Allein in den Industriestaaten landen pro Jahr 222 Millionen Tonnen Essen auf dem Müll. In Europa und Nordamerika wirft jeder Bürger durchschnittlich im Jahr zwischen 95 und 115 Kilo in den Abfall, während gleichzeitig über eine Milliarde Menschen extremen Hunger leiden müssen. Dies hat unweigerlich zur Folge, dass auch entsprechend zur Lebensmittelproduktion eingesetzte Ressourcen verschwendet sowie hierbei entstehende Treibhausgase unnötig in die Atmosphäre entlassen werden.

Bei Früchten, Gemüse, Wurzeln und Knollen liegen die weltweiten Verluste sogar zwischen 40 und 55 Prozent. In Ländern mit niedrigem Einkommen gehen Lebensmittel insbesondere am Anfang und in der Mitte der Lieferkette, also auf dem Feld, als Nachernteverluste und im Handel verloren. Die Ursachen »liegen hauptsächlich in finanziellen und technischen Einschränkungen bei Erntetechnik, Lagerung und Kühlung, Infrastruktur, Verpackung und Marketingsystemen«, analysiert die FAO.[2] In Ländern mit mittleren und hohen Einkommen entstehen die Verluste hingegen eher am Ende der Lieferkette beim Verbraucher sowie aufgrund von »mangelnder Kommunikation zwischen den verschiedenen Akteuren der Lieferkette«. Die FAO nennt als Gründe in diesem Bereich eine Diskrepanz zwischen Angebot und Nachfrage, eine Überproduktion durch feste Lieferverträge und Agrarsubventionen sowie genormte Qualitätsstandards. »Auf Verbraucherebene führen häufig mangelnde Einkaufsplanung oder übertriebene Vorsicht bei Haltbarkeitsdaten zu großer Verschwendung, gepaart mit einer sorglosen Einstellung bei Verbrauchern, die sich diese Verschwendung leisten können.«[3]

Die beauftragten schwedischen Wissenschaftler betonen aber auch die Lücken bei den verfügbaren Daten und fordern dringend weitere Forschungsarbeiten zu Nahrungsmittelverlusten ein, insbesondere vor dem Hintergrund der extrem problematischen Ernährungslage in Entwicklungsländern. Abschließend kommen sie zu dem Schluss, dass es effizienter ist, entlang der gesamten Wertschöpfungskette Verluste zu vermeiden, als noch mehr zu produzieren: »Die Ressourcen werden knapp: Land, Wasser und Energie sind nicht beliebig vermehrbar. Daher ist es effizienter, in der gesamten Wertschöpfungskette Verluste zu begrenzen, als mehr zu produzieren.«[4]

Damit rückt die FAO deutlich von ihren noch im Jahr 2009 geäußerten Erkenntnissen ab. Auf Grundlage ihrer damaligen Berechnungen hatte sie stets eine weltweite Intensivierung der Landwirtschaft gefordert, um das Hungerproblem bei steigender Weltbevölkerung in den Griff zu bekommen. Die Lebensmittelproduktion müsse demnach bis zum Jahr 2050 um 70 Prozent gesteigert werden. Viele Nichtregierungsorganisationen (NRO) hatten diese Haltung deutlich kritisiert und stattdessen eine »Effizienzrevolution in der gesamten Lebensmittelkette« gefordert.[5] Nach neuen Berechnungen der Umweltorganisation WWF und der Heinrich-Böll-Stiftung wäre »schon bei einer Halbierung der

Nacherntеverluste nur noch eine Produktivitätssteigerung von 48 Prozent statt der von der FAO geforderten 70 Prozent nötig«.[6]

Die nun vollzogene Verschiebung des Fokus der FAO von der Produktion zum Verbrauch und zur Reduzierung der Nahrungsmittelverluste kann auch als eine Absage an die Wachstumsapologeten einer »zweiten Grünen Revolution« verstanden werden, die vehement auf eine Produktionssteigerung mittels mehr Dünger, Pestiziden und Gentechnik setzen. Die neue Erkenntnis lautet: Zu einer Besserung der Lage kann auch jeder Einzelne durch eigene Verhaltensänderung beitragen.

Zu ähnlichen Zahlen und Folgerungen wie die FAO gelangten zu Beginn dieses Jahres – angeregt durch die »Taste the Waste«-Kampagne und den Fernsehfilm »Frisch auf den Müll« – auch deutsche Nichtregierungsorganisationen. Die Deutsche Welthungerhilfe beispielsweise schätzt die Menge der weggeworfenen Lebensmittel in Deutschland im Jahr auf 20 Millionen Tonnen – im Wert von 20 Milliarden Euro – ein. Wer planvoll einkauft und weniger Essen wegwirft, kann dabei »helfen, die für 2050 vorhergesagten drei Milliarden Menschen mehr zu ernähren, ohne unseren ökologischen Fußabdruck über Gebühr zu vergrößern«, teilte der World Wide Fund For Nature (WWF) mit.[7]

Umwelt- und entwicklungspolitische Organisationen bringen den Hunger in Entwicklungsländern erst seit relativ kurzer Zeit mit der Verschwendung von Lebensmitteln in Verbindung. Das hat auch mit den Ergebnissen der FAO-Studien zu tun, die im Januar 2011 erstmals auf einer Pressekonferenz in Berlin vorgestellt wurden. Die FAO stellte heraus, dass ein wesentlicher Grund für die in vielen Regionen der Welt herrschenden Nahrungskrisen die Verschwendung von Nahrungsmitteln ist. Die UN-Organisation erklärte, dass täglich bis zu 40 Prozent der Nahrungsmittel in Entwicklungs- und Schwellenländern verderben, bevor sie überhaupt die Konsumenten erreichen. In Europa werden hingegen bis zu 30 Prozent aller Lebensmittel ungenutzt entsorgt oder gehen verloren, jährlich rund 70 Millionen Tonnen in Produktion, Handel und beim Verbraucher. Das seien rechnerisch 300 Kilogramm pro Kopf und Jahr.

Jedes Land schmeißt anders weg

Folgt man Untersuchungen der EU-Kommission, dann bestehen in Europa aber ganz erhebliche Unterschiede: Laut einem Bericht von Mitte Januar 2011 – der insgesamt auch von höheren Durchschnittszahlen als die FAO ausgeht – liegt der gesamte Haushaltsmüll in der EU konstant bei jährlich 524 Kilogramm pro Kopf. Ein wesentlicher Teil davon sind Lebensmittelreste, da ein Viertel der von privaten Haushalten gekauften Lebensmittel weggeworfen wird. Spitzenreiter sind hierbei die Niederländer mit unglaublichen knapp 600 Kilogramm, gefolgt von den Belgiern mit rund 400 Kilogramm und Zypern mit über 300 Kilogramm weggeworfenen Lebensmitteln. Der EU-Durchschnitt liegt bei rund 180 Kilogramm, wobei Deutschland sich mit unter 150 Kilogramm im hinteren Mittelfeld bewegt.[8]

Warum gerade die Niederländer vier Mal mehr Nahrung wegwerfen sollten als die Deutschen, bleibt hingegen im Dunkeln. Zu vermuten sind unterschiedliche Erhebungsmethoden und Dokumentationen. Die Datengrundlagen solcher Studien werden durch Interviews mit Konsumenten und durch Inspektionen des Abfalls ermittelt. Das bleibt notgedrungen subjektiv und ungenau, denn die meisten Konsumenten schätzen ihr eigenes Müllaufkommen regelmäßig viel zu niedrig ein.

Eine andere Methode geht hingegen vom Durchschnittsgewicht der Einwohner aus und vergleicht die insgesamt zur Ernährung zur Verfügung stehenden Kalorien mit den tatsächlich konsumierten Energieeinheiten. Die Differenz entspricht der Nahrungsmittelmenge, die unverwertet im Müll landet.

In den USA wandern demnach fast 40 Prozent der gekauften Nahrungsmittel in den Müll. Eine Studie des National Institute of Diabetes and Digestive and Kidney Diseases NIDDK vom November 2009 kam zu dem Ergebnis, dass jedem US-Bürger (im Bezugsjahr 2003) täglich durchschnittlich 3750 Kilokalorien zur Verfügung stehen. Nur 2300 wurden aber tatsächlich konsumiert und 1450 weggeworfen – also ein Verlust von 39 Prozent. Staatliche Schätzungen waren bis dahin von höchstens 27 Prozent ausgegangen. Diese Mengen hat natürlich der Verbraucher nicht allein zu verantworten – allerdings den größten Teil. In den USA gehen Sozialforscher davon aus, dass jeweils 20 Prozent des Lebensmittelmülls auf Produktion und Vertrieb und 60 Prozent auf die Konsumenten entfallen.

Ähnlich sieht es in Japan aus. Das Land, das ein Drittel seiner Lebensmittel im Ausland einkauft, konkurriert hart mit den USA um den Titel »Weltmeister im Nahrungsmittel-Verschwenden«. Dort sollen jährlich Lebensmittel im Wert von 90 Milliarden Euro im Abfall landen, genauso viel wie alle landwirtschaftlichen Erzeugnisse der einheimischen Bauern.[9] Wenn der Sushi-Happen oder das Wok-Gemüse nicht mehr taufrisch ist, wird es halt umgehend weggeworfen.

Über 50 Prozent der Nahrungsenergie wird verschwendet

Bereits im Mai 2008 hatte das Stockholm International Water Institute (SIWI) in Zusammenarbeit mit der FAO und dem International Water Management Institute (IWMI) die weltweit verschwendeten Kalorien und die enorme Wasservergeudung in den Fokus seiner Untersuchungen gestellt.[10] Das schwedische Forscherteam um Professor Jan Lundqvist wählte bei seiner richtungweisenden Studie »Saving Water: From Field to Fork« einen Metaansatz und verglich die täglich weltweit pro Kopf produzierten Energieeinheiten an essbaren Feldfrüchten mit den tatsächlich für den privaten Haushalt verfügbaren Kalorien. Entlang der Produktionskette kommen die Forscher zu dem skandalösen Ergebnis, dass 56 Prozent der möglichen Energieeinheiten verloren gehen: als Nachernteverluste, bei der Tierfütterung, bei der Verarbeitung, im Handel und beim Verbraucher. Mehr als die Hälfte der zur Verfügung stehenden Nahrungsenergie geht demnach verloren und wird vernichtet. Eine gigantische Lebensmittel- und Wasserverschwendung mit enormen Folgen für das globale Hungerproblem.

»Es ist die ungeheure Lust auf Fleisch, die die Getreidemärkte

56% Verluste in der Lebensmittelkette

Quelle: UNEP The Environmental Food Crisis 2009

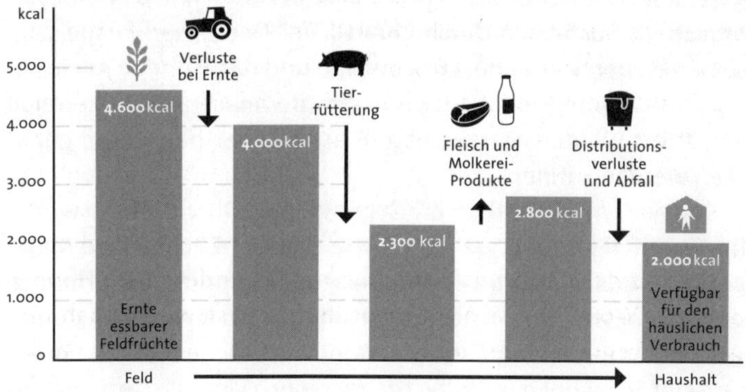

leer fegt und die Erde noch schneller an die Grenze ihrer Tragfähigkeit führt. Sie sorgt für volle Tröge in den Mastanlagen und hinterlässt leere Teller in den Hütten der Armen«, schreibt WDR-Umweltexperte Wilfried Bommert in seinem lesenswerten Buch »Kein Brot für die Welt«.[11]

In der EU wird kein Schwein mehr mit Nahrungsmittelresten gemästet, und auch die idyllische Vorstellung, dass Rinder auf der Weide stehen und Heu fressen, trifft nur noch auf wenige Almen im Allgäu zu. Eine intensive industrielle Tiermast benötigt heutzutage riesige Mengen Getreide wie Mais und Weizen und eiweißreiches Futtermittel, hauptsächlich Soja aus Südamerika. Rinder und Schweine werden zu Nahrungskonkurrenten des Menschen. In Europa sollen bereits 57 Prozent der Getreideernte der Tierernährung dienen.[12] Und Tiere sind keine guten Futterverwerter, sie verbrauchen viel mehr Energie, als sie über ihr Fleisch wieder für die menschliche Ernährung zur Verfügung stellen.

Was in der Fachsprache der Tiermäster und Metzger als »Veredelung« bezeichnet wird, ist in Wirklichkeit eine gigantische Nahrungsmittelverschwendung. Jedes Grillhähnchen hat zuvor zwei Kilo Getreideschrot gefressen, um auf ein Kilo Lebendgewicht zu kommen. Bei Schweinen sind es drei bis vier Kilo, und jedes Kilo Rindfleisch schlägt mit acht bis neun Kilo Getreideverbrauch zu Buche. Ein durchschnittlicher Deutscher verspeist in seinem Leben vier Kühe, 46 Schweine und 945 Hühner. Allein für ein 200-Gramm-Rindersteak müssten demnach 1,6 Kilo Getreide verfüttert werden. Daraus hätten auch anderthalb Brote gebacken werden können.

Solche Formeln sind natürlich nur globale Durchschnittswerte. Im Einzelfall hängt es davon ab, wie effizient Züchter und Mastbetriebe tatsächlich arbeiten. Die Tendenz spricht für Effizienz, denn je besser die Futterverwertung, umso höher der Zuchtwert und der Gewinn. Die USA waren hier wieder einmal Vorreiter: »Bei Schweinen mussten um 1950 noch vier Kilo Getreide pro Kilo Fleisch gefüttert werden, im Jahr 2000 waren es nur noch 2,5 Kilo. Da die Futterkosten ungefähr die Hälfte der gesamten Kosten der Schweineproduktion ausmachen, konnte allein durch die bessere Futterverwertung mehr als ein Drittel der Kosten eingespart werden.«[13] Höchstwahrscheinlich lässt sich der Futtereinsatz weiter senken, allerdings nur mittels Gentechnik, Massentierhaltung und Fließbandproduktion.

Ein anderes Problem ist der enorme Wasserverbrauch in der Lebensmittelproduktion. Jedes Kilo Weizen hat 1100 Liter Wasser verschluckt und ein Kilo Reis etwa 2700 Liter. Insgesamt sind bis zu 16 000 Liter Wasser notwendig, um ein Kilo Rindfleisch zu erzeugen. Auch das ein unglaublicher Aspekt unserer Lebensmittelverschwendung: Für die Nahrungsmittel, die wir nicht essen und wegwerfen, ist eine Wassermenge aufgewendet worden, die doppelt so hoch ist wie diejenige, die wir zum Waschen und Trinken verbrauchen. Will man nicht gleich zum Vegetarier werden, kann die Alternative nur heißen: deutlich weniger Fleisch konsumieren und dafür einmal in der Woche ein gutes Stück Braten aus artgerechter Haltung genießen. Wer darüber hinaus seine Einkäufe und Mahlzeiten bewusster plant und weniger wegschmeißt, kann viel bewirken. Denn würde die Verschwendung allein in Europa und Nordamerika nur um die Hälfte reduziert, könnten rechnerisch alle Hungernden in der Welt anderthalbmal ihren Bedarf mit ausreichender Nahrung und genügend Trinkwasser decken. Das bleibt eine fantastische Vision, solange Weltwirtschaft und globale Verteilung anderen Interessen folgen. Aber was wäre alles möglich, wenn wir Verbraucher in Überflussgesellschaften nur zu einem Teil unsere Konsumgewohnheiten ändern würden!

Das SIWI, das IWMI und die FAO wollen das Thema auf der politischen Agenda nach oben rücken. Sie haben die Regierungen der Vereinten Völkergemeinschaft aufgerufen, bis zum Jahr 2025 die Lebensmittelverschwendung um die Hälfte zu reduzieren.[14] Patentrezepte zur Umsetzung können sie dafür allerdings noch nicht vorlegen.

Verluste entlang der Nahrungsmittelkette

Bis ein halb aufgegessenes Schnitzel oder ein welker Salatkopf in der häuslichen Mülltonne landet, haben die Lebensmittel einen langen Weg zurückgelegt und sind durch viele Hände gegangen. Vom Feld bis zum Teller ist an verschiedenen Stationen jede Menge aussortiert, weggeschnitten, weggeschüttet oder weggeworfen worden. Niemand weiß genau, wie viel das ist und wo genau die Verluste entstehen.

Unterscheiden kann man die einzelnen Stationen: Vorauswahl bei der Ernte, die Ernte selbst, die Sortierung und Vorverarbeitung, den Transport, die Lagerung, die Verarbeitung und Verpackung, den Großmarkt und den Vertrieb über den Einzelhandel. Anschließend gelangen die Lebensmittel in die Welt des Verbrauchers, zur Zubereitung in Großküchen und zum Verzehr in Privathaushalten.

Liegen die größten Verluste in Deutschland nun im Bereich von Produktion und Verteilung oder im Bereich des Konsums? So naheliegend und klar diese Frage ist, so unklar sind die Antworten. Es gibt bislang keine umfassende Betrachtung über die tatsächliche Aufteilung der Verluste entlang der Nahrungsmittelkette. Kein Wissenschaftler, kein Politiker und kein Experte von Ernährungsorganisationen kann bislang eine konkrete Aussage dazu treffen.

Bereits die Definition von sogenannten Nachernteverlusten hat eine große Bandbreite. Im engeren Sinne sind damit nur die Verluste nach der Ernte auf dem Feld gemeint, im weiteren Sinne alle Verluste und Abfälle bis unmittelbar zur Verbrauchersphäre und im weitesten Sinne auch noch die Abfälle in dieser selbst. Kein Wunder, dass die Zahlenangaben voneinander abweichen. Grob geht man davon aus, dass bereits auf dem Acker bis zu 40 Prozent der Feldfrüchte aus verschiedenen Gründen gar nicht geerntet, sondern untergepflügt und aussortiert werden. Sie enden als Gründünger oder werden zur Stärke- und Alkoholherstellung verwendet. Bestes Beispiel sind die Kartoffeln.

Aber dieser Teil der Nahrungsmittelverschwendung wird meist gar nicht in die Betrachtungen einbezogen, sondern nur die Verluste, die bei Obst und Gemüse entstehen, das tatsächlich geerntet, vermarktet und in die Weiterverarbeitung gebracht wird.

Transport- und Lagerverluste sowie die Abfälle bei der industriellen Produktion wiederum sind nur schlaglichtartig und nicht systematisch untersucht: Gerade Letztere stellen eine Blackbox in der Kette der Nahrungsmittelverschwendung dar. Die großen Nahrungsmittelproduzenten haben in dieser Hinsicht kein Interesse an Transparenz. Wie viele der geernteten Äpfel und Birnen letztlich zu Kompott und Saft verarbeitet werden und wie viele Gurken in Stücke geschnitten und eingemacht in Konserven landen, bleibt unbestimmt. Und niemand erfasst genau, welche Berge von Pressrückständen, Kleieresten, Schalen, Strünken und Stängeln übrig bleiben und was mit ihnen geschieht. Die Bundesvereinigung der Erzeugerorganisationen Obst und Gemüse (BVEO) in Bonn glaubt dabei strikt an das Primat der Wirtschaftlichkeit und behauptet daher felsenfest: »Im Zusammenhang mit Obst und Gemüse kann nicht von Lebensmittelabfällen gesprochen werden … Nach Auffassung der BVEO werden schon aus rein wirtschaftlichen Gründen keine Lebensmittel weggeworfen.«[15]

Lebensmittelabfälle entlang des Lebensweges

Quelle: Forschungsbericht Smidt/Schneider 10.12.2007, Institut für Abfallwirtschaft, Universität Wien

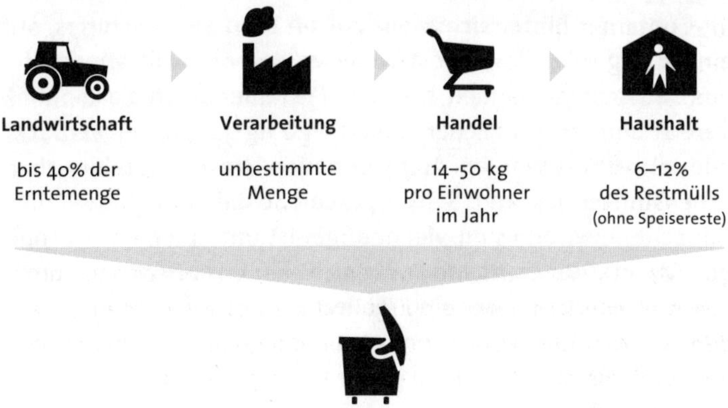

Eine weitere Grauzone stellt der Bereich der Marktabfälle und gewerblichen Lebensmittelabfälle dar. Hier blickt auch niemand so richtig durch. Marktabfälle, so lautet die Definition, sind Abfälle aus dem Lebensmittelhandel bzw. von Lebensmittelgroß- oder -detailmärkten.[16] Was da im Einzelnen an unappetitlichen Massen zusammenkommt, will man gar nicht wissen. Es ist ein Gemisch aus pflanzlichen und tierischen Rückständen, aus Holz-, Karton- oder Kunststoffverpackungen, aus originalverpackten und abgelaufenen sowie nicht abgelaufenen und überlagerten Lebensmitteln. Wobei »überlagert« nicht heißen muss, dass sie nicht mehr verzehrt werden könnten. Sie sollen nur nicht mehr »in Verkehr gebracht« werden.

In Österreich kamen nach Angaben des dortigen »Lebensministeriums« im Jahr 2009 rund 267600 Tonnen Marktabfälle zusammen.[17] In Deutschland sollen es jährlich etwa 2 Millionen Tonnen gewerbliche Speisereste sein. Überprüfen kann das niemand genau.

Während früher vor allem saisonale und regionale Produkte verzehrt wurden, erreichen uns heute über den Großmarkt

Lebensmittel aus der ganzen Welt. Im Schnitt ist ein Produkt durch 33 Hände gegangen, bevor wir es aus dem Supermarktregal nehmen.[18] Die Waren haben fast immer einen langen Weg im Container hinter sich, vielleicht an Bord eines Schiffes, auf einem Zug oder Lkw. Selbst wenn es sich um Nahrungsmittel aus Deutschland handelt, sind sie meist quer durch die Republik gereist und an verschiedenen Stellen umgeladen, neu verpackt oder etikettiert worden. An jeder neuen Umschlagstelle gehen Lebensmittel verloren. Selten geschieht das, weil sie wirklich schlecht geworden sind, viel häufiger ist mit ihnen nach gängigen Marktkriterien irgendetwas nicht »in Ordnung«: Die Tomaten aus dem Container sind vielleicht doch nicht rund genug, oder die Kühlung ist auf dem Weg aus Almeria für eine Stunde ausgefallen – dann geht die ganze Ladung noch am Großmarkt auf die Halde.

Bereits geringe Temperaturschwankungen können dazu führen, dass die Nahrung verdirbt. Solche Kühlkettenbrüche ereignen sich im Lebensmitteltransport häufig. Wegen mangelhafter Kühlung landen allein 35 Prozent aller leicht verderblichen Lebensmittel wie Obst und Gemüse in der Mülltonne. Das ergab eine Studie der Jacobs University in Bremen.[19] Oft sind die zu heftigen Temperaturschwankungen beim Umladen daran schuld, aber auch nicht eingehaltene Hygienevorschriften. »Verschärft wird das Problem dadurch, dass vielen Akteuren in der Transportkette überhaupt nicht bewusst ist, wie nachteilig sich bereits geringe Temperaturabweichungen auf die Ware auswirken«, sagt die Doktorandin Verena Brenner. Gemeinsam mit Professor Michael Hülsmann fand sie heraus, dass eine Kühlungsverzögerung von nur zwei Stunden bei der Erdbeerernte schon zu einem Verlust von zehn Prozent der absatzfähigen Früchte führt.[20] Die *Süddeutsche Zeitung* beschreibt die Folgen in einer Reportage über die Recyclingfirma Berndt in Oberding nahe dem Münchener Flughafen anschaulich: »Am Rande der Mulde stehen Kartons mit feinen Pralinen, deren Verfallsdatum vor einem Jahr abgelaufen ist, ehedem tiefgefrorene Steinofenbaguettes Tomate-Basilikum und gleich eine ganze Euro-Palette mit Plastikschälchen voller Scampi in Senf-Honig-Sauce. Das Verfallsdatum ist laut Etikett noch nicht überschritten. ›Wahrscheinlich ist da die Kühlkette gerissen‹, sagt Adalbert Berndt. ›Manchmal kommt es vor, dass bei einem Kühl-Lkw auf der Autobahn das Klimaaggregat ausfällt und der Laster direkt zu uns zur Entsorgung umgeleitet wird.‹«[21]

Gründe für Transportverluste gibt es aber noch mehr: Vielleicht sind falsche Etiketten aufgeklebt worden, Verpackungen verschmutzt und schadhaft etc. Da wird nicht gezögert, denn der Einzelhandel nimmt nur Großgebinde ab. Das heißt: Ist auch nur ein einzelnes Glas Honig beschädigt, dann wandern auch die weiteren fünf des Sechserpacks in die Mülltonne. Es wäre viel zu aufwendig und teuer, die Transportverpackungen zu öffnen und neu abzupacken.

Schönfärberei im Supermarkt

Auch die sich in ihrer PR-Arbeit so verbrauchernah und transparent gebenden großen Supermarktketten lassen sich beim Thema Lebensmittelmüll gar nicht gern in die Karten sehen. Wie viel täglich aus den Regalen und Gemüseständen ausgesondert und entsorgt wird, ist und bleibt ein wohl gehütetes Geheimnis. In der Regel wird auch bewusst mit viel zu niedrigen Zahlen gearbeitet. Zu groß ist die Angst der Marketingmanager von Edeka & Co. vor einem Imageschaden und zur Konkurrenz abwandernder Kundschaft. Ein guter Supermarkt ist eine saubere, saftig pralle und frische Welt voller Angebote. Hier ist kein Platz für Welkes, Vergammeltes und Schimmeliges. Und so soll es auch bleiben, denn das macht gerade den Unterschied zum Discounter aus.

Wie viele Lebensmittel tatsächlich täglich im Supermarkt ausgesondert, zurückgeschickt, weggeworfen oder auch an die örtlichen Tafeln zur Verteilung an Bedürftige gegeben werden, ist ein Geheimnis. Wenn Zahlen herausgegeben werden, ist immer nur von einem prozentualen Verhältnis zum gesamten Nettoumsatz im deutschen Lebensmittelhandel die Rede. Bruch und Verderb sollen, wie bereits erwähnt, nach Erhebungen des EHI Retail Institute nur 1,06 Prozent vom Nettoumsatz ausmachen. »Der Durchschnittswert bezieht sich auf das gesamte Sortiment von Cash-&-Carry-Märkten, SB-Warenhäusern und Supermärkten verschiedener Größenklassen«, teilt der Einzelhandelsverband HDE mit.[22] Das beinhaltet natürlich auch die Non-Food-Abteilungen und Regale der Supermärkte mit Putzmitteln, Kosmetika, Spirituosen und Zeitschriften.

Zu der Frage, wie viele Tonnen an essbaren Waren der Lebensmitteleinzelhandel an karitative Einrichtungen wie die Tafeln spendet, gibt es widersprüchliche Angaben. Allein die Berliner Tafel verteilt rund 6600 Tonnen Lebensmittel im Jahr an Bedürftige. Wobei fast die Hälfte der eingesammelten und gespendeten Frischwaren und Brote aus Produktion und Handel von den ehrenamtlichen Mitarbeitern vorher ausgesondert werden müssen. HDE-Geschäftsführer Kai Falk gibt die jährlich gespendete Menge des gesamten Einzelhandels an die Tafeln hingegen nur mit mickrigen 150 Tonnen an.[23] Anscheinend fürchtet man, dass realistische Angaben dem Saubermann-Image schaden könnten.

Nur die Firma Rewe wirbt offensiv mit ihrem sozialen Engagement für die 870 lokalen Tafeln in Deutschland, an die sie nach eigenen Angaben täglich spendet. Dies hat das Unternehmen auch dem Bundespräsidenten bei dessen Sommerfest 2010 fest versprochen und allein 10 Tonnen an die Berliner Tafel gespendet. Mit der Vertriebslinie Billa ist die Rewe Group Marktführer im österreichischen Lebensmittelhandel. Im Nachbarland unterstützt das Unternehmen die Wiener Tafel und die Sozialmärkte (Soma). Diese speziellen Märkte bekommen täglich oft große Mengen an noch guten Waren gespendet, darunter auch solche, bei denen das Mindesthaltbarkeitsdatum überschritten ist. Nach einer sorgfältigen Qualitätsprüfung werden die Produkte sehr billig oder gratis – allerdings in begrenzten Mengen – an Bedürftige weitergegeben. Brot wird regelmäßig verschenkt. Der Sozialmarkt des Wiener Hilfswerks, gleichzeitig auch ein Beschäftigungs- und Ausbildungsprojekt für Langzeitarbeitslose, hat ein sehr hohes Qualitätsniveau. Von den jährlich 571 Tonnen gespendeter Lebensmittel verteilt er 525 Tonnen an seine 7000 regelmäßigen Kunden, nur 46 Tonnen müssen weggeworfen werden.[24]

Keine leeren Regale!

Kein anderes Produkt wird in so großen Mengen weggeworfen wie das Grundnahrungsmittel Brot. Eine Durchschnittsbäckerei wirft 10 bis 20 Prozent ihrer Tagesproduktion weg – jedes fünfte Brot – und gibt die überschüssige Ware im besten Fall an eine Tafel oder einen Tierfutterhersteller.[25] Die Verschwendung ist immens – jährlich werden in Deutschland 500 000 Tonnen Brot entsorgt. Damit könnte ganz Niedersachsen bedient werden.

»Damit diese Lebensmittelvernichtung funktioniert, haben die Handelsketten mit den Bäckern Kommissionsvereinbarungen – alles, was nicht verkauft wird, muss zurückgenommen werden. Die diversen Sozialmärkte können nur einen Bruchteil dieser Mengen an bedürftige Personen kostenlos weitergeben. Daher muss diese Überproduktion – in Österreich sind das bis zu 70 000 t jährlich – zum größten Teil in Biogasanlagen entsorgt werden, was Kosten von etwa 7 Mio. Euro jährlich verursacht«, schreibt das Institut für Abfallwirtschaft an der Wiener Universität für Bodenkultur (BOKU). Die Wissenschaftler weisen auch darauf hin, dass die Kosten der Überproduktion und Entsorgung auf die verkauften Waren umgelegt werden und daher einen nicht unwesentlichen Anteil des Brotpreises ausmachen.

Begründet wird die Überproduktion vom Handel regelmäßig mit dem angeblichen Willen des verwöhnten Konsumenten: Er erwarte zu jeder Zeit das gesamte Warensortiment und volle Regale. Folglich seien Regallücken unter allen Umständen zu vermeiden.[26] Studien oder Umfragen gibt es dazu allerdings nicht, und tatsächlich hat noch nie eine Konsumentenvertretung oder ein Verbraucherverband volle Regale gefordert. Dennoch wiederholen die Unternehmenssprecher gebetsmühlenhaft, dass man die hohen Ansprüche nicht zurückschrauben könne. Der Handel selbst setzt angeblich alles daran, durch optimierte Warenwirtschaftssysteme und logistische Perfektionierung den Verlust so gering wie möglich zu halten. Kein Wort davon, dass der Verderb und die Verluste großzügig einkalkuliert sind und zusammen mit den Entsorgungskosten vom Verbraucher über die Warenpreise bezahlt werden. Es wird auch nicht gefragt, wer denn erst die Ansprüche geweckt hat und sie seit Jahrzehnten hegt und pflegt. Kein Wunder, wenn der Kunde sich vom auf Hochglanz polierten Normobst dann auch das ansprechendste aussucht.

Verschwiegen wird auch, dass es gerade die Einzelhandelslobby war, die im Jahr 2006 gegen den Willen der Gewerkschaften und einzelner Verbraucherverbände in vielen Bundesländern verlängerte Ladenöffnungszeiten bis 22 Uhr und in Großstädten sogar bis 24 Uhr politisch durchgesetzt hat. Hochinteressant wäre einmal eine Studie zu der Frage, wie allein durch diese Maßnahme die Menge des Lebensmittelmülls in die Höhe geschnellt ist.

Die Wahrheit ist simpel: »Je größer die Auswahl in den Läden ist, desto größer ist auch die Verschwendung«, sagt Gerd Häuser, Vorsitzender des Bundesverbandes »Deutsche Tafel«.[27] Der wahre Grund für die tägliche Überproduktion ist weniger ein vermeintlicher Kundenwunsch als vielmehr der Fetisch einer Überlegenheit der kapitalistischen Konsumwelt. Helmut Martell, Hauptgeschäftsführer des Verbandes Deutscher Großbäckereien, sagt es deutlich: »Leere Regale, das hatten wir schon mal: in den [ostdeutschen] HO-Läden.«[28]

Exotische Früchte als Dekoration

Ein gutes Beispiel für die Abgrenzungsbemühungen gegenüber Discountern sind die in den letzten Jahren in jedem besseren Supermarkt zu findenden exotischen Tropenfrüchte, die interessant aussehen – und die niemand kauft. Jede Woche werden beispielsweise kistenweise frische Drachenfrüchte aus Asien und Mittelamerika eingeflogen, in den Eingangsbereichen der besseren

Supermärkte schön drapiert ausgestellt und nach ein paar Tagen fast vollständig weggeschmissen. Die rosarot-grüne Frucht mit den merkwürdigen Schalenlappen, auch Pitahaya oder Pitaya genannt, stammt aus der Familie der Kakteengewächse. Die Hauptanbauländer sind Nicaragua, China, Vietnam und Israel. Auch in ihrer Heimat wird die Frucht selten verspeist und vor allem zur Dekoration von Buffets verwendet.

Drachenfrüchte sind sehr druckempfindlich und schwer zu transportieren. Sie haben einen hohen Wassergehalt und verderben rasch. Daher werden sie grundsätzlich unreif geerntet. Meist wird das weiße Fruchtfleisch mit den kleinen schwarzen Kernen deshalb als geschmacklos empfunden – wenn es überhaupt mal jemand probiert.

In einem großen Supermarkt im Kölner Westen mit einer gut verdienenden Wohnbevölkerung kostet eine einzelne in einem Schaumstoffnetz verpackte Frucht in einem Sommermonat 4,35 Euro. Das billigste Angebot zu einer anderen Jahreszeit in einem anderen Stadtteil lag immerhin noch bei 2,50 Euro. Der für den Obst- und Gemüsebereich zuständige Mitarbeiter des Kölner Supermarkts bestätigte die schlimme Befürchtung: Über 80 Prozent dieser Früchte werden nicht verkauft, dienen nur der Dekoration und werden nach ein paar Tagen »in das Zentrallager zurückgegeben«, sprich gesammelt weggeworfen. Nicht viel besser ergeht es den kleinen orangefarbenen Kumquats und den Physalis, die aber zumindest noch den ein oder anderen Abnehmer finden. Diese Exotenfrüchte werden aufwendig geerntet, sorgsam verpackt und um die halbe Welt geflogen, um nach ein paar Tagen Schauauslage im Müll zu landen.

Angesprochen auf diesen Skandal, behauptete die Pächterin des Supermarkts allen Ernstes, dass dies nicht zutreffe. Wenn man die Früchte nicht verkaufen könnte, würde man sie auch nicht führen. Scheuklappen auf und Augen zu, scheint die Devise zu lauten. Der wöchentlich abgeschriebene Wert wird dann auf besser laufende Massenware wie Bananen, Ananas und Orangen umgelegt.

Halbwertzeit im Supermarkt

Der Weg in unsere Supermärkte ist auch für Joghurt, Schinken und Apfel lang und steckt voller Gefahren, im Müll zu landen. Dort angekommen, sehen sich die Lebensmittel einem weiteren zermürbenden Gegner gegenüber: dem sogenannten Mindesthaltbarkeitsdatum (MHD): »mindestens haltbar bis …«. Die genaue Angabe eines solchen Datums auf verpackten Lebensmitteln findet sich sogar auf völlig unempfindlichen Waren wie Zucker und jodiertem Speisesalz.

Schon der Begriff selbst ist irreführend und trägt dazu bei, dass täglich völlig intakte und gesunde Lebensmittel tonnenweise im Müll landen. Denn der Verbraucher setzt das MHD regelmäßig mit einem Verbrauchsdatum gleich. Es suggeriert, dass die Lebensmittel nach Ablauf nicht mehr genießbar seien. Im Supermarkt erlebt man es ja täglich. Hier werden die Waren bereits zwei Tage vor diesem Datum aussortiert. Wer kauft schon einen Joghurt, der morgen schon »abgelaufen« ist? Dabei ist er nicht automatisch verdorben und darf auch weiterhin verkauft werden. Bis auf wenige Ausnahmen ist ein Joghurt ohne Qualitätsverlust meist mehrere Wochen haltbar, bis zu 30 Tage nach der Produktion.

Die Definition der Verordnung über die Kennzeichnung von Lebensmitteln (§7) besagt nämlich nur: »Das Mindesthaltbarkeitsdatum eines Lebensmittels ist das Datum, bis zu dem dieses Lebensmittel unter angemessenen Aufbewahrungsbedingungen seine spezifischen Eigenschaften behält.« Diese Eigenschaften können Geschmack, Geruch und Nährstoffgehalt betreffen oder aber sich im Falle von Joghurt oder Quark nur auf die cremige Konsistenz oder das Absetzen von Molke beziehen. Einmal umgerührt, ist alles wieder in Ordnung. Andererseits kann eine Ware auch schon vor Erreichen des MHD verdorben sein, durch falsche Lagerung, Beschädigung oder unsachgemäße Kühlung.

Aber offensichtlich traut der Konsument seinen eigenen Sinnen – sehen, riechen, schmecken – weniger als dem Aufdruck des Herstellers. Und diesem steht es frei, welches Datum er auf sein

Produkt schreibt. Es gibt weder gesetzliche Vorschriften noch wissenschaftliche Richtlinien, nur marktübliche Zeitspannen. So kann es sein, dass ein Joghurt von Hersteller A erst eine Woche später »abläuft« als der von Hersteller B. Neben einem gewünschten schnelleren Warenumschlag spielen aber auch die jeweilige Zusammensetzung und die diversen chemischen Zutaten eine Rolle. Je mehr Schaumstabilisatoren, Säureregulatoren und künstliche Geschmacksstoffe eine Milchspeise enthält, umso eher besteht die Gefahr, einzelne »spezifische Eigenschaften« zu verlieren. Eine mit Stickstoff aufgepumpte »Wölkchen-Traum-Quarkspeise« fällt halt schneller in sich zusammen als ein ganz normaler Quark.

Ganz anders verhält es sich hingegen mit dem sogenannten Verbrauchsdatum: »zu verbrauchen bis …«. Hiermit müssen schnell verderbliche Waren wie abgepacktes Hackfleisch, rohes Geflügelfleisch und geräucherter Fisch gekennzeichnet sein. Lebensmittel, deren Verbrauchsdatum abgelaufen ist, dürfen nicht mehr verkauft werden und können eine Gefahr für die Gesundheit darstellen. Zwischen Mindesthaltbarkeits- und Verbrauchsdatum sollte man deshalb genau unterscheiden.

Die Rückkehr der krummen Gurke

1988 wurde in einer EU-weiten Verordnung bestimmt, dass eine Gurke »gut geformt und praktisch gerade« zu sein habe. Der maximal zulässige Krümmungsgrad wurde auf 10 Millimeter auf 10 Zentimeter Gurkenlänge festgelegt. Ähnliches wurde für 35 weitere Sorten von Obst und Gemüse erlassen. Die EU-Bürokraten setzten damit den Willen der Agrarlobby um. Denn das Transportgewerbe, die verarbeitende Industrie und der Einzelhandel wollten das genormte Gemüse. Gleich lange und geformte Gurken sind leichter und platzsparender in genormte Kisten zu stapeln und automatisiert zu verarbeiten. Außerdem ermöglichen einheitliche und verbindliche Qualitätsnormen erst einen einheitlichen europäischen Markt, auch wenn es auf Kosten der regionalen Vielfalt und des Geschmacks geht. Gerade die großen Supermarkt- und Discounterketten haben enorme logistische Vorteile davon, wenn sie ihre Märkte in Spanien, Deutschland oder Ungarn zentral gesteuert mit den gleichen Waren bestücken können. Was nicht genau der Norm entspricht, wird bereits von den Erzeugern auf dem Feld aussortiert und weggeworfen oder einfach untergepflügt. Was nicht interessiert, sind Ernährungsqualität, Geschmacks- und Inhaltsstoffe.

Diese abstruse Regulierungspraxis hielt sich über 20 Jahre lang und führte zu einer ungeheuerlichen Verschwendung von Obst, Nüssen und Feldfrüchten. Erst im Jahr 2009 räumte die EU mit diesem Spuk in wesentlichen Punkten auf. »Der 1. Juli 2009 steht für die Rückkehr der krummen Gurke und der knorrigen Karotte in unsere Regale«, erklärte damals die für Landwirtschaft und ländliche Entwicklung zuständige EU-Kommissarin Mariann Fischer Boel.[29] Unnötige Bürokratie solle reduziert werden. Die EU hob an diesem Tag die Normen für 26 Erzeugnisse auf: Aprikosen, Artischocken, Spargel, Auberginen, Avocados, Bohnen, Rosenkohl, Karotten, Blumenkohl, Kirschen, Zucchini, Gurken, Zuchtpilze, Knoblauch, Hasel- und Walnüsse in der Schale, Kopfkohl, Porree, Melonen, Zwiebeln, Erbsen, Pflaumen, Staudensellerie, Spinat, Wassermelonen und Chicorée. Spezifische Vermarktungsnormen wurden nur noch für zehn Erzeugnisse aufrechterhalten, die allerdings 75 Prozent des EU-Handelswerts ausmachen: Äpfel, Zitrusfrüchte, Kiwis, Salate, Pfirsiche und Nektarinen, Erdbeeren, Gemüsepaprika, Tafeltrauben und Tomaten.

Ausdrücklich betonte die Kommissarin, dass die Verbraucher aus einer möglichst breiten Produktpalette auswählen sollten und dass es sinnlos sei, »einwandfreie Erzeugnisse wegzuwerfen, nur weil sie die ›falsche‹ Form und Größe haben«.[30] Die EU stellte auch den Umgang mit den verbliebenen Normen in das Ermessen der einzelnen Mitgliedsländer. Seitdem können sie selbst entscheiden, ob sie ungenormtes Obst und Gemüse zulassen, solange dies kenntlich gemacht wird, um es von den nach wie vor gültigen Güteklassen Extra, I und II unterscheiden zu können. Formal war dies ein wichtiger Schritt in Richtung Verbraucherautonomie. Allerdings wird man heute höchstens auf Wochenmärkten und in Bioläden mal eine krumme Gurke finden. Denn Norm hin oder her: Krumme Gurken werden aus Kostengründen nicht vermarktet. Die Agrarwirtschaft und der Handel machen einfach weiter wie bisher, und auch der Verbraucher hat sich an die gerade Salatgurke gewöhnt.

Warum der Wiener Müll so lecker ist

Es war von Anfang an klar, dass wir auch in Österreich drehen. Denn im Gegensatz zum deutschen Müll ist der österreichische bestens untersucht. Das liegt an Felicitas Schneider. Auf der Suche nach ihr verirren wir uns auf dem gigantischen »Mistplatz«, wie es auf Wienerisch so schön heißt, bis wir die Halle finden, in der sie arbeitet. Ein Hangar voller Müllcontainer, mittendrin ein langer Tapeziertisch, daneben Plastikbottiche mit Aufschriften wie »Speisereste«, »originalverpackte Lebensmittel« oder »Verpackungen«.

Die Müllforscherin vom Institut für Abfallwirtschaft geht mit drei Kollegen an die Arbeit, öffnet einen Container. Ein süßlicher Geruch schlägt ihnen entgegen. Ihr Mundschutz hält wenigstens die Schimmelsporen ab. Felicitas Schneider verzieht keine Miene, stützt die Arme auf den Containerrand und schwingt sich hinauf.

Der drahtigen Frau merkt man die Sportlerin an, wenn sie sich in Balance bringt: Nur die Taille liegt auf, Oberkörper und Beine sind gestreckt und federn in der Luft. So fördert sie Müllsäcke tief aus dem Container heraus und reicht sie ihren Kollegen.

Die öffnen die Säcke und schütten sie auf dem Tisch aus. Mit Plastikhandschuhen durchwühlen die Wissenschaftler den Abfall: »Originalverpackter Pizzaschinken, noch nicht einmal abgelaufen, es ist noch ein halber Monat bis zum Erreichen des Mindesthaltbarkeitsdatums.«

»Und hier haben wir einen ganzen Sack Erdäpfel, also Kartoffeln, noch knackig, sogar Bioqualität, aus Ägypten. Um die hierherzubringen, musste viel Energie aufgewendet werden.« Felicitas Schneider schüttelt den Kopf über so viel Unvernunft.

Sowohl Schinken als auch Kartoffeln wären noch gut genießbar gewesen.

»Hier haben wir eine ganze Großpackung von Ciabatta-Brötchen. Wahrscheinlich sind die übrig geblieben, und als eine Neulieferung kam, wurde das Regal geleert.« Gewerblicher Abfall aus Restaurants und Supermärkten enthält große Mengen an noch originalverpackten Lebensmitteln.

Felicitas Schneider hat zehn Wochen lang die Container kleinerer Filialen eines Discountsupermarkts im Wiener Stadtgebiet untersucht. Dort wurden pro Filiale und Tag etwa 45 Kilogramm an genießbaren Lebensmitteln weggeworfen. Die Forscherin kennt die Gründe, sie hat selbst früher einmal im Lebensmittelhandel gearbeitet: »Weil die Verpackung an einem Ende offen ist, oder bei Milchprodukten, weil sie knapp vor Ablauf aussortiert werden.«

Felicitas Schneider ist nüchtern und kühl bei ihrer Arbeit. Dennoch spürt man deutlich, dass sie ein Anliegen hat: »Natürlich versucht man auch als Wissenschaftler die Gründe zu verstehen. Wenn ich überlege, wie ich selbst als Konsument im Supermarkt agiere, dann erwische ich mich auch dabei, wie ich kritisch die Sachen beäuge und sage: ›Den Apfel mit der Druckstelle soll ein anderer kaufen, ich nehme lieber den, der makellos in Ordnung ist.‹ Hier kann jeder bei sich selbst hinterfragen, wie sinnvoll unsere eigenen Ansprüche sind.«

Wie kommt sie eigentlich dazu, sich um Essen im Müll zu kümmern? Wieder eine sehr rationale Antwort: »Wenn hier Lebensmittel weggeworfen werden, wird nicht nur das Lebensmittel selbst weggeworfen, sondern auch alle Aufwendungen, die entlang der Vorkette schon aufgebracht wurden. Meine Meinung als Naturwissenschaftlerin ist, dass wir hier ein enormes Einsparungspotenzial an Ressourcen und Energie haben. Natürlich auch Arbeitszeit.«

Am besten untersucht ist inzwischen der Hausmüll: Ein Durchschnitts-Haushalt wirft jährlich rund 100 Kilo essbare Lebensmittel weg. Felicitas Schneider fand heraus, dass etwa zehn Prozent des Haushaltsmülls aus Haushalten aus essbaren Lebensmitteln besteht: »Das heißt originalverpackte oder angebrochene, nur teilweise verbrauchte Lebensmittel. Die Speisereste haben wir da noch nicht mit einberechnet, da kommen noch mal fünf Prozent dazu.«

Die Zahl schockiert mich heute noch: 15 Prozent Lebensmittel im Hausmüll. Das Ergebnis hat auch die Wiener Abfallbetriebe alarmiert. In Österreich, wie fast überall in Europa, wird der Haushaltsmüll verbrannt. Doch Lebensmittel stellen die Müllverbrennungsanlagen vor ein Problem: Sie enthalten viel Wasser. Um sie zu verbrennen, muss mehr Brennstoff zugegeben werden. Eine weitere Energieverschwendung.

Die Abfallverbände haben deshalb – nicht nur in Wien – eine Offensive gestartet. Allen voran im Bundesland Niederösterreich. Aufkleber wurden auf den Mülltonnen angebracht: »Bitte nicht füttern – keine Lebensmittel im Abfall.« Der TV-Koch Alois Mattersberger wurde angeheuert und fährt mit einer mobilen »Restlkochzeile« durchs Land, um auf öffentlichen Plätzen den Menschen das kreative Kochen mit Resten nahezubringen. Und schließlich wurde ein »Sackerl« (Tüte) aus Maisstärke verteilt, in dem Gemüse, Obst, Brot und Gebäck einige Tage länger frisch bleiben als in anderen Verpackungen.

Weil am meisten Lebensmittel in den Tonnen der großen Wohnanlagen gefunden wurden, hat man dort begonnen, die Haushalte zu befragen – wissenschaftlich begleitet durch Felicitas Schneider und ihre Kollegen. Konsterniert fasst sie zusammen: »Viele Haushalte werfen die Sachen schon weg, bevor sie eben schlecht werden, weil sie sagen, sie brauchen sie einfach nicht mehr. Und falls sie es doch noch brauchen, dann kaufen sie es nach.«

Die Forscherin stellte bald fest, dass sie oft keine ehrlichen Antworten bekam: »Die Leute streiten zuerst einmal ab, dass sie Lebensmittel wegwerfen, weil es ja doch in unserem Kulturkreis eher ein moralisches Unbehagen hervorruft.« Weil sie parallel auch die Mülltonnen untersucht hatte, konnte sie schnell erkennen, wie Realität und Selbstwahrnehmung auseinanderklaffen.

»Die Selbsteinschätzung ist meistens viel zu niedrig. Die Leute schätzen, dass sie sehr wenige Lebensmittel wegwerfen, und in Wirklichkeit werfen sie aber doch einiges weg.« Eine positive Überraschung gab es, als die Forscher nach einigen Monaten wiederkamen: In den untersuchten 1000 Haushalten hatte sich das Volumen der Lebensmittelabfälle um mehr als zehn Prozent verringert. Offenbar hatte allein schon die Befragung einen Sinneswandel ausgelöst.

Den Aktionen der Forscher und Abfallbetriebe folgte ein großes Medienecho in ganz Österreich. Hilfsorganisationen gründeten sich, die die Überproduktion an Bedürftige verteilen. Dabei überschreiten sie manchmal auch Tabus. Zum Beispiel bietet das Wiener Hilfswerk in seinen Sozialmärkten durchaus auch abgelaufene Ware an.

Nach dem Mindesthaltbarkeitsdatum? Bei den deutschen Tafeln hört man hierzu meist Sätze wie: »Das ist gesetzlich nicht erlaubt.« Carsten Zerch, Marktleiter des Sozialmarkts in der Wiener Neustiftgasse, weiß es besser. Der gebürtige Deutsche weiß auch, dass die gesetzliche Lage in beiden Ländern durchaus vergleichbar ist: »Diese Tütensuppe zum Beispiel. Sie ist schon fast zwei Monate über dem Datum, und ich sage, sie ist noch mindestens zwei weitere Monate genießbar.«

Er geht dabei keineswegs leichtsinnig vor: »Wir haben vom Hersteller ein Zertifikat bekommen, das bestätigt, dass die Ware auch noch ein halbes Jahr nach dem Mindesthaltbarkeitsdatum genießbar ist.« Ja, macht denn das Datum überhaupt noch Sinn, wenn die Sachen weit länger haltbar sind?

Carsten Zerch kennt den Ablauf, er ist täglich mit den Herstellerfirmen in Kontakt: »Sie testen, wie lange ihr Produkt haltbar ist. Dann geben sie noch einen Sicherheitsabstand hinzu. Und so errechnen sie das Datum, bis zu dem sie Gewährleistung geben.«

Für den Sozialmarkt lohnt es sich – weil er größere Chargen abnimmt –, den Hersteller um ein Datum nach dem Datum zu bitten, also einen Erfahrungswert, wie lange das Produkt tatsächlich hält. Im Interesse seiner Kunden verlässt sich Carsten Zerch allerdings nicht allein auf die Schätzung der Hersteller: »Wir könnten uns jetzt darauf auch verlassen, aber das reicht uns nicht, daher machen wir immer wieder mal einen Test.«

Heute kocht er zum Beispiel eine Tütensuppe und testet auch den Geschmack der fertigen Suppe. »So können wir gewährleisten, dass alles bei uns auch wirklich noch genießbar ist, auch nach dem Mindesthaltbarkeitsdatum.« Andere Produkte sind deutlich schneller getestet: Bei Essig genügt einmal riechen, bei Nudeln oder Salz reicht eine Sichtprobe.

»90 Prozent unserer Waren sind Überschüsse«, so Carsten Zerch. Jeden Morgen fahren die Lkws des Sozialmarkts zu den Lebensmittelherstellern und holen Paletten voller Dosen, Säfte, Joghurt oder Brot ab. Aber warum produzieren die Fabriken mehr, als sie verkaufen können? »Das liegt daran, dass der Fabrikant immer alles auf Lager haben möchte, um seine Kunden, die Händler, jederzeit befriedigen zu können. Damit keiner abspringt, falls er mal ein Produkt nicht vorrätig hat, und zur Konkurrenz geht. Das ist der Grund, weshalb immer zu viel produziert wird.«

Auch für die Hersteller gilt also: Lieber tonnenweise wegwerfen als einen Kunden verlieren. Im Fall der Sozialmärkte findet die Überproduktion wenigstens noch eine sinnvolle Verwendung. Doch längst nicht alle Fabriken nutzen diese Möglichkeit.

Ein treuer Lieferant der Sozialmärkte ist die Ankerbrot AG, mit 170 Filialen die größte Bäckerei des Landes. Ich bin ja erblich vorbelastet, daher habe ich schon immer ein Faible für die österreichischen Mehlspeisen. Speziell die »Topfenkolatschen« haben es mir angetan, ein luftiges, quarkgefülltes Vergnügen. Aber heute bin ich dienstlich da und spreche mit der Vorstandsassistentin Claudia Freitag.

Ankerbrot beliefert nämlich nicht nur die Sozialmärkte, sondern versucht auch, seine »Retouren« zu verringern. Das sind die Backwaren, die am Abend übrig bleiben. In Österreich sind das ähnlich große Mengen wie in Deutschland – insgesamt werden 10 bis 25 Prozent der Tagesproduktion weggeworfen.

In Wien gibt es vier große Bäckereien, und bei allen steht ein Container für die Müllbrote vor der Tür. Ein Lkw holt sie täglich ab und bringt sie zu den Assmannmühlen nach Guntramsdorf. Dort, in einer großen Halle, wird die Ladung abgekippt und von Schaufelbaggern zusammengeschoben. Ein unglaublicher Anblick: Tausende von Brotlaiben stapeln sich. Baguettes, Sonnenblumen-Brötchen, Brezeln, alles gemischt, Brot, wohin man auch sieht.

Hier landet die Hälfte der österreichischen Müllbrote, 100 Tonnen Brot am Tag. Sie werden zu Tierfutter verarbeitet. Bei der anderen Hälfte der Müllbrote, klärt uns Geschäftsführer Andreas Pieler auf, lohnt das Abholen nicht, weil die Mengen bei den kleinen Bäckern zu gering sind. Sie landen in der Tonne.

Warum schmeißen die Bäcker derartige Mengen an Brot weg? Claudia Freitag von Ankerbrot erklärt es mir: Die Kunden sind es gewohnt, dass das komplette Angebot bis Ladenschluss zur Verfügung steht. Und das besteht bei Ankerbrot aus über 100 verschiedenen Backwaren, Brot, Brötchen, Konditorei, auch meine Topfenkolatschen. Vor einem Jahr hat Ankerbrot beschlossen, das Angebot ab 17 Uhr etwas auszudünnen, nur noch 50 verschiedene Produkte sicher vorzuhalten: »Die anderen laufen bis zum Tagesende aus, sie sind also mal da und mal nicht da.«

»Wir haben die Verkäuferinnen geschult, damit sie den Kunden eine passende Alternative empfehlen können.« Eine tolle Maßnahme zur Müllvermeidung, die auch noch Geld spart: In einem Jahr konnte Ankerbrot seine »Retouren« um 30 Prozent reduzieren. Nur: Die Bäckerei wagt es nicht, ihren Kunden davon zu erzählen, in der Angst, sie könnten wegbleiben, weil nach 17 Uhr nicht mehr alles im Regal ist.

Das macht mich nachdenklich: Wie würde ich eigentlich reagieren, wenn ich freudig die Bäckerei betrete und meine geliebten Topfenkolatschen kaufen will, und dann höre, die

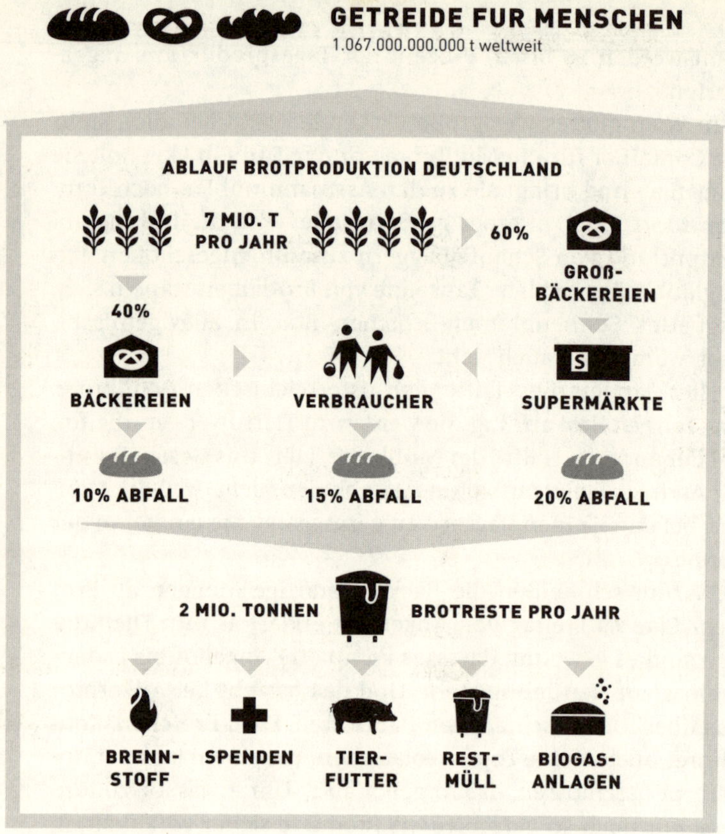
GETREIDE FUR MENSCHEN
1.067.000.000.000 t weltweit
ABLAUF BROTPRODUKTION DEUTSCHLAND
7 MIO. T
PRO JAHR
60%
GROẞ-
BÄCKEREIEN
40%
BÄCKEREIEN
VERBRAUCHER
S
SUPERMÄRKTE
10% ABFALL
15% ABFALL
20% ABFALL
2 MIO. TONNEN
BROTRESTE PRO JAHR
BRENN-
STOFF
SPENDEN
TIER-
FUTTER
REST-
MÜLL
BIOGAS-
ANLAGEN

Rund 30 % der Brotproduktion wird als Überschuss entsorgt. Der größte Teil davon wird zu Tierfutter verarbeitet, der andere Teil als Brennstoff oder in Biogasanlagen verwendet, gespendet oder zum Restmüll gegeben. Mit Einsparung des Überschusses könnten zugleich Rohstoffe und Produktionsmittel wie Arbeit, Infrastruktur, Anlagen und Maschinen sowie Transportkosten reduziert werden.

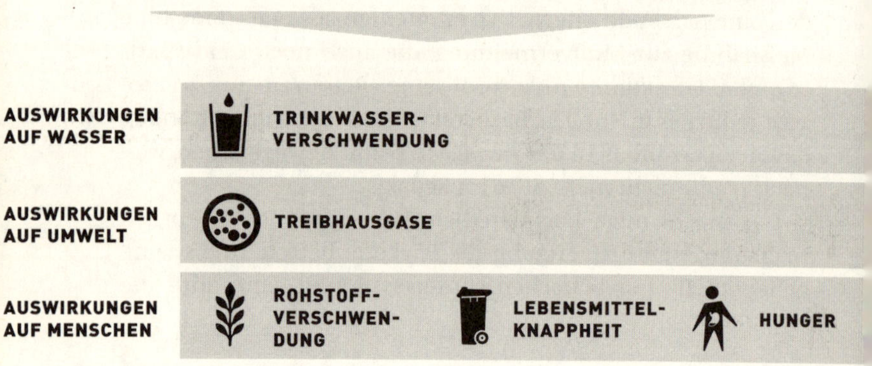
AUSWIRKUNGEN
AUF WASSER
TRINKWASSER-
VERSCHWENDUNG
AUSWIRKUNGEN
AUF UMWELT
TREIBHAUSGASE
AUSWIRKUNGEN
AUF MENSCHEN
ROHSTOFF-
VERSCHWEN-
DUNG
LEBENSMITTEL-
KNAPPHEIT
HUNGER

GETREIDE FÜR TIERFUTTER

772.000.000 t weltweit

8 KG GETREIDE ≙ **1 KG FLEISCH**

sättigt ca. 30 Menschen | sättigt ca. 5 Menschen

Eine Portion Rindfleisch von 200g sättigt einen Menschen. Um diese Portion zu erzeugen, benötigt man 1,6kg Getreide. Die gleiche Menge Getreide würde 6 Menschen sättigen.

1 KG FLEISCH ≙ **15 KG GÜLLE**

Um 1kg Fleisch zu produzieren, entstehen etwa 15kg Gülle, was zur Folge hat, dass das Grundwasser mit Nitrat verunreinigt wird.

WELTBEVÖLKERUNG → **EXKREMENTE**

NUTZTIERE USA → 130 Mal mehr

Allein die Nutztiere der USA produzieren 130 Mal mehr Exkremente als die gesamte Weltbevölkerung.

1 KG GETREIDE → **NUTZWASSER**

1 KG FLEISCH → 100 Mal mehr

Um 1kg Fleisch zu produzieren, wird 100 Mal mehr Wasser benötigt, als um 1kg Getreide zu produzieren. Dies hat eine immense Trinkwasserverschwendung zur Folge.

WASSER → **NUTZTIERE**

50% des gesamten Trinkwasserverbrauchs gehen zu Lasten der Massentierhaltung.

GRUNDWASSER-VERUNREINIGUNG

TRINKWASSER-VERSCHWENDUNG

BRANDRODUNG DER WÄLDER FÜR PLANTAGEN

WALDSTERBEN

HUNGER

letzte ist gerade weg? Ich denke, wenn mir die Bäckerei ihre neue Angebotspolitik als müllvermeidend und klimafreundlich kommuniziert, dann würde ich das schon akzeptieren. Doch, ich glaube schon, dass ich mich überzeugen lassen würde, und viele andere auch. Es müsste nur mal einer versuchen.

Einer, der das Kommunizieren meisterhaft versteht, ist Werner Lampert. Der Pionier des Ökomarketings hatte bei Rewe die Biomarke »Ja! Natürlich« groß gemacht und mit dafür gesorgt, dass der Marktanteil bei Bioprodukten in Österreich heute bei über zehn Prozent liegt – höher als irgendwo sonst in Europa.

Jetzt ist er bei der Hofer KG, der österreichischen Tochter von Aldi Süd. Ausgerechnet Aldi! Doch in Österreich leistet sich der Discounter das ambitionierteste Klimaschutzprojekt, das je ein europäischer Supermarkt gestartet hat. Das liegt an Werner Lampert: »CO_2 wird immer sehr abstrakt diskutiert, das hat mit Industrie und Autos zu tun. Aber keiner kommt auf die Idee, dass CO_2 damit zu tun hat, wie ich mich ernähre.«

In den Hofer-Märkten ist der Biobereich nicht wirklich groß, er macht nur einen kleinen Teil der Fläche aus. Aber auf jedem Produkt klebt ein CO_2-Label. Keine abstrakte Milligrammzahl, sondern eine verständliche Größe: »CO_2-Einsparung bei der Herstellung dieser Eier: 49 Prozent«.

Werner Lampert hat das Klimalabel »Zurück zum Ursprung« erfunden. Wir treffen uns auf einem Hühnerhof im steirischen Hügelland, in knapp 1000 Meter Höhenlage. Lampert ist eine knorrige Erscheinung: Mit seinem grauen Rauschebart halte ich ihn zunächst für den Bauern.

An den Hühnerstall grenzt ein weitläufiges Freigelände, auf dem die 1300 Hennen nach Lust und Laune scharren und picken können. Die Bäuerin Getrude Haider füttert die Hühner mit einer Getreidemischung aus der Region.

Und genau das macht den Unterschied: »Bei der Produktion dieser Eier entstehen 49 Prozent weniger CO_2, und das liegt am Futter. Denn herkömmliche Bauern verfüttern vor allem Soja aus Südamerika«, erläutert Werner Lampert. »Wir setzen Futtermittel ausschließlich aus der Region ein, das ist die Hauptersparnis. Ich denke, Bio macht nur Sinn, wenn es auch regional ist. Sonst wird Bio zum Feigenblatt für den global agierenden Landwirtschaftshandel.«

Um seine Vision umzusetzen, paktiert der Ökovisionär notfalls mit dem Teufel, sprich Aldi / Hofer. Und so ist sein Label jetzt beim größten Discounter Österreichs im Regal: »Was wir essen, bestimmt die Art und Weise, wie Lebensmittel produziert werden. Der Konsument soll sich endlich seiner Macht bewusst werden, er ist enorm mächtig.«

Getrude Haider versteht nicht, wie es so weit kommen konnte: »Das ist doch tragisch. Die Supermärkte sind heute so aufgebaut, wenn du viel kaufst, kriegst du's billiger, aber dann wird daheim so viel weggeworfen oder vergammelt«, meint die Bäuerin. »Wenn man gute Qualität kauft und ein bisschen besser plant, dann kommt man eigentlich billiger weg, als wenn man viel kauft und dann die Hälfte wegschmeißt.«

Lampert lässt sich auf einem Baumstumpf nieder, inmitten der gackernden Hühner. »Ich bin sicher, da wird noch ein Wandel kommen. Also die Tollheiten, dass die billigen Sachen aus der ganzen Welt herangekarrt werden, das hat bald ein Ende. Weil man sich bald der wirklichen Kosten bewusst wird: Was wird hier vernichtet, wenn wir billige Sachen aus Brasilien importieren? Dann werden Lebensmittel wieder einen vernünftigen Preis haben. Und dann lohnt es sich auch wieder, gute Lebensmittel zu erzeugen.«

Wie viel wir selbst wegschmeißen

Stellen Sie sich vor, Sie fahren zum Supermarkt, kaufen dort eine Stunde ein, verstauen alles im Wagen und schleppen die Einkaufstüten zu sich in den dritten Stock. Dort angekommen, werfen Sie alles prompt in den Mülleimer. Verrückt? Eigentlich schon, aber statistisch leider Realität. Neue Umfragen und Untersuchungen bestätigen nun endlich auch für Deutschland, was seit Jahren in England und Österreich bekannt ist: Der Privatmensch ist ein Essenssünder und wirft im Schnitt 20 bis 30 Prozent seiner eingekauften Lebensmittel weg, also jede vierte bis fünfte Einkaufstüte. Sicherlich sind darunter auch unvermeidbare Zubereitungsreste wie Eierschalen, Kaffeesatz, Hühnerknochen und Fischgräten. Aber ein großer Teil sind originalverpackte, ungeöffnete oder angebrochene Lebensmittel.

Mülluntersuchungen des bereits erwähnten Instituts für Abfallwirtschaft der Universität für Bodenkultur (BOKU) in Wien haben ergeben, dass Lebensmittelabfälle regelmäßig zwischen sechs und zwölf Prozent des Restmülls (ohne Biotonne) ausmachen.[31] Das österreichische Forschungsteam um die Diplomingenieurin Felicitas Schneider hatte dafür in den Jahren 2005 bis 2008 systematisch die Müllcontainer von mehreren Wohnsiedlungen in Niederösterreich, Salzburg und Wien geleert, sortiert und gewogen. Dieser Müll wäre bei einer etwas besseren Einkaufsplanung und Lagerung ohne Weiteres vermeidbar gewesen. Dazu kommen die klassischen Speisereste: das nicht aufgegessene Mittagessen, der mittlerweile welke Salatkopf, der schon etwas gräulich wirkende Wurstaufschnitt vom Metzger oder der mit einem leichten Schimmelfell überwucherte Holländer Käse. Bei ordentlicher Lagerung und regelmäßiger Inspektion des Kühlschranks wäre der größte Teil davon auch vermeidbar.

Im Interview beschreibt Felicitas Schneider, was sie bei ihren Untersuchungen alles entdeckt hat: »Wir finden alles, wir finden die selbst gemachten, eingekochten Marmeladen oder eingelegten sauren Gemüsesorten, die relativ günstigen Zehnerpack-Semmeln, Getränke, die nur zu einem Drittel ausgetrunken sind, Süßigkeiten, hochpreisige Biolebensmittel – noch original vakuumverpackt vom Abhofverkauf –, Kaviar, Lachs, alles. Es gibt, glaube ich, kein Lebensmittel, das wir noch nicht gefunden haben. Mariazeller Weihwasser, alles, Schnäpse. Keine Produktgruppe ist gefeit davor, weggeworfen zu werden.«

Ihr Team blieb aber nicht bei der Analyse des Restmülls stehen. Sie wollten auch wissen, warum die Bewohner so viel wegschmeißen. Dazu versuchten sie die Analysen mit Einflussfaktoren zu verknüpfen, befragten die Haushalte nach Gründen und Hintergrundinformationen. Es zeichneten sich unterschiedliche Verhaltensweisen ab: »Wenn zu viel gekocht worden ist, werden die Nudeln noch eingepackt und in den Eiskasten verstaut, aber sie wissen von vornherein, dass sie das nicht mehr essen werden. Viele haben dann ein schlechtes Gewissen. Bevor sie es wegwerfen, heben sie es lieber so lange auf, bis es wirklich schlecht ist. Wir hörten immer wieder, dass das Gewissen nicht so belastet ist, wenn man die schon schimmeligen Lebensmittel wegwirft, obwohl man schon eine Woche vorher gewusst hat, dass man das nicht mehr isst.«

Anders sieht es bei originalverpackten Waren und Konserven aus, die sich bereits zwei Jahre, bevor sie ihr Mindesthaltbarkeitsdatum erreichten, im Müll fanden: »Da stecken sicher andere Gründe dahinter, als wenn man frische Lebensmittel wegwirft. Wir versuchen uns langsam an diese Gründe heranzutasten. Aber das ist sehr schwierig, und wahrscheinlich kann man auch nicht einzelne Gründe für das Wegwerfen verantwortlich machen, sondern es ist immer ein Zusammenspiel von mehreren.« Dabei machte Schneider eine interessante Beobachtung: »Aufgrund unserer Untersuchungen haben wir feststellen können, dass in Gebieten mit einem höheren Ausbildungsgrad, mit einem höheren Anteil an Vollzeitberufstätigen und einem höheren Einkommen tendenziell mehr Lebensmittel weggeworfen werden.« Wer es sich leisten kann, schmeißt Lebensmittel wohl eher weg.

In den untersuchten Wohnanlagen wurde nach Abschluss der Studie eine Kampagne zur Vermeidung von Lebensmittelmüll durchgeführt; Schulen entwickelten Radiospots. Die Ergebnisse der Restmüllanalyse wurden in der Wohnanlage auf Plakaten dargestellt und Informationsflyer zur richtigen Lagerung und zum richtigen Einkaufen verteilt. Es gab Veranstaltungen, Artikel in Verbandszeitungen und die Möglichkeit, auf eine Internetdatenbank mit Resterezepten zuzugreifen. Die Aktionen waren erfolgreich. Die Bewohner machten nicht weiter nur andere für die Verschwendung verantwortlich: »Es zeigte sich, dass mit den Maßnahmen das Bewusstsein erreicht werden konnte und dass die Befragungen selbst schon einen Einfluss hatten. Es ist aber dennoch sehr schwierig, weil das Wegwerfen von Lebensmitteln kein Vorsatz ist. Niemand kauft bewusst Lebensmittel, um sie wegzuwerfen.«

Neben den Wiener Müllforschern untersuchten 2007 auch britische Wissenschaftler des bereits erwähnten staatlich geförderten Abfallinstitutes WRAP (Waste & Resources Action Programme) das Müllaufkommen der privaten Haushalte im Vereinigten Königreich. Sie kontrollierten über einen längeren Zeitraum hinweg die Mülltonnen von mehr als 2000 Haushalten. Dabei kamen sie zu unglaublichen Ergebnissen: Jedes Jahr werfen die Briten – hochgerechnet – 6,7 Millionen Tonnen Nahrungsmittel weg, ein Drittel ihres Einkaufs. Allerdings betrachteten die Forscher die Masse des gesamten Lebensmittelmülls, also auch der nicht vermeidbaren Apfelsinenschalen, Teebeutel und Knochenreste etc., die immerhin 19 Prozent der Gesamtmenge ausmachen. Zieht man diesen Anteil ab, verbleiben aber immer noch 5,4 Millionen Tonnen, die theoretisch hätten verzehrt werden können. Das macht rund 25 Prozent sämtlicher Nahrungsmittel aus, die für die heimische Küche angeschafft wurden. 1,3 Millionen Tonnen stuften die Forscher dabei als »möglicherweise vermeidbare Nahrungsabfälle« ein. Damit sind beispielsweise Brotrinden und Kartoffelschalen gemeint, die nahrhaft und ess-

Einteilung der Küchenabfälle

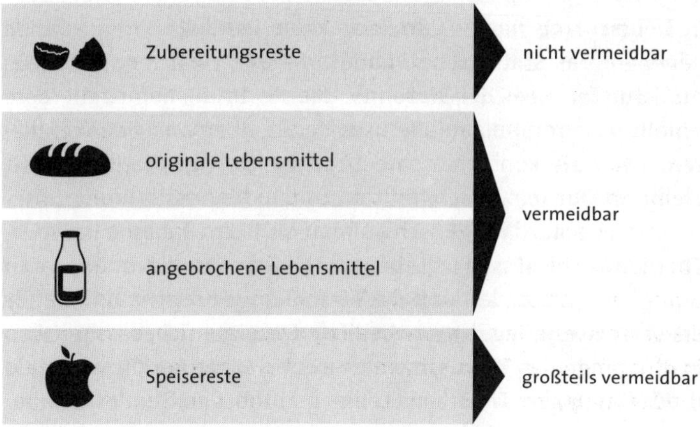

Quelle: Forschungsbericht Smidt/ Schneider 10.12.2007,
Institut für Abfallwirtschaft, Universität Wien

bar sind, aber selten bis gar nicht verzehrt werden. 4,1 Millionen Tonnen hätten aber auf jeden Fall verzehrt werden können, also knapp zwei Drittel.[32] Die britischen Forscher haben auch genau ausgerechnet und abgewogen, was so alles im Müll landet: Den Spitzenplatz nehmen Kartoffeln ein. 359 000 Tonnen bleiben jedes Jahr ungegessen. Fast die Hälfte davon sind »whole and untouched«, also ganz und unberührt. Die Müllforscher fanden 328 000 Tonnen Brot, 190 000 Tonnen Äpfel sowie 161 000 Tonnen Fleisch und Fisch in den Restmüllbehältern. Ein Viertel aller Lebensmittelabfälle, eine Million Tonnen insgesamt, waren noch ganz oder ungeöffnet. Den größten prozentualen Anteil der eingekauften und dann weggeworfenen Nahrungsmittel macht jedoch Salat aus – fast die Hälfte davon, nämlich 45 Prozent, landen im Abfall.

Deutschland wacht auf

In Deutschland hat es jahrelang keine vergleichbaren Studien gegeben. Das Statistische Bundesamt hält zwar eine Fülle von Auflistungen über die Biotonne, den Restmüll, kompostierbare Abfälle, Gastronomieabfälle usw. bereit, aber was sich von diesem Müll als konsumierbare Lebensmittel beschreiben ließe, bleibt im Dunkeln. Wachgerüttelt durch die Ausstrahlung unseres Dokumentarfilms »Frisch auf den Müll« im Rahmen der ARD-Themenwoche »Essen ist Leben« im Oktober 2010, bemühen sich nun staatliche Stellen und die Verpackungsindustrie um eigene Erkenntnisse. In Nordrhein-Westfalen wurde im Dezember 2010 vom dortigen grünen Umweltminister Johannes Remmel ein runder Tisch zum Thema ins Leben gerufen, und Bundesverbraucherschutzministerin Ilse Aigner gab eine umfassende Studie in Auftrag, »die erstmals konkrete und belastbare Zahlen über die Art und Menge der Nahrungsmittel liefern soll, die in Deutschland Jahr für Jahr auf dem Müll landen«, so das Ministerium. Die ersten Ergebnisse werden für Ende 2011 erwartet.

Im Vorfeld des internationalen SAVE-FOOD-Kongresses der FAO und der Messe Düsseldorf im Mai 2011 erschienen dann gleich zwei neue Umfragen und Hochrechnungen zum Thema. Eine vom Frischhaltefolienhersteller Cofresco, unter anderem mit der Marke Toppits bekannt, und eine Forsa-Umfrage im Auftrag des Bundesverbraucherschutzministeriums. Beide kommen zu ähnlichen Ergebnissen und erhärten die britischen und österreichischen Untersuchungen. Erstmalig spricht die Bundesregierung Anfang Mai 2011 nun von 20 Millionen Tonnen Nahrung, die jährlich in Deutschland im Müll landen, und bestätigt damit die noch vorsichtige Schätzung der »Taste The Waste«-Kampagne von »10 bis 20 Millionen Tonnen vom Acker bis zum Teller« von September 2010.

Im Interview mit der *Bild*-Zeitung erklärte Ministerin Aigner: »Fakt ist, dass wir in einer Überflussgesellschaft leben. Wir werfen einfach zu viel weg. Diesen Trend müssen wir stoppen. Nach uns vorliegenden Schätzungen wandern in Deutschland pro Jahr bis zu 20 Millionen Tonnen Nahrungsmittel in den Abfall – pro Person im Wert von 330 Euro.«[33] Mit der Mengenangabe bezieht sich das Ministerium auf die Verluste über die gesamte Ernährungskette vom Acker bis zum Teller. Wie die Berater der Ministerin aber auf die konkrete Wertangabe kommen, bleibt unklar. Andere Schätzungen, wie die des Marktforschungsinstituts GfK, gehen von einem Wert von pro *Haushalt* weggeworfenen Lebensmitteln in Höhe 390 bis 400 Euro im Jahr aus.

Die europaweite Cofresco-Umfrage von Januar bis März 2011 in Deutschland, Frankreich, Spanien, Schweden, Belgien, Russland und Österreich brachte neue Zahlen zutage. Anhand von Onlinebefragungen, Auswertung von Abfalltagebüchern und Mehrthemenfragebögen kommt das beauftragte Marktforschungsinstitut zu dem Ergebnis, dass »mehr als 20 Prozent der erworbenen Lebensmittel« im Müll landen. »Von diesen 20 Prozent könnten durchschnittlich mehr als 50 Prozent vor der Entsorgung bewahrt werden.« In einem Punkt toppt die Toppits-Studie noch die BOKU- und die WRAP-Ergebnisse: »Circa 30 Prozent aller *eingepackten* Lebensmittel werden ungeöffnet bzw. gänzlich unberührt weggeworfen.«

Für Deutschland bestimmen die Marktforscher den Wert der von den Haushalten entsorgten Lebensmittelabfälle auf 25 Milliarden Euro. Auch sonst liefert die Umfrage durchweg neue Zahlen für die Haushalte: »In Deutschland werden 6,6 Millionen Tonnen Lebensmittel pro Jahr weggeworfen. [...] Mit circa 80 Kilogramm entsorgt jeder Deutsche jährlich im Durchschnitt Lebensmittel etwa in der Höhe des eigenen Körpergewichts.«[34] 59 Prozent der Lebensmittelabfälle seien vermeidbar.

Auch wenn die Datengrundlage unklar ist, können diese relativ hohen Angaben sehr wohl zutreffen, denn bei den britischen und österreichischen Untersuchungen wurden die Lebensmittel nicht berücksichtigt, die außer Haus verschwendet werden: das Pausenbrot, das auf dem Schulhof achtlos weggeschmissen wird, die Speisereste, die in Kantinen, Gaststätten und Schnellimbissen tagtäglich auf den Tellern verbleiben und separat entsorgt werden müssen. Andere Studien haben herausgefunden, dass zwischen 24 und 35 Prozent der Schulmittagessen in der Abfalltonne landen und auch in Betriebskantinen etwa ein Fünftel der Nahrungsmittel verschwendet wird.[35] Gesicherte Daten gibt es in diesem Bereich aber auch nicht, nur Anhaltspunkte.

Der Bundesverband Nahrungsmittel- und Speiseresteverwertung (BNS) schätzt, dass jedes Jahr in Deutschland etwa zwei Millionen Tonnen gewerbliche Speisereste anfallen[36], also grob ein Drittel so viel wie in privaten Haushalten. Diese Angabe scheint aber angesichts all der nicht leer gegessenen Teller in Betriebskantinen und Großküchen von Schulen, Altenheimen, Krankenhäusern sowie Imbissbuden und Restaurants und all der nur halb verspeisten Buffets der Cateringunternehmen arg niedrig gegriffen zu sein.

Tatsächlich sollte man die Abfallmenge exakt wiegen können, denn laut einer EU-Verordnung muss gewerblicher Speisemüll getrennt von anderen Abfällen gelagert und durch registrierte Unternehmen abgeholt werden. Gewerbliche Speiseabfälle fallen nämlich unter die Bestimmungen des »Tierische Nebenprodukte-Beseitigungsgesetzes« und dürfen weder über den Restmüll noch über die Biotonne entsorgt werden. Eine Verfütterung ist auch nicht zulässig. Das Gesetz verlangt weitreichende Dokumentationen und Kennzeichnungen über die gesamte Entsorgungskette. In der Regel werden die Speisereste dann in einer Biogasanlage recycelt. Die dortige Vergärung zu Methangas gilt als Entsorgungsweg der Zukunft. Er wird übrigens über das Erneuerbare-Energien-Gesetz gefördert, was die Speiseresteverwertung zu einem lukrativen Geschäft machen kann.

Was wird eigentlich aus unserem Lebensmittelmüll?

Keiner weiß so recht, wo unser Lebensmittelabfall wirklich landet. Was man mit Sicherheit sagen kann, ist, dass unser essbarer Wohlstandsmüll nicht mehr in den Mägen von Schweinen verdaut wird. Das war zwar früher völlig normal, ist aber heutzutage aus seuchenrechtlichen Gründen nicht mehr zulässig.

Eine schwedische Studie von 2004 fand heraus, dass in den Kantinen des Landes rund 20 Prozent der Lebensmittel übrig bleiben und weggeworfen werden.

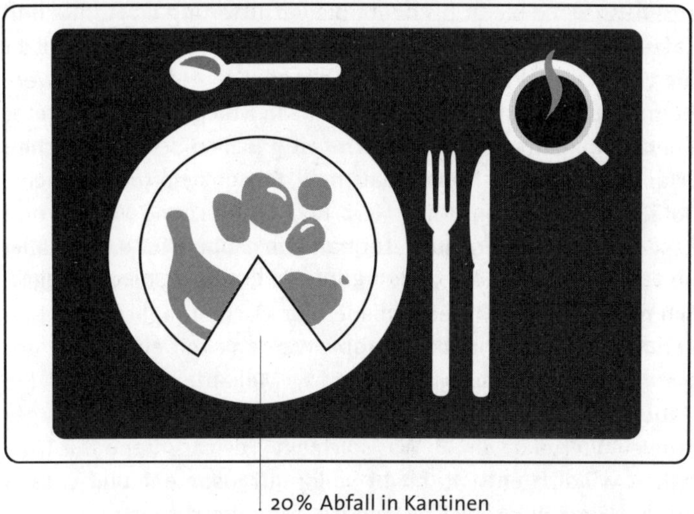

Um diese Nahrungsmittel zu produzieren, braucht es eine Ackerfläche von 40.000 Hektar (rund 1,5 Prozent aller schwedischen Felder). Hochgerechnet auf die damals 15 Länder der Europäischen Union wären das 1,5 Millionen Hektar – die gesamte Ackerfläche Belgiens, und das nur für den Abfall der Großküchen und Kantinen.

Besonders schlimm wirkt sich das Wegwerfen von Fleisch aus: Obwohl nur 20% der Abfallmenge, benötigt man für den Anbau der Futtermittel 91% der verschwendeten Ackerfläche.

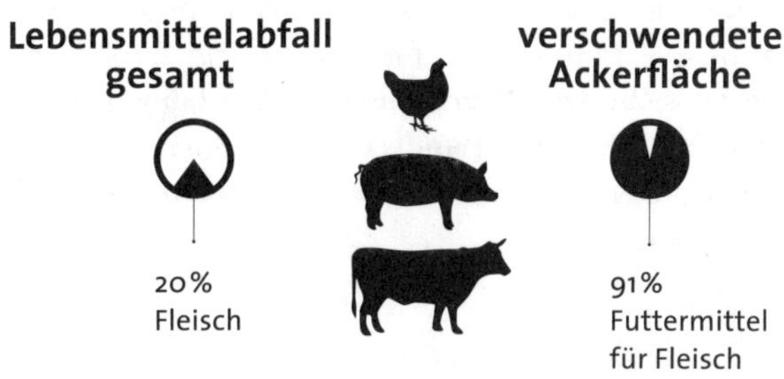

Die entsprechende EU-Verordnung stammt aus dem Jahr 2002, und die deutsche Ausnahmeregelung für die Verfütterung von Küchen- und Speiseresten an Nutztiere lief Ende Oktober 2006 aus. Ausnahme bleibt bis heute die Verfütterung an Hunde und Katzen und die Verarbeitung von Schlachtresten in Dosenfutter für Herrchens und Frauchens Lieblinge. Die milliardenschwere Heimtierbranche ist übrigens ein noch völlig unterbelichteter Teil der Müllentsorgung, der sich fast gänzlich der statistischen Erfassung entzieht. Neben Maismehl, Erbsenkleie und Schlachtabfällen wie Magen, Milz, Herz und Euter sowie Wurst- und Käseresten wandern auch zermahlene Hühnerfüße, Schnäbel und Klauen in die Sheba-, Kitekat- und Chappy-Dosen. Schließlich müssen allein in Deutschland »inzwischen täglich 23 Millionen Mäuler und Schnäbel gestopft werden«, mit einem fast unglaublichen Finanzaufwand: »Rund 2,7 Milliarden Euro gaben die Deutschen 2009 für Tierfutter aus, für Babynahrung war es gerade ein Viertel davon.«[37] Was solch ein »Festtagsmenü mit Truthahn« wirklich enthält, bleibt völlig intransparent und wissen nur die Hersteller selbst. »Wenn Truthahn draufsteht, muss allerdings nur eine Spur davon drin sein – magere vier Prozent reichen aus. Solche Dinge regelt die EU-Futtermittelverordnung. Sie liest sich, als hätte die Tierfutterindustrie sie mitformuliert. Was sonst noch drin ist, muss nicht unbedingt berichtet werden.«[38]

Die EU hatte sich nach langen Verhandlungen zu dem Verfütterungsverbot an Nutztiere durchgerungen, da eine Rückverfolgung bei Küchen- und Speiseabfällen, einschließlich gebrauchten Speiseöls aus Restaurants und Catering-Einrichtungen, nicht sichergestellt werden konnte. Der Schutz der Verbraucher stand hierbei eindeutig im Vordergrund angesichts der Belastung vieler Nahrungsmittel mit Dioxinen und anderen Giftstoffen sowie der Ausbrüche von BSE, Maul- und Klauenseuche und der Schweinepest. Mit anderen Worten: Da man nicht genau sagen kann, woher der Abfall wirklich stammt und dass er unbedenklich ist, darf er nicht verfüttert werden, auch wenn er vorher korrekt erhitzt und sterilisiert wurde.

Feuer- vor Erdbestattung

Das Ende für unser halb aufgegessenes Steak im Restaurant, die selbst gemachte angebrannte Gulaschsuppe, unser zu viel gekauftes Frühstücksbrötchen, das noch originalverpackte Forellenfilet oder die im untersten Kühlschrankfach verschrumpelte Möhre kann sehr unterschiedlich aussehen: Die einen landen im Höllenfeuer der Müllverbrennungsanlage, die anderen in den Abgründen der Kanalisation oder als Gärsubstrat in einer dunklen, übel riechenden Grube, auf deren Grund eine Schredderwalze mit messerscharfen Kanten laut schmatzend ihrer Zerkleinerungsarbeit nachgeht. Was von unseren verschmähten Nahrungsmitteln nicht in Wärmeenergie und Biogas umgewandelt wird, hat vielleicht Glück und darf langsam vor sich hin gammelnd zu Kompost verfallen.

So unterschiedlich wie die konkreten Schicksale sind auch die »Särge« unserer Lebensmittel: die schwarze Restmülltonne, die weiße Toilettenschüssel, die braune Biotonne oder der blaue Container hinterm Supermarkt und Restaurant. Wie praktisch wäre es doch für die korrekte Erfassung unseres Lebensmittelmülls, wenn es nur die beiden Letztgenannten gäbe. Denn hierüber gibt es eine ordentliche statistische Kontrolle – meint man zumindest. Laut Statistischem Bundesamt warfen die Bundesbürger pro Kopf im Jahr 2008 von ihren insgesamt 448 Kilogramm Haushaltsmüll 51 Kilogramm organische Abfälle in die braune Tonne.[39] Dabei werden leider nicht die Gartenabfälle von den Lebensmittelabfällen unterschieden. Und noch aus einem anderen Grund helfen die Zahlen nicht viel weiter: Was so alles in die deutsche Biotonne gehört und was nicht, wird je nach Region unterschiedlich und sogar gegensätzlich gehandhabt.

Die bundesweite Bioabfallverordnung listet neben Grünschnitt und Gartenabfällen explizit auch Brot- und Backwarenreste, Fleisch-, Fisch- und Wurstreste, Knochen, Käse, Milchproduktreste, Zitrusfrüchte und alle Arten von zubereiteten Speiseresten auf. Die Stadt Bonn hingegen schließt beispielsweise alle Speisereste und verdorbenen Lebensmittel ausdrücklich aus. Denn die Sammlung von Bioabfällen in Privathaushalten ist eine lokale öffentlich-rechtliche Angelegenheit und hängt von den örtlichen Verwertungs- und Behandlungsmöglichkeiten ab. Die Anschaffung einer Biotonne ist auch nicht verbindlich vorgeschrieben, sondern freiwillig und kostenfrei.

In Bonn – wie auch in den meisten anderen Kommunen – wandert der gesammelte Biomüll fast vollständig in Kompostierungsanlagen. Der Inhalt der Biotonnen aus der Stadt und der näheren Umgebung wird auf einem Band per Hand vorsortiert und Plastikmüll dabei ausgelesen, bis alles schließlich in einer großen Schreddermaschine zerkleinert wird. Am Ende werden die entwässerten Lebensmittelreste in einer großen Halle gelagert. Durch ein spezielles Belüftungssystem im Boden kann der einsetzende aerobe Kompostierungsprozess gezielt beschleunigt oder verlangsamt werden. Der schließlich gewonnene Humus ist ein hochwertiges Düngeprodukt für die Landwirtschaft. Gewürzte, salzige und zu saure Speiseabfälle stören aber erheblich den natürlichen Zerfallsprozess und damit die Qualität der Ware. Daher dürfen – zumindest in Bonn – zubereitete Nahrungsmittelreste nicht in die Biotonne. In einigen anderen Kommunen wiederum sollen die Bioabfälle unter Sauerstoffabschluss vergären, um Biogas daraus herzustellen. Dann stören Speisereste überhaupt nicht. Manche Gemeinden hingegen sortieren die Lebensmittelreste und erzeugen sowohl Kompost als auch Gas.

Ein weiterer Grund für die Unschärfe bei der mengenmäßigen Erfassung von organischen Lebensmittelabfällen liegt im Grad der Abdeckung: Zwar haben rund 80 Prozent aller »abfallwirtschaftlichen Verwaltungseinheiten« in Deutschland die Biotonne mittlerweile eingeführt, aber nur gut die Hälfte der Bevölkerung beteiligt sich an dieser Mülltrennung.[40] Man kann davon ausgehen, dass der größte Teil des in privaten Haushalten anfallenden Lebensmittelmülls gar nicht statistisch erfasst wird und unerkannt im Restmüll oder der Kloschüssel landet. Die EG-Hygieneverordnung definiert zwar alle Speisereste aus Restaurants, von Caterern und aus Groß- und Haushaltsküchen – also allen Einrichtungen, die Lebensmittel für den unmittelbaren menschlichen Verzehr herstellen – einheitlich als »Küchen- und Speiseabfälle«. In vielen Studien und Untersuchungen werden in der Regel aber gerade die privaten Küchen ausgeblendet, da einfach davon ausgegangen wird, »dass diese Art der Speisereste größtenteils mit der Biotonne einer Verwertung zugeführt oder aber über die Restmülltonne entsorgt werden und damit einer separaten energetischen Verwertung nicht zur Verfügung stehen«.[41]

Aus den Augen, aus dem Sinn. Anscheinend will niemand so ganz genau wissen, was von unserem gesamten Lebensmittelmüll tatsächlich beim Recycler und in der Müllverbrennungsanlage landet. Keine Statistik berichtet bislang davon. Es gibt zwar gute Anhaltspunkte und glaubwürdige Hochrechnungen, aber nur die Kartoffelschalen, Apfelkitschen und Bananenschalen etc. in der Biotonne werden tatsächlich gewichtsmäßig erfasst. Da aber wohl mehr als die Hälfte unserer häuslichen Lebensmittelabfälle gar nicht erst in die Biotonne gelangen dürfen, muss man sich schon die Mühe machen, den Restmüll zu durchforsten. So wie es Felicitas Schneider vom BOKU im Nachbarland Österreich getan hat. Mit Mundschutz und Handschuhen, in Gummistiefeln und Overall kletterte sie in die Müllcontainer. Dafür waren sich deutsche Forscher aber bislang anscheinend zu fein.

Die Geschichte des Überflusses

In der deutschen Ernährungsgeschichte sind Überfluss, Wegwerfmentalität und Fast Food ganz junge Phänomene. Alles begann vor gut 50 Jahren und schwappte als eine der ersten Globalisierungswellen von den USA herüber. Die Gründung der Europäischen Wirtschaftsgemeinschaft (EWG) im Jahr 1957 beförderte erstmalig ein einheitliches und normiertes Lebensmittelangebot in den damaligen Mitgliedsländern. Auch Supermärkte und Discountläden waren damals in der Bundesrepublik ein völlig neues

System. Der gute alte Tante-Emma-Laden war noch das vorherrschende Prinzip. Der erste Supermarkt in Deutschland wurde zwar bereits 1949 versuchsweise in Osnabrück eingerichtet, aber das Selbstbedienungsprinzip konnte sich nicht durchsetzen, und der Laden ging rasch wieder ein. Erst seit Mitte der 1950er-Jahre führten einige Händler, wie beispielsweise der Edeka-Verbund, systematisch die Selbstbedienung ein. Dies war der erste wichtige Schritt hin zum Wegwerfwunderland. Die aufkommenden Selbstbedienungsläden lösten nach und nach den bis dahin üblichen Thekenverkauf ab und verleiteten dazu, mehr zu kaufen, als man ursprünglich vorhatte, und weckten neue Bedürfnisse.[42] Eine Fresswelle überrollte Deutschland.

Gleichzeitig wurde eine staatliche Subventionspolitik ins Leben gerufen, da die deutschen Bauern zu wenig produzierten. Garantierte Abnahmepreise von beispielsweise Milch und weitere Anreize führten zu einem sprunghaften Anstieg der Produktion von Getreide, in der Viehzucht und bei Milcherzeugnissen wie Butter. Ende der 1970er-Jahre überstieg dann die Produktion bereits den Bedarf, es kam zum sogenannten Butterberg und dem Milchsee. Die Preise auf dem europäischen Markt sanken, und der Staat kaufte immer mehr überschüssige Ware und lagerte sie ein. Erst 1984 wurde eine Milchquote eingeführt – Höchstgrenzen für die Produktion, bei deren Überschreiten Abgaben fällig werden – und der Wahnsinn dieser Überproduktion zurückgefahren.

Exotische Früchte zu jeder Jahreszeit

Die neuen Supermärkte boten eine bis dahin nicht gekannte Vielfalt und Auswahl an Lebensmitteln an. Besonders in den Blick fielen exotische Früchte, von denen man nicht einmal den Namen kannte. Gerade schnell verderbliches Obst war bislang nur in der Erntesaison erhältlich, Zitrusfrüchte aus den Mittelmeerländern rar und teuer. Nun wurde das traditionelle Prinzip der Saisonalität und Regionalität erstmalig auf breiter Front durchbrochen. Dies war der zweite wichtige Schritt hin zur Wegwerfgesellschaft.

Ein gutes Beispiel für diesen frühen globalisierten Lebensmittelhandel ist die ursprünglich aus dem südlichen China stammende Frucht Actinidia deliciosa, die Chinesische Stachelbeere. Um 1950 wurde sie erstmals in Neuseeland angebaut und ab 1959 unter der Bezeichnung »Kiwi«, die sich vom gleichnamigen einheimischen Vogel ableitet, nach Europa und Nordamerika exportiert. Ihr Siegeszug als Vitamin-C-Bombe gelang ihr in Deutschland allerdings erst im Laufe der 1970er-Jahre. Aber seitdem gehört sie neben Äpfeln, Orangen und Bananen zu den beliebtesten Früchten. Bananen und Ananas kamen aus Übersee, Südfrüchte vom Mittelmeer und Erdbeeren und Gemüse ganzjährig aus Holland.

Die Deutschen waren bis in die 1970er-Jahre daran gewöhnt, saisonales Gemüse einzukaufen und in der kalten Jahreszeit auf die klassischen Wintergemüse wie Kohl und Kartoffeln zurückzugreifen. Durch Konservierung in Dosen und Gläsern und später mithilfe von Kühlschränken blieb aber auch im Winter und Frühling der Speisezettel abwechslungsreich. Dann allerdings bauten zuerst niederländische und später südeuropäische Unternehmen Obst und Gemüse in immer umfangreicheren Glashauskomplexen an und konnten auf diese Weise bis Ende der 1980er-Jahre eine ganzjährige Versorgung mit den wichtigsten Obst- und Gemüsesorten gewährleisten.

Hocherhitzt und tiefgekühlt wandert Nahrung in den Müll

Mit der Globalisierung der Ernährungsindustrie stellte sich das Problem der Haltbarmachung frischer Waren neu. Traditionelles Räuchern, Einmachen, Pökeln und Trocknen war aufwendig, kostete viel Arbeitskraft und entsprach nicht mehr den Ansprüchen. Zwar hatte bereits 1795 der französische Koch und Konditor Nicolas François Appert die Hitzesterilisation in Glasflaschen erfunden – ein Verfahren, das die Konservendose möglich machte –, aber dabei blieben Geschmack und Vitamine auf der Strecke. Denn sobald Gemüse geerntet wird, tritt auch schon der Verfallsprozess ein. Vitamine lösen sich auf, Bakterien und Pilze vermehren sich und setzen zusammen mit Enzymen das biologische Verderben in Gang. Bereits nach drei Tagen hat frischer Spinat die Hälfte seiner Vitamine verloren.

Aber geschmacklose und oftmals mit Schwermetallen vergiftete Matsche aus verzinntem und gehämmertem Stahlblech war gestern. Heute wird frisches Gemüse unmittelbar nach der Ernte in hygienischen Konserven erhitzt und verpackt. Es werden keine Konservierungsmittel verwendet. Die Dosennahrung ist daher viel besser als ihr Ruf, wie wissenschaftliche Studien belegen: »Bei den fettlöslichen Vitaminen A und E sowie bei wasserlöslichen Vitaminen der B-Gruppe und bei Folsäure kann sich Dosenkost durchaus mit frischer Ware messen. Die Vitaminverluste sind – mit Ausnahme von Vitamin C – eher gering. Die Werte für Eiweiß, Kohlenhydrate, Fett und die Brennwerte bei Fertiggerichten aus der Dose sind im Vergleich mit frischer Ware nahezu identisch.«[43]

Die moderne Dose ist daher ein ideales Behältnis für Lebensmittel, schützt vor Licht, Luft und Tierbefall, ist leicht zu lagern und ohne Kühlung bis zu fünf Jahren haltbar. Aber gerade die Dose, eigentlich die ideale Lösung des Wegwerfproblems, steht nicht erst seit Andy Warhols »Campbell's Tomato Soup«-Poster als Symbol für die amerikanische Überflussgesellschaft. Mehr noch: Diese neuen Methoden der Haltbarmachung sind enorm energieintensiv und haben Überproduktion und Überfluss erst möglich gemacht und befördert.

1958 kam das erste Fertiggericht aus der Dose auf den deutschen Markt: Ravioli in Tomatensoße. Es ist bis heute ein billiger Verkaufsschlager und findet sich tonnenweise im Haushaltsmüll. Als weiterer Meilenstein auf dem Weg zur globalisierten Überflussgesellschaft steht neben der Dose dann die Tiefkühlung: Das schnelle Schockfrosten stoppt das Wachstum von Mikroorganismen. So können Lebensmittel mehrere Wochen, einige sogar über ein Jahr lang gelagert werden. Der Verlust von Vitaminen und Nährstoffen ist im Vergleich zu anderen Konservierungsverfahren auch nach Monaten sehr gering.

1961 brachte in Deutschland die Firma Iglo den ersten tiefgekühlten Spinat auf den Markt. Das Zeitalter der Kühlschränke hatte zwar bereits 1876 mit der Erfindung des deutschen Physikers und Ingenieurs Carl von Linde begonnen, dem es gelungen war, Ammoniak durch Kompression zu verflüssigen, aber erst 1916 wurde die serienmäßige Produktion aufgenommen.[44] Industriell massentauglich wurde die Tiefkühlung dann ab 1930 mit der Erfindung des Plattenfrosters – eines Schranks mit gekühlten Platten – und der geschlossenen Tiefkühlkette von der Fabrik bis zu den Gefriergeräten in den Geschäften. Doch es dauerte noch Jahrzehnte, bis solche Geräte flächendeckend Einzug in deutsche Küchen hielten. Vor 50 Jahren kannte kaum jemand in Deutschland eine Pizza, erst recht keine tiefgekühlte. Die italienische Spezialität erreichte uns erst 1966 auf dem Umweg über die USA, als eine tiefgekühlte Minipizza auf der Hausfrauenmesse in Frankfurt präsentiert wurde. Im April 1970 kam dann die erste Tiefkühlpizza aus deutscher Herstellung auf den Markt.

Ein weiterer Markstein der heutigen Konsumgesellschaft wurde 1962 gelegt: In diesem Jahr stellten die beiden Brüder Karl und Theo Albrecht aus Essen das väterliche Lebensmittelfilialunternehmen auf das Discountprinzip um: simple Ladengestaltung, überschaubare und genormte Artikelauswahl, schneller Warendurchlauf und niedrige Preise. Nach diesen Regeln funktionieren heute neben ihren Aldi-Märkten weitere echte Harddiscounter wie Lidl und Discountableger von Supermarktketten wie Netto. Sie machen fast die Hälfte des Geschäfts im Lebensmitteleinzelhandel aus.

Der fünfte und zugleich weitestgehende Schritt hin zur heutigen Konsum- und Wegwerfgesellschaft erfolgte zu Beginn der 1970er-Jahre. 1971 eröffnete der amerikanische Fast-Food-Konzern McDonald's seine erste Filiale in München. Ketten wie Burger King oder PizzaHut folgten bald diesem Vorbild; die Hendlbraterkette Wienerwald war ein früher deutscher Vorläufer dieses Konzepts. Spätestens seit 1980 war dann die Amerikanisierung der deutschen Ernährungslandschaft flächendeckend eingeführt, der Überfluss etabliert, die regionale und saisonale Küche ausgehebelt und die standardisierte schnelle Nahrungsaufnahme zum Normalfall geworden.

Wie ernähren wir uns eigentlich und warum gerade so?

Wir wissen über Ernährung in unserer Gesellschaft erstaunlich wenig. Viele der kulturellen und sozialen Aspekte des Themas Essen und Trinken sind bislang nicht hinreichend erforscht. Trotz aufwendiger Marktuntersuchungen, trotz sogenannten Neuromarketings, das den Prozessen nachspürt, die bei Konsumenten zum Kauf oder Nicht-Kauf von Produkten führen, ist der Verbraucher ein nicht sicher einschätzbares Individuum. Rund 80 Prozent der küchen- oder garfertigen Convenience-Produkte, die neu entwickelt werden, müssen innerhalb eines Jahres wieder vom Markt genommen werden, weil der Kunde sie nicht annimmt. Es gibt geschlechtsspezifische Muster des Konsums, aber in der Praxis sind die Unterschiede wohl kleiner als meist gedacht.

Was man kennt, sind nackte statistische Verbrauchsdaten: Jeder Deutsche verbrauchte 2008/2009 im Schnitt pro Jahr 88,3 Kilo Getreideerzeugnisse, 60,6 Kilo Kartoffeln, 33 Kilo Weißzucker, 90,7 Kilo Gemüse, 70,0 Kilo »Marktobst« und tropische Früchte, 45 Kilo Zitrusfrüchte, 88,2 Kilo Fleisch und Fleischerzeugnisse (davon allein 54 Kilo Schwein), 15,7 Kilo Fisch, 19,8 Kilo Öle und Fette und 103,4 Kilo Milch und Milcherzeugnisse, 22,7 Kilo Käse und 211 Eier.[45] Die angegebenen Werte beinhalten auch »nicht abgesetzte Mengen«, also die Verluste in der Lieferkette und alles, was nicht verkauft wird und im Müll landet.

Aufschlussreicher sind da die Statistiken zum durchschnittlichen Verzehr ausgewählter Nahrungsmittel nach Geschlecht und Altersgruppen. Ein deutscher Mann verspeist demnach pro Tag 1,45 Kilo Lebensmittel ohne Getränke.[46] Rund 27 Prozent sind Milchprodukte, 21 Prozent Gemüse, 15 Prozent Obst, 11 Prozent Brot- und Backwaren, 10 Prozent Fleisch und 9 Prozent Kartoffeln. Die Statistiken beleuchten nüchtern unseren großen Hunger: Gut 100 000 Mahlzeiten hat ein 50-jähriger Deutscher in seinem Leben verspeist, das sind grob gerechnet 20 Tonnen Nahrungsmittel. 66 Prozent der deutschen Frauen und 51 Prozent der Männer sind übergewichtig. Dennoch meinen 69 Prozent, sie würden sich gesund ernähren.

Männer essen doppelt so viel Fleisch wie Frauen

Rein mengenmäßig ist der Esskonsum damit erfasst. Aber wer isst nun wie viel genau, was nicht und warum? Was essen Männer eher, was mehr Frauen? Welchen Einfluss haben Ausbildung und Beruf?

Um solche Fragen zu klären, beauftragte die Bundesregierung das Max Rubner-Institut für Ernährung und Lebensmittel mit der Durchführung einer groß angelegten Studie. Von November 2005 bis Dezember 2006 führte das Bundesforschungsinstitut 20 000 intensive Interviews zu Fragen der Soziodemografie, also zu Alter, Geschlecht, Familienstand und zu Ausbildung und Beruf, mit insgesamt 250 verschiedenen Variablen durch: Zum Lebensstil, wie beispielsweise Diäten, Einkaufsverhalten, Kochkompetenz, Rauchen, sportliche Aktivität und allgemeines Gesundheitsverhalten, lagen knapp 400 verschiedene Variablen aus den Fragebögen vor. »Mit der Nationalen Verzehrsstudie II wollen wir eine wichtige Wissenslücke schließen. Derzeit gibt es keine aktuellen Informationen über unsere Ernährungsgewohnheiten: Ob Pizza oder Sauerbraten, ob vorwiegend zu Hause, im Restaurant oder in der Fast-Food-Kette – so ganz genau weiß das niemand«, begründete Dr. Gerd Müller, damaliger Parlamentarischer Staatssekretär im Bundesministerium für Ernährung, Landwirtschaft und Verbraucherschutz, die aufwendige Erhebung.[47]

Die Auswertung des zweiten Teils der Nationalen Verzehrsstudie[48], die im Jahr 2008 veröffentlicht wurde, belegt, dass Männer doppelt so viel Fleisch, Wurstwaren und Fleischerzeugnisse essen wie Frauen. Bei ihnen sind es täglich 103 Gramm, während bei Frauen nur 53 Gramm auf dem Teller landen. Allerdings zeigte sich auch, dass junge Männer mehr Milch und Milcherzeugnisse zu sich nehmen als junge Frauen. Und insgesamt essen 60 Prozent aller Deutschen zu wenig Obst. Dass junge Menschen deutlich mehr Süßigkeiten als Erwachsene zu sich nehmen, war hingegen zu erwarten. Interessant aber, dass die angeratene Flüssigkeitszufuhr von täglich 1,5 Litern mehr als erreicht wird: Wasser macht mehr als die Hälfte des Getränkeverzehrs aus. Bei Alkoholika trinken Männer mit 300 Gramm täglich fast viermal mehr als Frauen. 80 Prozent davon sind Bier und nur etwa 15 Prozent Wein. Bei Frauen hingegen halten sich Wein und Bier die Waage. Wer gut ausgebildet ist, trinkt übrigens mehr Wasser und weniger süße Limonade wie Coca Cola; Männer der Unterschicht trinken im Vergleich mit besser gebildeten Geschlechtsgenossen dreieinhalb Mal so viel davon. Frauen und Männer der unteren Schicht verzehren weniger Lebensmittel mit günstiger Nährstoffzusammensetzung wie Gemüse und Obst, dafür mehr fett- und zuckerreiche Nahrung wie Wurst- und Süßwaren als die Oberschicht.

Wie viele Lebensmittel die befragten Haushalte jeweils wegwerfen, wurde leider nicht erhoben.

Versuchslabor Supermarkt

Unsere Supermärkte sind zum Bersten gefüllt mit einer Vielzahl von Versuchungen und einer schier unerschöpflichen Auswahl von Sorten und Marken. Wegführung, Aufbau und Platzierung der Waren in Sicht-, Bück- und Reckzonen folgen ausgeklügelten psychologischen Lehrsätzen und Überlegungen. Beobachtet von Kameras und beschallt mit ausgewählter Musik, werden wir wie Versuchskaninchen durch die Gänge gelotst – komischerweise immer rechts herum gegen den Uhrzeigersinn. Das Biotop Supermarkt ist erforscht und steuerbar, Shopping fast zur Wissenschaft geworden. Kauft der Verbraucher eine bestimmte Ware, hat er »durch Verarbeitung komplexer Felder von In-Laden-Reizen multiple Kaufziele erreicht«.[49] Das fängt schon im Eingangsbereich an. Ob der Kunde einen Einkaufswagen oder einen Einkaufskorb nimmt oder die Markttour mit leeren Händen beginnt, entscheidet darüber, wie viel er anschließend kauft: Was großvolumig ist, wird auch voll gemacht.

Der Besitzer eines Supermarkts hat ein Interesse daran, dass sich der Kunde so lange wie möglich im Geschäft aufhält und dabei den größten Teil der Ladenfläche begeht. Denn es gilt: Je mehr verschiedene Produkte er sieht, desto mehr kauft er ein. Der Einkauf ist nämlich meist nicht wirklich vorher geplant; 70 Prozent der Kaufentscheide fallen erst im Laden. Und darauf sind die Supermärkte gut vorbereitet, denn die Konsumenten sind leicht beeinflussbar. Ein Beispiel ist die klassische Musik am Weinregal. Hören die Kunden bei der Suche Vivaldis »Vier Jahreszeiten«, greifen sie eher zu einer teuren Flasche; ein Hit von Madonna löst diesen Kaufimpuls nicht aus. »Das war jedenfalls das Resultat eines Experiments in einer amerikanischen Weinhandlung. Begleitet von leichter Klassik, kauften die Kunden dreimal teurere Flaschen als bei Popmusik.«[50]

Im Zeitraum von zehn Jahren hat die Anzahl der angebotenen Waren in deutschen Supermärkten um 130 Prozent und die der Produktvarianten sogar um bis zu 420 Prozent zugenommen. Dabei haben sich die einzelnen Produktlebenszyklen um 80 Prozent verkürzt.[51] Manche Angebote findet man schon nach einer Woche nicht mehr wieder, andere, wie beispielsweise süße Milchmädchen-Kondensmilch, erfahren eine merkwürdige Wiederauferstehung. Denn die Strategen der Supermärkte wissen oft auch nicht so genau, was die Kunden wirklich wollen. Der Supermarkt entwickelt sich zu einem Versuchslabor: »In der Kategorie ›Haltbare Convenience‹ von Coop werden pro Monat 20 bis 30 Artikel gestrichen oder neu aufgenommen. In allen Warenkategorien von Coop kommen pro Jahr etwa 13 000 taktische Entscheidungen zur Sortimentsänderung zusammen. Hier wird der Supermarkt zum Tanker, an dessen Maschine in voller Fahrt laufend Zahnräder ausgewechselt werden«, schreibt der Schweizer Journalist Reto U. Schneider.

Werden wir nun alle manipuliert? Sind wir »willenlose Shoppingzombies, von einer geheimen Macht im Gegenuhrzeigersinn durch den Laden getrieben«, fragt Schneider. Gott sei Dank ist es noch nicht so: »Das größte Hindernis bei der Umsetzung der Shoppingforschung sind jedoch Sie. Wie alle Menschen sind Sie ein Gewohnheitstier, und wenn shoppingwissenschaftlich auf dem neuesten Stand zu sein bedeutet, den Bananenquark nicht mehr zu finden, dann legen Sie keinen Wert darauf – auch wenn es für seinen Umzug in die Bückzone handfeste mathematische Gründe gibt.«[52]

Die Verbraucher sind anscheinend doch nicht so dumm, wie sie von den Werbepsychologen gehalten werden, und machen sich ihre eigenen Gedanken. Eine vom Fresenius-Institut beauftragte und vom Institut für Demoskopie in Allensbach durchgeführte bevölkerungsrepräsentative Studie von Mitte 2010[53] kommt zu verblüffenden Ergebnissen: 55 Prozent der Befragten haben Angst vor Mogelpackungen, und mehr als die Hälfte glauben nicht, dass die Lebensmittel so gesund sind, wie es die Hersteller behaupten. Fast die Hälfte nimmt an, dass wichtige Angaben zu den Inhalten nur versteckt oder gar nicht gemacht werden, und hält die vorhandenen Angaben für wenig oder gar nicht verständlich. Ebenso viele Verbraucher halten Geschmacksverstärker oder Farbstoffe für gesundheitsschädlich. Drei Viertel aller Deutschen können anhand der Verpackungsangaben nicht beurteilen, ob ein Lebensmittel gesund ist.

Doch es kommt noch dicker für die Nahrungsmittelhersteller: Nur einer von zehn Befragten vertraut der Industrie (und der Politik) in Lebensmittelfragen. 73 Prozent vertrauen hingegen den Bewertungen der Stiftung Warentest und fast genauso viele den Informationen von Verbraucherzentralen. 38 Prozent sind sogar der Meinung, dass die deutschen Lebensmittelkontrollen nicht ausreichend sind. Insgesamt kaufen, laut der Studie, Frauen kritischer und gesundheitsbewusster ein als Männer. Ein neuer Trend ist ausgemacht: Knapp die Hälfte der Konsumenten achtet beim Einkauf auf Produkte aus der Region, 43 Prozent möchten gentechnikfreie Lebensmittel und 40 Prozent achten auf weniger Fettanteil.

Bei so viel Misstrauen und Gegenwind müssen die Lebensmittelhersteller mitunter zu perfiden Mitteln greifen, um ihre Produkte unters Volk zu bringen. Dabei zielen sie insbesondere auf Kinder. Thilo Bode, Chef der Verbraucherrechtsorganisation Foodwatch, prangert diesen Skandal insbesondere beim Thema Zuckerkonsum an.[54] Unsere Kinder werden systematisch von Firmen wie Nestlé und Ferrero gemästet und abhängig gemacht. Als Beispiel für diese »Körperverletzung durch Irreführung«, die dazu noch die Verschwendung anheizt, nennt er im *Spiegel*-Interview eine Werbekampagne: »Zur Fußball-WM konnten Kinder beim Kauf von Ferrero-Produkten wie dem Kinderriegel, der mit der ›Extraportion Milch‹ beworben wird, Punkte für ein Fan-Trikot sammeln. Die dafür nötige Menge an Riegeln entspricht fünfeinhalb Kilogramm Zucker und dem Fettgehalt von 18 Stück Butter! Gleichzeitig sponsert Ferrero, der Gipfel der Verlogenheit, das Sportabzeichen für Kinder.«[55]

Hungersnot im Schlaraffenland

Über Tausende von Jahren lebten die Menschen von der Hand in den Mund. Jeden Tag mussten sie erneut auf die Suche nach Nahrung gehen, von kargen Rücklagen zehren oder gar viele Wochen lang hungern. Eine allgegenwärtige Verfügbarkeit von Nahrung im Überfluss galt als märchenhaftes Schlaraffenland, als ein Paradies ohne Hunger und Sorge: Statt Wasser fließen Milch und Wein in den Bächen und Flüssen, gebratene Hähnchen fliegen durch die Lüfte. Die Realität sah viel trüber und entbehrungsreicher aus. Man musste vorsorgen und Methoden entwickeln, die kostbare Nahrung haltbar zu machen und über den Winter zu bringen. Sorgsamer Transport, richtiges Lagern und Schutz vor Nagern, Ungeziefer und Fäulnis waren überlebensnotwendig. Momente der Völlerei gab es nur direkt nach der Ernte oder dem Schlachten.

Heute leben wir täglich in der Illusion dieses Schlaraffenlandes. Überschreiten wir die Schwelle zum Supermarkt, betreten wir eine andere Welt: einen Ort der Frische, der Jugend und des ewigen Überflusses. Nichts darf verwelkt, alt oder schrumpelig sein, nichts unrein, farblos oder fad. Hier treten wir auch aus unserer gewohnten Umgebung aus, globalisieren uns und treffen auf Speisen von der anderen Seite der Erde. Selbst die exotischsten Früchte, Fische oder Gewürze hat heute jeder einigermaßen gut sortierte Supermarkt im Angebot. So schön, so gut. »Doch je länger dieser paradiesische Zustand andauert, desto mehr wird er zur faden Selbstverständlichkeit. Ganz anders als im Schlaraffenland stellt sich so etwas ein wie eine psychische Hungersnot: Vor lauter Angeboten weiß man eigentlich gar nicht mehr, was einem noch wirklich schmeckt«, analysiert Jens Lönneker, Managing Partner bei rheingold, dem bereits erwähnten Kölner Institut für Markt- und Medienanalysen, die Situation.[56] Mit einer aktuellen Ernährungsstudie versucht rheingold psychologisch zu ergründen, warum wir immer zu viel kaufen.

Entfremdung der Essenszubereitung

Die Werbepsychologen stellen fest, dass sich die herkömmlichen und tradierten Formen des Essens gewandelt haben. Die neuen Trends der Esskultur beschreiben sie mit den Begriffen Entsinnlichung, Entbindung und Entrhythmisierung.

»Entsinnlichung« meint, dass alles, was mit Schmutz bei der Essenszubereitung zu tun hat oder gar Ekel auslösen könnte, vermieden wird. Ein Fisch darf keinen Kopf mehr haben, die Innereien eines Hähnchens müssen entfernt sein, und Fleisch sollte von Sehnen und Knochen befreit sein. Die deftigen Seiten des Essens werden so weit wie möglich ausgeblendet; am besten ist die Mahlzeit bereits servierfertig vorbereitet. Alles muss schmecken wie gewohnt, da bleibt kein Platz mehr für feine Unterschiede.

Gemeinsame Mahlzeiten im Familienkreis – Stichwörter »Entbindung« und »Entrhythmisierung« – sind aufgrund unterschiedlicher Tagesabläufe und Arbeitszeiten zur Seltenheit geworden. Gegessen wird, wann es sich gerade einrichten lässt, und dann isst jeder, was ihm schmeckt bzw. wonach es ihn gerade verlangt. »Essen hatte in der Vergangenheit psychologisch betrachtet die Aufgabe, dabei zu helfen, die Gemeinschaft der Familie herzustellen und einen Rhythmus in unseren Alltag zu bringen. Heute praktizieren wir jedoch andere Formen des Zusammenlebens, sodass die tradierten Funktionen des Essens ihren Sinn verloren haben: Individuelle Wünsche haben oft Vorrang gegenüber dem früheren Diktat einer immer gemeinsam einzunehmenden Mahlzeit oder eines für alle verbindlichen Essensrhythmus. Anders formuliert: Wir können heute nicht mehr so essen wie noch vor einigen Jahren und Jahrzehnten, weil wir unseren Alltag heute völlig anders gestalten«, beschreibt Lönneker die Situation.[57]

Mit der Neuorganisation des Essens stellt sich die Frage: Wer versorgt eigentlich wen? Niemand fühlt sich dauerhaft wirklich zuständig für die Essensbeschaffung und -zubereitung. Versorgungsleistungen werden »nach außen« delegiert, eine Entfremdung gegenüber den Nahrungsmitteln tritt ein. Davon profitieren nun verstärkt Restaurants, Supermärkte mit ihren Fertiggerichten oder der Pizzaservice. Essen als soziale Handlung tritt immer mehr in den Hintergrund gegenüber anderen Beschäftigungen wie arbeiten, fernsehen, Sport oder reisen. Die eigentliche Essenszubereitung wird nebensächlich. Alles muss schnell gehen, darf nicht belasten und nicht zu viel Reinigungsaufwand nach sich ziehen.

Dabei verlottern auch die Essenssitten. »Die Trends zur Entrhythmisierung und Entbindung führen heute dagegen zu mehr ganz privaten Räumen beim Essen. Hier kann zwangloser und mit weniger Anspruch auf Tischsitten auch einmal ›direkt aus dem Topf‹ gegessen werden. Diese ›kleinen Sauereien‹ werden öffentlich nicht gern zugegeben und bleiben im Heimlichen. Die neuen privaten Räume bieten trotz alledem Raum für verlockend unkultivierte Ernährungsangebote wie Süßkram, Ravioli, TK-Dips etc.«, schreibt Lönneker.

Man kann ergänzen: Was man davon alles wegwirft, sieht auch niemand.

Aber so ganz loslassen vom familiären Essenstisch können viele auch nicht. »Gleichzeitig besteht eine Sehnsucht nach guten, alten Versorgungssituationen in der Familie, die heute nur noch an besonderen Tagen wie etwa an Weihnachten realisiert werden. Diese Sehnsüchte bilden einen hervorragenden Anknüpfungspunkt für Werbemaßnahmen: Wie bekomme ich heutzutage etwas von der Wärme und Geborgenheit, die die Versorgung der Familie früher bereitstellte?« Bei besonderen Anlässen wie Geburtstagen oder Treffen langjähriger Freunde tritt das Essen daher wieder stark in den Vordergrund. Das Beste ist gerade gut genug, und man tischt lieber zu viel als zu wenig auf. »Hier wird sich dann bemüht, möglichst viel Kochkunst zu demonstrieren. Exotische Nahrungsmittel und Gerichte, aufwendige Zubereitungsformen und Top-Qualitäten stehen im Vordergrund«, weiß Lönneker.

Eine schizophrene Situation also: Nähe und Geborgenheit auf der einen Seite, exzessiver Individualismus auf der anderen Seite. Lönneker prägt das Bild von der »Hungersnot im Schlaraffenland«: Sie »wird dadurch ausgelöst, dass die Menschen immer weniger so essen wollen, wie es die traditionelle Wunschvorstellung des Schlaraffenlandes suggeriert. Wir wollen das Essen heute an neuen Leitbildern orientieren, die Fragen wie Versorgung, Individualität, Öffentlichkeit und Alltag neu regeln helfen.«[58]

Der Psychologe Stephan Grünewald, Geschäftspartner Lönnekers bei rheingold, hatte uns ja bereits erläutert, dass der Joghurt heute nicht nur unseren Hunger befriedigt: »Er soll nicht nur satt machen, sondern er befriedigt unseren Lebenshunger.« Beim Shopping versuchen wir »für jede Lebens- und

Stimmungslage gerüstet zu sein. Darum kaufen wir letztendlich immer zu viel.«[59]

Das große Markensortiment, die enorme Auswahl sind das Aushängeschild der Supermarktketten wie Rewe und Edeka. Doch die Rechnung geht nicht immer auf. »Die Verbraucher genießen auf der einen Seite zwar die große Auswahl an Lebensmitteln, die ihnen heute geboten wird. Auf der anderen Seite sehnen sie sich aber auch nach Orientierung und Information«, sagt Dr. Ulrich Ellinghaus vom Fresenius-Institut.[60]

Das erklärt unter anderem auch den Erfolg der Discounter. Eine begrenzte Eigenmarkenauswahl ermöglicht bessere Orientierung und hilft bei der Entscheidung. Hier gibt es nicht 30 verschiedene Joghurts, sondern nur zwei: einen billigen und einen teureren. Und die Qualität der Discountwaren, das belegen viele unabhängige Untersuchungen, ist meist nicht schlechter als die der Markenprodukte. Weniger Markenvielfalt und geringere Auswahl an Frischgemüse und Obst erleichtern den Discountern die Warenbestandsplanung und bringen dadurch auch erhebliche Vorteile bei der Vermeidung von Lebensmittelmüll. Bei Aldi & Co. sind abends die Regale und Warentische so gut wie leer, während nebenan bei Edeka die Müllcontainer gefüllt werden.

Haben wir uns als Supermarktkunde endlich für einen Stimmungswarenkorb entschieden, tickt bereits die Ablaufuhr: Irgendwann sind viele Lebensmittel nicht mehr verzehrbar und werden weggeworfen. Grünewald hat uns bereits den Gedanken nahegebracht, dass es so etwas wie eine zwiespältige Lust beim Wegwerfen gibt, die von einem schlechten Gewissen herrührt. Manchmal entwickelt man sogar einen regelrechten Zorn gegen all diese Produkte, die von einem Aktivitäten wie schälen, kochen und auftischen verlangen. Dann ist es ein Akt der Befreiung, mal was in den Müll zu kippen. Wir wissen zwar, dass das Wegwerfen von Lebensmitteln, die woanders dringend benötigt werden, nicht redlich ist, aber wir können die Produktfülle einfach nicht mehr bändigen.

Gründe für diesen Irrsinn sieht Grünewald auch beim eigenen Belohnungssystem: »In der Seele eines Konsumenten sind wirklich zwei Kräfte wirksam: Einerseits ist da die Gier, die immer wieder zum Kauf anstachelt, andererseits ist dort die Vernunft – die Haushaltsregulierung, der kleine Geldbeutel, der Einkaufszettel –, die uns letztendlich diszipliniert. Das ist ein steter Kampf. In unserer Einkaufschoreografie haben wir eine Aufstellung: Wir arbeiten pflichtgemäß unseren Einkaufszettel ab und belohnen uns für die Disziplin, indem wir anschließend – quasi als Kür – nach Herzenslust zugreifen können.«

Aber ein großer Teil dessen, was wir uns erträumt haben – die frische Rohkost mit Dip, das lauschige Dinner bei Kerzenschein oder das Rezept, das man schon immer einmal ausprobieren wollte –, endet ganz unromantisch auf dem Müll.

Wegwerfen als gelerntes Verhalten

Dass Essen und Emotionalität untrennbar zusammengehören, sieht auch Dr. Gunther Hirschfelder, Professor für vergleichende Kulturwissenschaften an der Universität Regensburg. »Sonst können wir«, so Hirschfelder, »die Struktur der Ernährung – ob es um Adipositas geht oder um die Frage, warum die Spitzengastronomie männerdominiert ist – nicht erklären.«[61]

Hirschfelder nähert sich den Themen Überfluss und Wegwerfmentalität mit kulturanthropologischen Überlegungen. Im Interview führt er die Entfremdung vom sozialen Genuss des Essens sowie ein gesellschaftlich bedingtes schlechtes Gewissen als Hauptgründe an.[62] »Alles, was wir tun, und alles, was wir an unvernünftigen Dingen tun, mit denen wir unserem Körper schaden und unsere Genussfähigkeit vermindern, haben wir kulturell gelernt und üben wir als kulturelle Praxis aus.«

Essen und Essenszubereitung waren jahrtausendelang eine gemeinschaftliche Angelegenheit. Die meisten unvernünftigen Dinge haben wir wohl erst im 20. Jahrhundert dazugelernt. »Wir sind definitiv geschmacklich total abgestumpft. Essen und Genuss sind komplexe Phänomene und haben neben der individuellen auch eine soziale Komponente. Ich muss mich über Genuss austauschen können, ich brauche für Genuss eine bestimmte Art von Atmosphäre. Wir haben auf dem Weg zu einer Single-Gesellschaft, einer mobilen Gesellschaft, einer virtualisierten Gesellschaft die gemeinsamen Esskontexte vergessen. Wer alleine und hektisch isst, der will und kann gar nicht genießen – denn Genuss braucht Zeit.«

Die Gesellschaft ist durchstrukturiert und überreguliert. Wann der Mensch zur Schule und zur Arbeit zu gehen hat, wann er in der Freizeit ausspannen kann, welche Mode gerade gilt, ist relativ festgelegt. Für individuelles Verhalten bleiben wenige Freiräume. Essen ist hingegen eine private Entscheidung. Was das Individuum wann isst, kann es heute selbst entscheiden. Diese kleine Insel des Unregulierten ist aber nach wie vor bedroht durch unsere christlichen Moralvorstellungen, den politischen Common Sense oder schlichte Angst: »Essen ist mit schlechtem Gewissen verknüpft. Wir sind entweder politisch betroffen, dann haben wir ein schlechtes Gewissen, weil wir ein Tier töten oder mit dem Essen die Umwelt schädigen. Oder wir befürchten, uns mit dem Essen zu vergiften. Wir haben den Eindruck, dass wir durch Essen zu fett oder zu dünn werden oder nicht genug Nährstoffe, Vitamine oder Omega-Fettsäuren bekommen – wir haben ein permanentes Defizit.«

Auf die Frage, wieso aufgeklärte Menschen fortgesetzt zu viele, zu fette, zu süße und mit Chemiegiften behandelte Nahrungsmittel zu sich nehmen, verweist Hirschfelder auf die Psychologie: »Die Leute essen nicht bewusst schlecht, sie tun es unbewusst. Es ist eine Bewältigungsstrategie für andere kulturelle oder gesellschaftliche Defizite. Man stolpert da so rein. Essen ist immer symbolisch aufgeladen. Ich kann durch Essen politisch korrekt handeln und ich kann politisch unkorrekt handeln, ich kann durch Essen die Welt retten – aber ich kann es nie allen recht machen.«

Aber woher kommt diese Tendenz, sich mit der Ernährung selbst zu schaden? Hirschfelder sieht hier archaische Muster am Werk: »Der Mensch braucht irgendwann Orgien, und wenn ich keine Orgien mehr habe, dann nehme ich eben die Fressorgie. Ich praktiziere all-you-can-eat und finde das ganz normal. Außerdem sind wir immer noch so weit Steinzeitmenschen, dass wir natürlich beim Buffet zuschlagen.« Völlerei und Wegwerfen bedeuten auch Macht. Hirschfelder fragt sich, ob diese Form von »Gewalt gegenüber Lebensmitteln« nicht eigentlich eine Gewalt gegen die Natur ist und damit deren kulturelle Bewältigung.

Welche Rolle spielen dabei Werbung und Marketing sowie die Erziehung? Hirschfelder sieht eine Wechselwirkung, die den Verbraucher nicht aus der Verantwortung entlässt. Für ihn ist der Supermarktkunde kein willenloser Zombie, sondern verantwortlich für sein Einkaufsverhalten: »Das Individuum hat nur bedingt Schuld, und irgendwo hat es die ganze Schuld. Es handelt sich um relativ logische Prozesse. Es ist natürlich zum großen Teil eine Fehlsteuerung der Politik, weil sie in den letzten Jahrzehnten falsche Akzente gesetzt hat. Wir haben bestimmte Dinge zugelassen, die man nicht zulassen durfte. Wir begehen gerade kollektive Sünden mit Convenience-Produkten bei der Schulernährung. Und wir haben einen Markt, der permanent unter Druck steht und versucht, uns alles zu verkaufen. Aber ich denke, der Markt ist letztlich nicht schuld. Der Kunde ist schuld. Wir brauchen mehr verantwortungsvolle Verbraucher.«

Das Dilemma der Vielfalt

»Kapitalismus heißt Verpflichtung zum Konsum«, betont Hirschfelder und deutet damit an, dass sich der Verbraucher freiwillig in das System einpasst. »Als Konsument können wir keine leeren Regale vertragen. Wir wollen die Illusion von Auswahl, um uns als vollwertige Mitglieder der Gesellschaft zu fühlen. Je schwächer ein Mensch ist, desto mehr ist er gezwungen, an solchen Kontexten zu partizipieren. Wir wollen maximale Freiheit, wissen aber nicht, damit umzugehen.« Werfen wir vielleicht auch deshalb so viele gute Lebensmittel weg? Beinhaltet die Pflicht zum Konsum zugleich das Gebot der raschen Vernichtung, damit wieder Neues gekauft werden kann?

So weit will Hirschfelder nicht gehen. Er weist auf Entfremdung, Verdrängung und Desinformation hin: »Die Vorstellung bei großen Teilen der Bevölkerung ist so, dass wir glauben, einigermaßen alles aufzuessen, und dass die Reste dann bei irgendeiner karitativen Tafel landen, die wir quasi mitbezahlen. Wir sind dann gewissermaßen wohltätig, weil Arme das Brot essen, das wir verschmähen. Die Realität ist völlig anders, und die ist den Menschen überhaupt nicht bewusst. Wir wissen eigentlich als Gesamtgesellschaft, dass wir derartig auf dem Zahnfleisch gehen, dass wir diese Schrecklichkeiten gar nicht mehr sehen wollen, weil wir sie überhaupt nicht mehr bewältigen können. Der andere Punkt ist die Entfremdung von den Lebensmitteln. Wer vom System der Landwirtschaft und Ernährung maximal entfremdet ist, wird kein Problem damit haben, etwas wegzuwerfen. Viele Menschen haben die Bezüge völlig verloren. Das ist ein großes pädagogisches Problem. Das kann man sicher der Politik insgesamt vorwerfen, in schulischen Kontexten solche Dinge nicht stärker eingebaut zu haben, durch alle Disziplinen.«

Ein weiterer Aspekt, warum wir mit den Lebensmitteln achtlos umgehen und sie gering schätzen, ist ihr Preis. Der ist in Deutschland, im Vergleich mit den anderen europäischen Ländern, sensationell niedrig. »Unser ganzer Umgang mit Lebensmitteln ist deshalb krank, weil sie viel zu billig sind. Billig im doppelten Sinn: schlechte Qualität und niedriger Preis«, bemerkt Hirschfelder. Nahrungsmittel können nur deshalb so billig sein, weil die gesellschaftlichen Folgekosten des Anbaus, der Herstellung und Verwertung von Nahrungsmitteln nicht eingerechnet werden. Das ist so wie bei der Atomenergie. Eigentlich müssten die industriell produzierten Lebensmittel deutlich teurer sein als Bioprodukte.

»Ich würde mir ein Agrar- und Ernährungssystem wünschen«, sagt Hirschfelder, »wo wir nicht wie im Augenblick 13 Prozent des verfügbaren Nettoeinkommens für Essen und Trinken inklusive Außerhausverzehr ausgeben, sondern wie etwa in Frankreich oder Italien über 20 Prozent. Das würde uns mehr Genuss und bessere Produkte bescheren und – wenn man es richtig anpackt – eine fairere und nachhaltigere Landwirtschaft ermöglichen.«

Die globalen Folgen unseres Konsumverhaltens

Véroniques Zorn über Verschwendung

In Deutschland fanden wir keinen Supermarktchef, der über die Lebensmittelverschwendung sprechen will. Ein Zufall führt uns über die Grenze nach Nordfrankreich. In Templeuve bei Lille führt Thomas Pocher einen »Hypermarché« der Leclerc-Kette. Ein junger, dynamischer Chef, der sich für nachhaltiges Wachstum engagiert.

Deshalb hat er – als erster Supermarktleiter Frankreichs – ein CO_2-Label eingeführt. Er beauftragte ein Forschungsinstitut, die Menge an Klimagasen für den Transport jedes einzelnen Produkts zu berechnen. Elektronische Etiketten in den Regalen zeigen die CO_2-Emissionen direkt unter dem Preis an. Und auf dem Kassenzettel können die Kunden sich die CO_2-Menge für den gesamten Einkauf zusammenrechnen lassen.

Ob das ihr Einkaufsverhalten geändert hat? Die Kunden reagieren sehr unterschiedlich auf diese Frage, die Bandbreite reicht von »Ja, das spielt eine Rolle bei meiner Entscheidung« bis zu »Mich verwirren diese vielen Zahlen«.

Nichts geändert hat sich jedenfalls an der Angebotspolitik des Supermarkts. Auch hier gilt das Gebot: Die Regale müssen stets gefüllt sein, bis zum Ladenschluss. Am frühen Morgen, noch bevor die ersten Kunden den Laden betreten, schreiten die Verkäufer zum Aussortieren der Ware. Joghurts werden in Frankreich sogar schon sechs Tage vor Ablauf weggeworfen. Diesen verschwenderischen Gepflogenheiten will sich auch der Supermarktleiter nicht entziehen: »Das erwarten die Kunden von uns.«

»Man sieht es leider in unseren Mülltonnen, dass Nahrungsmittel bereits vor Ablauf weggeworfen werden«, bedauert Thomas Pocher. »In unserem Supermarkt produzieren wir jedes Jahr zwischen 500 und 600 Tonnen Abfälle. Wir haben das schon reduziert, aber wir stehen auch in der Konkurrenz und müssen eine gewisse Angebotspalette ständig bereithalten.«

Der Direktor baut auf Information: Am Fleischregal zum Beispiel wird darüber informiert, dass die Erzeugung von Rindfleisch stärker zur Klimaerwärmung beiträgt als die von Hühnerfleisch. Doch weggeworfen wird von beidem: »Ich kontrolliere jeden Morgen die Daten und sortiere das heraus, was nicht verkauft wurde«, erklärt Sylvain Sadoine.

Der junge Verkäufer schiebt einen übervollen Einkaufswagen mit abgepacktem Fleisch – Kalb, Lamm, Hühnerbrust – in den Müllraum. Dort wird die Ware ein letztes Mal gescannt, bevor sie im Container landet. Ich frage ihn, was er denkt, wenn er das hier jeden Tag machen muss: »Es tut mir leid um das schöne Fleisch. Aber es ist nicht vorhersehbar, was die Kunden kaufen. Sehr schade, dass man das Fleisch noch nicht mal an eine Hilfsorganisation verschenken kann, weil die Haltbarkeitsfrist superkurz ist. Da kann man nichts machen, es muss in den Abfall.«

Bei Fleisch sieht der Direktor auch keinen Spielraum. Aber bei anderen Produkten beklagt er, dass die Hersteller die Mindesthaltbarkeitsdaten immer mehr verkürzen. »Sie begründen das mit erhöhter Vorsorge«, ärgert sich Thomas Pocher. »Früher hat eine Flasche Mineralwasser anderthalb Jahre gehalten, heute ist das Datum bereits nach sechs Monaten abgelaufen.«

Was er gerne ändern würde in seinem Supermarkt, ist die gängige Politik »1 acheté = 1 offert« (Kauf eins, nimm zwei): »Das verführt die Kunden dazu, mehr zu kaufen, als sie eigentlich brauchen, davon will ich eigentlich weg.« Doch ganz so einfach ist das nicht, denn die Leclerc-Kette organisiert solche »Promos« für alle ihre Märkte im ganzen Land. Thomas Pocher kann hier, auch wenn er der Inhaber ist, nicht einfach ausscheren. Aber er macht keine eigenen mehr, und im Gesamtkonzern setzt er sich für eine Änderung ein.

Die Konzentration im Handel schreitet – ähnlich wie in

Deutschland – immer schneller voran: Die sechs größten Lebensmittelkonzerne Carrefour, Leclerc, Intermarché, Auchan, Casino und Système U beherrschen inzwischen 85 Prozent des Marktes. Man könnte die Liste für andere Länder fortsetzen. Die Unternehmen nutzen ihre zunehmende Marktmacht nicht nur, um möglichst niedrige Preise zu erzwingen, ihre Größe ist inzwischen so erdrückend, dass sie eigene landwirtschaftliche Normen festsetzen können. Die Bauern blicken kaum noch durch, weil die Aldi-Normen sich zum Beispiel von den Rewe-Normen unterscheiden, und wünschen sich die guten alten EU-Normen zurück.

Auch im Großhandel konzentriert sich die Marktmacht zunehmend auf wenige. Besonders krass ist es in Frankreich: Als die Regierung sich entschloss, den berühmten »Bauch von Paris« aus dem Viertel »Les Halles« an den Stadtrand zu verlegen, gründete sie den »Marché d'interêt national« (Markt nationalen Interesses). Heute ist er der größte Agrarmarkt der Welt, hierzulande eher bekannt unter dem Namen seines Standorts Rungis.

Größter Andrang ist hier noch vor Sonnenaufgang, Tausende von Lkws fahren an die Rampen riesiger Markthallen, in denen Obst, Gemüse, Meeresfrüchte, Fleisch und weitere Lebensmittel aus aller Welt gehandelt werden. Es ist Mai, gerade sind die ersten Kirschen aus der Provence angekommen und duften verführerisch. Doch im nächsten Gang riecht es schon deutlich muffiger, Schimmel liegt in der Luft.

Wir begegnen dem Marktinspektor Tony Apfelbaum. Mit seinem schwarzen Anzug fällt er unter den ganzen Blaumännern hier auf. Ein Aktenköfferchen unter dem Arm, ein schwungvoller Gang, es fällt sofort auf, dass er hier eine besondere Wichtigkeit hat: »Hier haben wir 880 Orangen-Kisten mit einem Nettogewicht von 8800 Kilogramm. Auf Antrag des Händlers stelle ich jetzt eine Genehmigung aus, dass sie vernichtet werden können.«

Bevor hier verdorbene Ware entsorgt wird, muss sie registriert werden, um Schiebereien zu verhindern. Fast neun Tonnen Orangen – eine riesige Menge, die da in den Müll wandert! »Für den Großmarkt hier ist das nicht ungewöhnlich viel«, antwortet der Inspektor lakonisch. »Manchmal werden noch größere Mengen auf den Müll geworfen.«

Während Tony Apfelbaum den amtlichen Stempel auf die Papiere haut, scherzt er mit dem Markthändler José Vinas. Die beiden kennen sich offenbar schon lange. Für Vinas scheint das ein Routinevorgang: »Die Orangen sind schon überreif hier angeliefert worden. Wir haben versucht sie zu verkaufen, aber das ist nur mit einem Teil gelungen. Den Rest müssen wir jetzt wegwerfen.«

In einigen Kisten hat der Schimmel schon mehrere Früchte überzogen. In anderen sehen die Orangen aber noch ganz gut aus. Ich werde wütend bei dem Anblick. Hätte man die Schlechten nicht schon vor einer Woche raussammeln können? »Nein, das lohnt sich nicht«, meint Händler Vinas knapp. »Wenn in der Kiste mal eine Orange mit einem Schimmelfleck ist, dann vielleicht, aber wenn es zwei oder drei sind, dann nerven wir uns nicht länger damit, entweder wir verkaufen sie noch ein wenig billiger, oder ab damit in die Mülltonne.«

Mir wird schlecht, als ich sehe, wie die Paletten mit den mehr als mannshoch aufgestapelten Kisten mit dem Gabelstapler auf einen Lkw verladen werden. Fast neun Tonnen Orangen für die Biogasanlage – ich bin entsetzt. Schwaden von Schimmelsporen erfüllen die Luft, doch das hält mich nicht davon ab, beim zuständigen Marktinspektor eine Drehgenehmigung zu erbitten, die Müllberge des Großmarkts zu drehen.

Während ich darüber verhandele, was wir drehen dürfen und was nicht, hat Roland, der Kameramann, längst schon herausgefunden, wo man im Großmarkt lecker essen kann. In der Nähe der Fischmarkthallen gibt es mehrere Restaurants.

Hier bestellt er einen gemischten Teller mit Meeresfrüchten, so groß, dass man ihn kaum essen kann, für 20 Euro! Roland ist zufrieden, denn frischer geht es nicht – hier werden all die Austern, Langusten und Fische umgeschlagen. Selbst viele

Restaurants, die direkt am Meer liegen, beziehen ihre Meeresfrüchte über den Großmarkt Rungis.

Wir beschließen, am nächsten Morgen den Fischmarkt genauer unter die Lupe zu nehmen. In der riesigen Halle beginnt der Betrieb bereits um drei Uhr morgens. Ein weißer Schutzanzug und Überschuhe aus Plastik sind Pflicht, dann können wir das üppige Angebot bewundern: Ganze Thunfische sind so in Styroporboxen verpackt, dass nur die riesigen Gabelschwänze herausschauen. Riesige Jakobsmuscheln locken mit ihrem leuchtend orangeroten Rogen. Und Krebse werden, damit sie sich nicht verletzen, in Holzwolle verpackt, die Scheren mit Gummis zusammengebunden.

Um sechs Uhr in der Früh, die Sonne geht gerade auf, ist der Marktbetrieb in der Fischhalle schon vorbei. Jetzt kommen die Müllmänner, ziehen mit einem Stapler Rollcontainer wie kleine Züge hinter sich her. Wir folgen ihnen und landen in einem Müllraum am Rande der Halle.

Es riecht nicht wirklich schlimm hier. Wie auch – die Fische, die sie hier in die Tonnen werfen, sind ja noch ganz frisch! Alles, was am Tag nicht verkauft wurde, muss weg! Mir schießen die Tränen in die Augen, als ich sehe, wie ein Müllmann kistenweise glitschige Fischleiber in einen Container kippt.

Unsere Ozeane sind bald leer gefischt, und hier türmt sich ein riesiger Berg von Garnelen in der Abfalltonne! Warum verschenken die Händler nicht wenigstens die noch essbaren Lebensmittel, statt sie wegzuwerfen?

Wir hören, dass es für Obst und Gemüse tatsächlich solch eine Sammelstelle gibt – weit draußen, am Rande des Großmarkts, in einer ungenutzten Lagerhalle. Vor dem Tor ein nagelneuer Lastwagen mit der Aufschrift »Epiceries solidaires« – in Deutschland würde es Tafel genannt. Von hier werden also die Bedürftigen von Paris beliefert.

Lagerleiter Arnaud Langlais führt uns durch Stapel von Kisten: »Alles, was Sie hier sehen, ist eigentlich für den Müll bestimmt. Wir haben 2009 hier auf dem Großmarkt angefangen. Seitdem konnten wir 120 Tonnen Gemüse und Obst vor der Mülltonne retten«, erzählt er stolz. »Wir sortieren einfach die brauchbaren Anteile aus dem, was die Händler wegwerfen. Allerdings kriegen wir längst nicht alles.«

Ein Dutzend Hilfsarbeiter – alle vom Arbeitsamt vermittelt – sortiert gut und schlecht auseinander. Arnaud Langlais macht die Runde, spricht mit allen und zeigt ihnen, wie das Gemüse am besten von den weniger schön aussehenden Bestandteilen getrennt wird.

Mit ihrer traditionellen afrikanischen Kopfbedeckung ist mir Véronique Abounà sofort aufgefallen. Ebenso auffallend ist aber, wie engagiert sie bei der Sache ist. Ein Blick zum Kameramann genügt, wir müssen nicht viel reden, um zu verstehen: Das ist unsere Frau, sie ist die richtige Person, um den Wahnwitz der Überflussgesellschaft zu vermitteln.

Véronique gehört nicht zu den Menschen, die sich mit den Dingen einfach arrangieren: »Das Gemüse und Obst hier kommt aus aller Welt. Auch aus meinem Heimatland Kamerun. Wenn ich sehe, wie das hier auf dem Müll landet, dann tut mir das weh.« Véronique redet sich heiß: »Weil ich weiß, wie teuer das Essen in Kamerun ist. Von dort werden so viele Früchte nach Europa geschickt, und dann verteilt man es hier nicht schnell genug und wirft es einfach auf den Müll. Das tut mir sehr weh.«

Véroniques Stimme überschlägt sich fast: »Kürzlich kam ein Berg von Bananen hier an. Meine Nachbarn in Kamerun, eine fünfköpfige Familie, die können sich noch nicht einmal ein kleines Paket Bananen leisten, so teuer sind die, und hier schmeißt man sie einfach weg. So eine unglaubliche Verschwendung.«

Arnaud schätzt sie, aber ihr muss er offenbar besonders viel erklären. Die Tafel-Läden, die er beliefert, legen großen Wert darauf, dass die Auswahl genauso perfekt aussieht wie im normalen Supermarkt. »Sonst fühlen sich die sozial Bedürftigen ein weiteres Mal stigmatisiert. Wenn hier im Kühlhaus nur Véronique sortieren würde, dann würden wir wohl gar nichts mehr rauswerfen. Nicht mal die Sachen, die ziemlich über sind.« Arnaud hat aber auch Verständnis für sie: »Véronique erzählt uns oft, wie es in ihrem Heimatland ist. In Kamerun haben sie noch ein anderes Verhältnis zu den Lebensmitteln als wir. Es stimmt schon, hier in Europa haben wir die Wertschätzung für die Lebensmittel ein wenig verloren.«

Véronique hat inzwischen mehrere Kisten auf einem kleinen Stapler aufgetürmt, gefüllt mit Obst und Gemüse, das zwar nicht mehr perfekt aussieht, aber eigentlich noch essbar wäre. Sie schiebt die Kisten hinaus und wirft sie in einen großen Abfallcontainer. »Mir wird übel dabei. Weil, es sind viele Dinge hier drin, die noch gut sind.«

»Sie haben ja noch gar nichts gesehen.« Sie gestikuliert erregt mit den Händen: »Wenn Sie dort drüben auf den Großmarkt gehen, dort wirft man die Tomaten tonnenweise weg. Wenn nur eine verfaulte in so einer Kiste ist, dann geht alles auf den Müll. Man könnte sie wenigstens den Pferden geben, es gibt ja viele Pferde hier. Aber nein. Man füttert damit noch nicht mal die Schweine. Was wollen Sie? Wir müssen das wegwerfen, sonst nimmt man uns unsere Arbeit.«

Véronique hält inne und winkt uns her, um uns etwas zu zeigen: »An diesen Müllcontainer kamen immer Leute, um Essen für ihre Familien zu holen. Aber dann haben sie plötzlich einen Zaun hier herumgezogen. Das war erst letzte Woche.« In ihrem Gesicht spiegelt sich Entsetzen: »Sie haben alles zugemacht, damit die Leute hier keine Reste mehr sammeln können.«

Véronique kann sich in die Lage der Sammler gut hineinfühlen, denn als sie vor über zehn Jahren nach Frankreich kam, hat sie selbst nach Resten hier im Großmarkt von Rungis gesucht: »Auch ich habe schon hier im Container gewühlt. Ich kam damals zweimal in der Woche. Mit zwei Einkaufswagen, einem für die Kartoffeln, dem anderen für die Tomaten.«

Sie erzählt schnell, mit unvollständigen Sätzen, als ob sie immer noch auf der Flucht wäre: »Das war nicht einfach. Die Polizei kontrollierte. Ich hatte meinen kleinen Sohn auf den Rücken gebunden.« Véronique lächelt, als sie seinen Namen sagt. »Raphael warnte mich immer: ›Mama, Mama, die Polizei!‹ Die Polizei wollte, dass ich alles wieder wegwerfe. Ich sagte: ›Ich habe keine Papiere, ich sammle nur für mich und mein Kind und nicht, um es zu verkaufen.‹«

Véronique zieht ihre weiße Arbeitsweste aus, darunter kommt eine bunte afrikanische Tracht zum Vorschein. Sie packt ihre Tüte. Lachend zeigt sie mir ihre Beute: Lauch, Tomaten, Kartoffeln. »Manchmal mache ich das heute noch. Wenn ich sehe, dass noch Gutes drin ist, dann hole ich das raus. Der Chef fragt schon mal: Und was ist das? Denn eigentlich darf ich nichts mitnehmen.«

Ich halte nach wie vor den Kontakt, telefoniere von Zeit zu Zeit mit ihr. Mehrere Monate nach unseren Dreharbeiten erfahre ich, dass Véronique entlassen wurde. Es fiel ihr schwer, sich an die Anweisungen ihres Chefs zu halten. Zu unterschiedlich waren die Auffassungen darüber, was noch gut ist und was weggeworfen werden muss. »Er sagt, ich bin zu dickköpfig«, fasst Véronique das letzte Gespräch zusammen.

Sie bleibt voller Hoffnung. Ich erinnere mich an ihren Keller voller Matratzen, Decken und Kleider. Von ihrem Hilfsarbeitergehalt hatte sie sich noch Geld abgespart, um nützliche Gebrauchsgegenstände für ihre Familie in Kamerun zu kaufen. Jetzt will sie nach Deutschland kommen, weil sie gehört hat, hier seien gebrauchte Lkws günstiger als in Frankreich. Damit sie ihre Schätze in die Heimat zur Familie bringen kann. Eine unglaubliche Frau. So mutig, so lebenslustig, so dickköpfig; ich wünsche ihr, dass sie es schafft.

»Zuvielisation« statt Zivilisation

Dem ehemaligen Bundesumweltminister, späteren Exekutivdirektor des UN-Umweltprogramms UNEP und heutigen stellvertretenden Präsidenten der Welthungerhilfe, Klaus Töpfer, liegt das Thema Lebensmittelverschwendung sehr am Herzen. Er stellt sogar unser Zivilisationsverständnis infrage, wenn er feststellt: »Kritisch besorgt fragen viele Menschen in den Entwicklungsländern, ob unsere Zivilisation nicht bereits zu einer ›Zuvielisation‹ verkommen ist. Eine Wegwerfgesellschaft eben: Wegwerfen von Lebensmitteln, von Essen, von Leben.« Und er benennt auch klar die Folgen unseres Lebensstils: »Unsere Essgewohnheiten bewirken, dass für ihre Erzeugung und Konservierung, für ihren Transport und ihre Verpackung immer mehr Energie und Wasser verbraucht wird – wir essen Öl. Der direkte und indirekte Wasserverbrauch in den Lebensmitteln, der sogenannte virtuelle Wasserverbrauch, steigt deutlich weiter an. Ebenso der virtuelle Bodenverbrauch: Die EU ›importiert‹ 35 Millionen Hektar Agrarflächen durch den Import der darauf erzeugten landwirtschaftlichen Produkte.« Schließlich fordert Töpfer eindringlich: »Das Wegwerfen von Lebensmitteln dürfen wir nicht mehr kommentarlos hinnehmen. Schluss mit der Wegwerfgesellschaft!«[63]

So berechtigt die Kritik an den Essgewohnheiten und der Wegwerfmentalität der Verbraucher ist, blendet sie doch die eigentlichen Initiatoren und Profiteure von Überproduktion und Lebensmittelvernichtung aus: die multinational agierenden Konzerne der Agrarwirtschaft. Ihre Namen lauten *Archer Daniels Midland* (ADM) aus Decatur in Illinois mit ihrer deutschen Tochter Alfreed C. Toepfer International aus Hamburg, *Bunge Limited* aus White Plains im Staat New York, *Cargill* aus Wayzata in Minnesota und *Louis Dreyfus* aus Paris. Diese Milliarden Euro schweren Mischkonzerne sind mit Abstand die weltweit größten Lieferanten der Nahrungsmittel- und Futtermittelindustrie. Sie handeln mit Mais, Weizen und Ölsaaten, Kaffee, Zucker und Reis und verarbeiten die Rohstoffe zu Sojaschrot, Mehlen, Ölen und Ethanol. »Der unsichtbare Riese« Cargill produziert darüber hinaus auch selbst Lebensmittel- und Getränkezutaten und verkauft Fleisch und Geflügel.

Die *Berliner Zeitung* über die vier Global Player: »ADM, Bunge und Cargill sind die heimlichen Herrscher des Weltagrarmarkts, gemeinsam mit Dreyfus bilden sie den berüchtigten ›ABCD-Komplex‹, der nach Schätzungen zwei Drittel des globalen Handels mit Agrarrohstoffen kontrolliert. Die Firmen kaufen Weizen in Australien, mahlen ihn zu Mehl und verkaufen ihn in den USA, sie bauen Soja in Brasilien an, verarbeiten ihn und verschiffen die Waren von ihren Verladeterminals mit gecharterten Frachtflotten in die ganze Welt. Millionen von Bauern hängen von ihnen ab, ihre Kunden sind große Lebensmittel-Multis wie Coca-Cola, Kellogg, Unilever oder Nestlé. Ihr ausgedehntes Verteiler- und Lagerungsnetz und ihre globale Präsenz verschaffen der ABCD-Gruppe eine ideale Position, um vom globalen Boom zu profitieren.«[64]

Diese Konzerne haben keinerlei Interesse an einer Einschränkung des Konsums und einer Begrenzung der Produktion. Raubbau an der Natur und Wegwerfmentalität sind ihre Markenzeichen und sichern den Geschäftserfolg. Gemeinsam mit ihren direkten Kunden Nestlé, Kraft Foods, Unilever & Co. kontrollieren sie den Lebensmittelmarkt. Will man Schuldzuweisungen treffen, dann sind diese Agrarkonzerne die Täter, die Lebensmittelindustrie ihre willfährigen Gehilfen und die Verbraucher die nützlichen Idioten.

Auf keinen Fall vergessen darf man dabei den landwirtschaftlichen Sektor. Die Unternehmenskonzentration ist hier noch weiter fortgeschritten. Der Agrokonzern *Monsanto* aus St. Louis in Missouri, der amerikanische Chemieriese *DuPont* aus Wilmington und der Schweizer Saatgutkonzern *Syngenta* aus Basel produzieren nicht nur genormtes und gentechnisch verändertes Saatgut, sondern liefern gleich auch die zugehörigen Herbizide und Pestizide mit. Schließlich lassen sie sich ihre hochgezüchteten Hybridsorten patentieren und machen so die Bauern auf der ganzen Welt von sich abhängig. Wer nicht ihr teures Patentsaatgut und genau darauf abgestimmtes »Roundup-Ready«-Gift kauft, darf verhungern.

»Die Vorstellung, dass eines Tages nur zwei globale Chemiekonzerne in ihren Forschungsabteilungen entscheiden, welches Getreide wir essen, löst nicht nur bei mir Unbehagen aus«, schreibt der Wiener Wirtschaftsjournalist Paul Trummer in seinem empfehlenswerten Buch »Pizza Globale«.[65]

Der neueste Clou dieser Agrarmafia ist eine Versicherung gegen Ernteausfälle bei Dürre oder sonstigen Naturereignissen. Eine Stiftung soll bedrängten Bauern in Kenia unter die Arme greifen. Sie ist eine Tochter von Syngenta und führt das Projekt unter dem Namen »Kilimo Salama« (sichere Landwirtschaft) mit einem kenianischen Versicherer und Safaricom, dem größten Mobilfunkanbieter Afrikas, durch. Finanziell unterstützt wird das Ganze von der Weltbank. Die Kleinbauern können ihre Investitionen in Dünger, Saatgut und Pestizide versichern. Die Prämie liegt bei zehn Prozent dieser Kosten und muss vom Bauern zur Hälfte aufgebracht werden. Syngenta profitiert enorm von diesem vorgeblichen Hilfsprojekt. Die Bauern werden fest an den Konzern gebunden, denn versicherbar ist nur das firmeneigene Hybridsaatgut, das jedes Jahr neu gekauft werden muss. Ist der afrikanische Kleinbauer erst einmal abhängig davon, können die Preise für das Saatgut nach Belieben erhöht werden.[66]

Gleichzeitig kassieren diese Agrarkonzerne jedes Jahr staatliche Subventionen in Millionenhöhe. Die Landwirtschaftshilfen in der EU sollen eigentlich die Bauern gegen Preisschwankungen an den Weltmärkten absichern und für ungleich verteilte Produktionsbedingungen entschädigen. Doch laut Expertenschätzungen kassieren 20 Prozent der Förderberechtigten 80 Prozent der Agrarmilliarden aus Brüssel. Und das sind keineswegs Bauern, sondern multinationale Konzerne. Beispielsweise der britische Zuckerhersteller und Verarbeiter von Agrarrohstoffen Tate & Lyle. Er erhielt 2007 stolze 134 Millionen Euro Fördergelder, über 40 Prozent seines Jahresgewinnes.[67] Das deutsche Pendant dazu ist die Südzucker AG aus Mannheim. Das Unternehmen erhielt 2008 als heimischer Spitzenreiter 34,3 Millionen Euro, quasi als Belohnung dafür, dass es die teure Ernte der deutschen Rübenbauern abgenommen hat.[68]

Trotz all der fantastischen Gewinne der Agrar- und Lebensmittelkonzerne ist unser Essen dennoch billig wie nie. Paul Trummer: »Nur diese Flut an Geldern bewirkt letztlich, dass wir Konsumenten uns heute billig mit Nahrungsmitteln eindecken können und kaum mehr Geld für Essen ausgeben. Die ganze Förderpolitik ist eine riesige Umverteilungsmaschine, die Agrarpreise künstlich tief hält. So helfen etwa die EU-Milliarden den Bauern, Lebensmittel noch billiger erzeugen zu können, wovon wir Konsumenten profitieren. Doch im selben Kreislauf zahlen wir Steuerzahler Milliarden nach Brüssel, um unsere Bauern am Leben zu halten.«[69]

Warum die Fische aussterben

Das wohl tragischste Beispiel für die verheerenden Folgen unserer Lebensmittelverschwendung stellt die ebenfalls hoch subventionierte weltweite Fischerei mit ihren jährlich rund 90 Millionen Tonnen gefangenen Fischs und Meerestieren dar.[70] Hierbei landen, abhängig von der gejagten Art, bis zu 80 Prozent der gefischten Tiermasse als ungewollter »Beifang« tot, verstümmelt oder sterbend wieder im Meer.

Fisch mögen die Deutschen gern. Ob als tiefgefrorene Fischstäbchen von »Kapitän Iglo«, Rollmopskonserve oder frisches Filet »bitte ohne Kopf«. In den Großstädten sprießen neue Sushi-Läden wie Pilze aus dem Boden: mit »all you can eat« für 15 Euro pauschal. Im Reismantel verspeisen wir tropische Garnelensorten wie Scampis, Gambas, kurz vor dem Aussterben befindliche Thunfischarten und exotische Fischarten, von denen wir nicht

Weltfischbestände

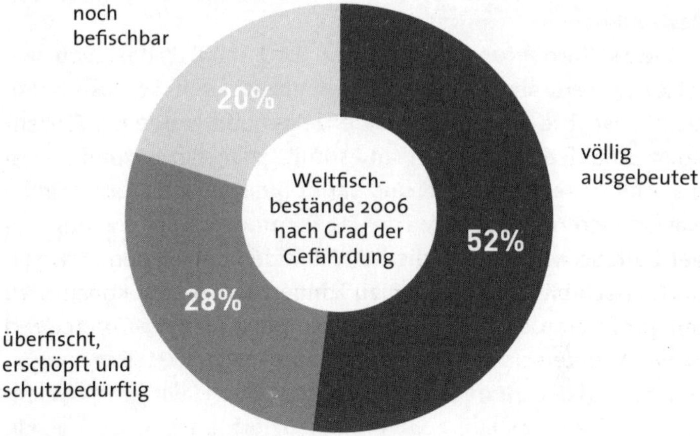

Quelle: FAO 2006

einmal den Namen kennen. Aber auch unsere heimischen Meere sind schon fast leer gefischt. Von der ursprünglichen Population des Blauflossen-Thunfischs (oder Roten Thunfischs) im Mittelmeer sind nur noch rund 20 Prozent übrig; die Ausbeutung liegt derzeit dreimal so hoch, wie es für den Bestand noch verträglich wäre. Nicht anders ergeht es in der Nordsee dem klassischen – auch Dorsch genannten – europäischen Kabeljau. Wer den noch isst, begeht beinahe Leichenschändung.

2009 haben die Deutschen ihren Rekord-Pro-Kopf-Konsum von 2007 erneut gesteigert, auf 15,7 Kilogramm Fisch und Fischereierzeugnisse, einschließlich Meeresfrüchte. Die Folge: Drei Viertel der europäischen Fischbestände sind offenkundig überfischt. Die nüchternen Zahlen sind erschreckend: Auf jedes Kilo Seezunge an der Ladentheke kommen bis zu 6 Kilo anderer Fische wie Scholle, die als Müll zurück ins Meer geworfen werden. Die »Krabben«-Fischerei nach der beliebten Garnelensorte Nordseegranat erzeugt etwa 50 Prozent Beifang. Ein Großteil davon sind Jungtiere des Kabeljaus, die nicht mehr lebensfähig wieder im Meer landen. So stirbt der Nachwuchs und damit die Basis des Bestandes.

Die Welternährungsorganisation FAO schätzt, dass von den weltweit kommerziell gejagten Fischbeständen bereits 52 Prozent bis an ihre Reproduktionsgrenze genutzt werden, 17 Prozent überfischt sind, der Fortbestand somit gefährdet ist, und sieben bis acht Prozent erschöpft und damit quasi ausgestorben sind.[71] Nach neueren Schätzungen der EU-Kommission gelten heute sogar 88 Prozent der europäischen Fischbestände als überfischt.[72] Große Fische wie Thunfisch, Hai, Schwertfisch und auch Kabeljau muss man mit der Lupe – oder besser dem Echolot – suchen, denn ihre Bestände sind um bis zu 90 Prozent dezimiert. Der endgültige Kollaps der kommerziellen Meeresfischerei wird von Wissenschaftlern auf das Jahr 2048 prognostiziert. Danach wird sich in den Weltmeeren kein Fischlaib mehr tummeln, und wir werden unseren Fischeiweißbedarf vollständig aus riesigen Aquakulturen decken müssen: geklonte Tiermasse, schnell aufgepeppt mit Kraftfutter und Medikamenten.

Fang und Beifang

Auch kleineren Fischen wie beispielsweise Sandaalen und Sprotten geht es an den Kragen. Bei der – auch »Gammelfischerei« genannten – Industriefischerei in der Nordsee werden sie zu Fischmehl zerrieben und zu Fischöl verkocht, um sie später an Schweine und Hühner oder in Aquakulturen an Zuchtlachse und Garnelen zu verfüttern. Rund 30 Millionen Tonnen Fisch enden so weltweit jährlich als Mehl oder Öl. Ähnlich groß wie bei der Fleischproduktion ist auch hier die Verschwendung: Für ein Kilogramm Lachs sind vier Kilogramm Fischmehl nötig.[73]

Die Studie »Zukunftsfähiges Deutschland in einer globalisierten Welt« des Wuppertal Instituts für Klima, Umwelt, Energie prangert die über alle Maßen verschwenderische Überfischung an: »Moderne Landwirtschaft, Forstwirtschaft und zunehmend auch Fischerei ist nichts anderes als Aneignung von Nettoprimärproduktion und Biomasse. Die aber ist begrenzt. Eine einfache Regel der Nachhaltigkeit sagt, dass nur so viele regenerative Ressourcen genutzt werden sollten, wie nachwachsen. So steht zum Beispiel die Überfischung der Meere im Widerspruch zu dieser Regel; aus diesem Grund hat sich nach Schätzungen zwischen Anfang der 1970er-Jahre und Ende der 1990er-Jahre der weltweite Gesamtfischbestand nahezu halbiert.«[74]

Exakte Zahlen über den gesamten Beifang gibt es nicht, da es die Politik und auch die Wissenschaft bislang nicht wirklich interessiert hat und die Erfassung sehr aufwendig ist. »Beifang stellt weltweit eine der größten Herausforderungen für den Meeresnaturschutz dar, mit ernst zu nehmenden Auswirkungen auf die Ernährungssicherheit von rund einer Milliarde Menschen, die auf Fisch als primäre Eiweißquelle angewiesen sind«[75], beschreibt eine vom WWF in Auftrag gegebene Studie das Problem. Dennoch besteht hinsichtlich von Definition, Messung und Umfang des Beifangs in der wissenschaftlichen Forschung keine Einigkeit. »Bisher wurde Beifang in der Regel als der Teil des Fangs bezeichnet, der nicht ›geplant‹ erzielt wurde. Das Grundproblem stellen die vollkommen unterschiedlichen Wertvorstellungen dar, die zu unterschiedlichen Auffassungen führen hinsichtlich dessen, was als nicht geplanter oder gezielter Fang betrachtet wird. Das trifft insbesondere auf solche Fischereien zu, in denen mittlerweile keine bestimmte Spezies das Fangziel mehr zu sein scheint«, beschreibt die Studie.

Den Wissenschaftlern geht es daher um eine einheitliche Definition des Beifangs. Sie schlagen vor: »Beifang ist der Teil des Fangs, der entweder zurückgeworfen oder nicht gemanagt wird.« Basierend auf dieser Definition »und ihrer Anwendung auf die untersuchten Daten können jährlich 38,5 Millionen Tonnen Beifang identifiziert werden, das entspricht einem Anteil von 40,4 Prozent des geschätzten jährlichen Meeresfangs von 95,2 Millionen Tonnen«.[76]

Das ist aber nicht alles: Die Beifangraten von Schildkröten, Walen, Flossenfüßern und Seevögeln werden in der Regel von den aktuellen Untersuchungen nicht erfasst. Es gibt nur grobe Schätzungen nach Anzahl der Individuen. Der Beifang von Wirbellosen wie Schalentieren, Stachelhäutern und Weichtieren wird noch nicht einmal geschätzt. »Hinzu kommt, dass Gewichtsschätzungen für solchen Beifang die tatsächlichen Auswirkungen auf die betroffene Spezies eventuell nicht wiedergeben könnten, weil viele so gefährdet sind, dass sogar der Tod von nur wenigen Einzeltieren tief greifende Auswirkungen auf die Gesamtpopulation haben könnte.«[77]

Die Hälfte wird entsorgt

Beifang ist auch nicht gleich Beifang: Ein Teil kann verkauft werden, ein anderer darf aus gesetzlichen Gründen nicht angelandet werden und wird daher wie Müll entsorgt. Dieser unverwertete Teil des Beifangs wird als »Rückwurf« oder »Discard« bezeichnet. Die FAO sprach bereits 1994 von 27 Millionen Tonnen Fischmüll jährlich, die ungenutzt in die Meere zurückgeworfen werden, was etwa einem Drittel der von Menschen verzehrten Menge entspricht. Darunter befinden sich aber auch Säugetiere: Etwa 300 000 Wale, Delfine und Tümmler ertrinken in Fangnetzen. »Durch den heutigen Beifang sterben jedes Jahr mehr Wale als zur Blütezeit des Walfangs«, berichtet der WWF Deutschland.[78] Greenpeace ging während seiner Beifang-Kampagne 2008/2009 von jährlich rund 20 Millionen Tonnen verendeter Fische, Meeressäuger, Schildkröten und Seevögel aus, »einem Drittel des gefangenen Fischs«. Zu Beginn des Jahres 2009 veröffentlichte die FAO dann eine neue Schätzung, in der vermutet wird, dass es »weltweit mehr als 20 Millionen Tonnen sein könnten (was 23 Prozent der Anlandungen aus dem Meer entspricht), Tendenz steigend«.[79] Noch weiter geht das Umweltprogramm der Vereinten Nationen UNEP. Es spricht von 30 Millionen Tonnen pro Jahr. Der Mensch würde nur knapp über die Hälfte des gefangenen Fischs tatsächlich verzehren.[80] Die ex-

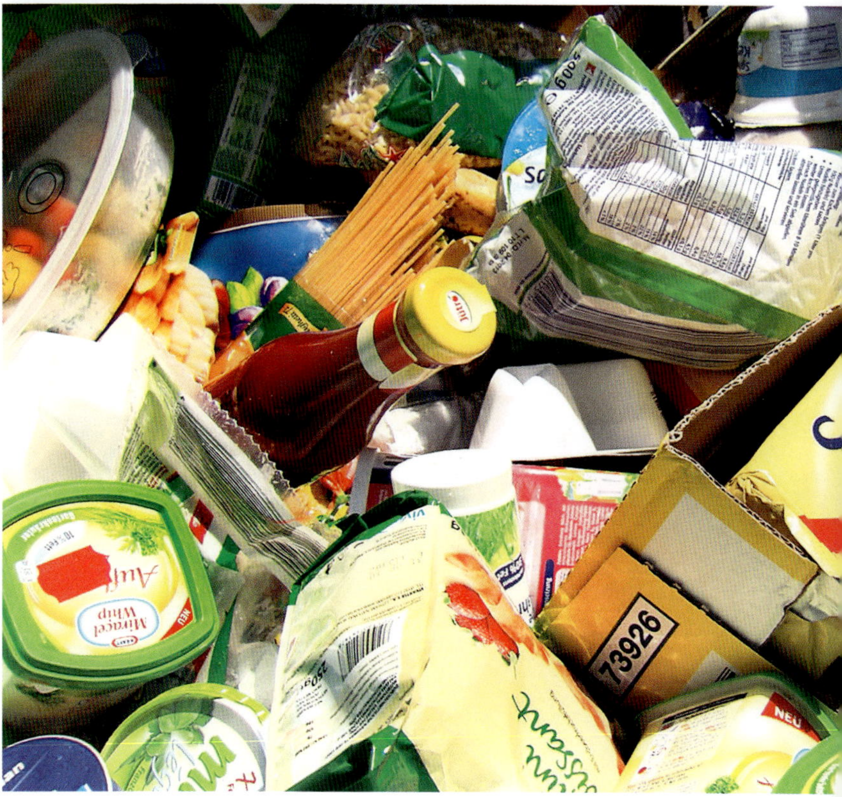

Die Hälfte der für den menschlichen Verzehr geernteten und produzierten Lebensmittel landet auf dem Müll.

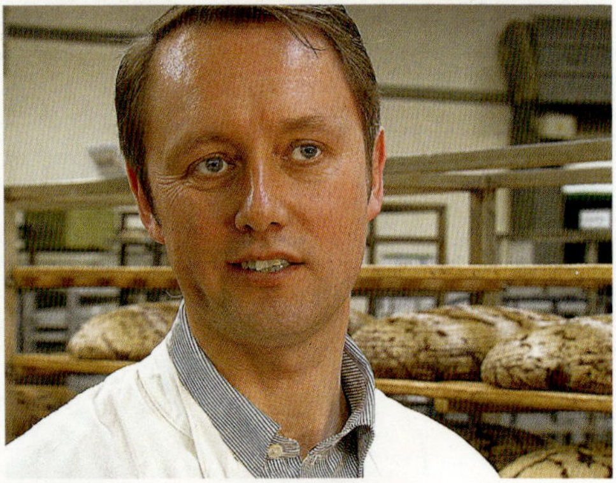

Bäckermeister Roland Schüren aus Hilden verbrennt seine alten Brote und gewinnt daraus Energie.

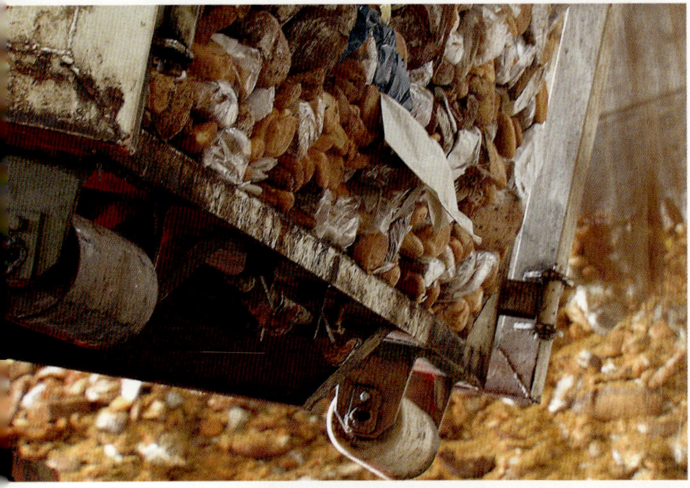

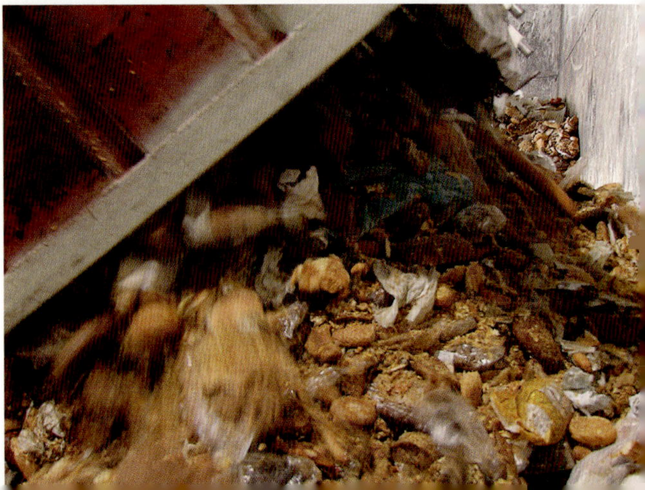

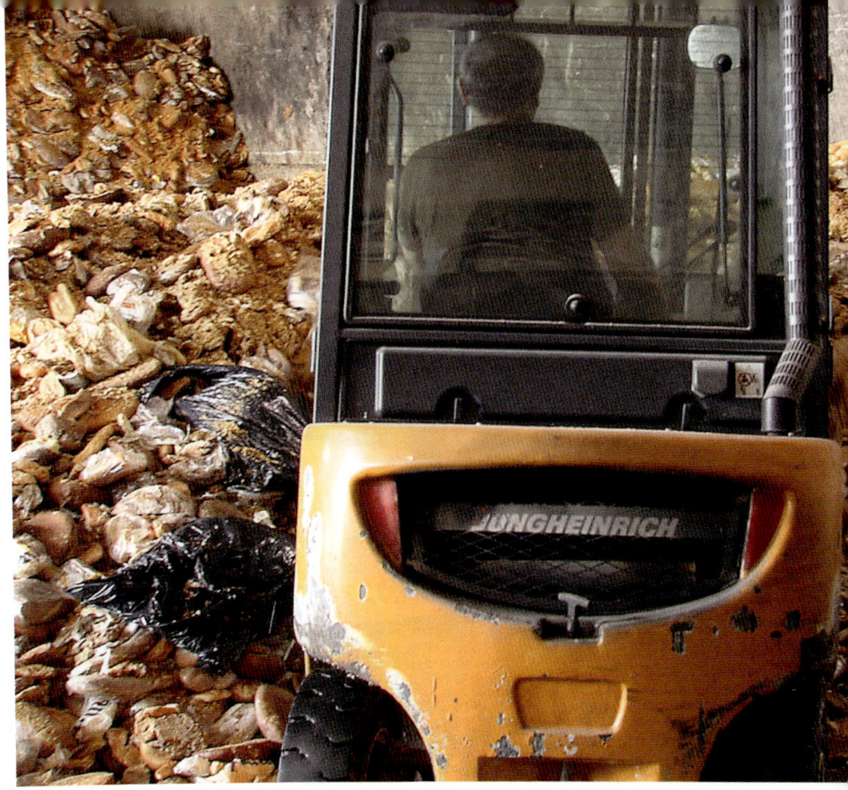

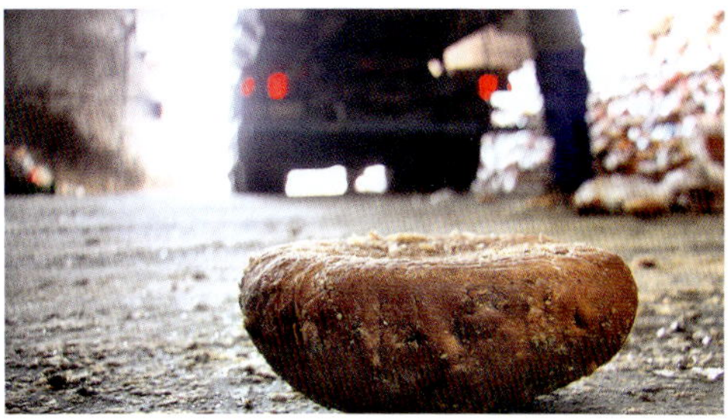

Jedes Jahr werden rund 500 000 Tonnen Brot in Deutschland weggeworfen. Von dieser Menge könnte Niedersachsen versorgt werden, das ganze Jahr über.

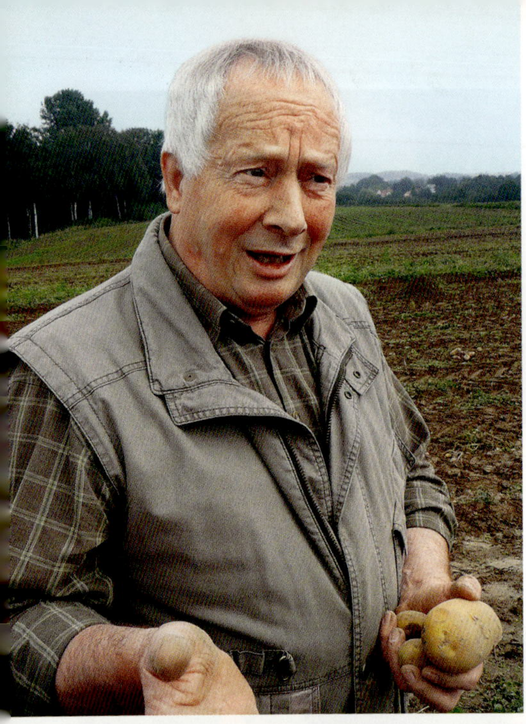

Friedrich Wilhelm Graefe zu Baringdorf hebt eine Kartoffel auf, sie hat eine längliche Delle. Fast schon zärtlich streicht er mit seinem Daumen durch die Vertiefung: »Der Ernährungswert ist derselbe, die würden genauso gut schmecken, aber der Handel nimmt sie uns nicht ab«, klagt der Bauer.

Unten: Mehrfach werden optisch nicht genügende Kartoffeln aussortiert, hier in der Packstation Agrata in Beelen.

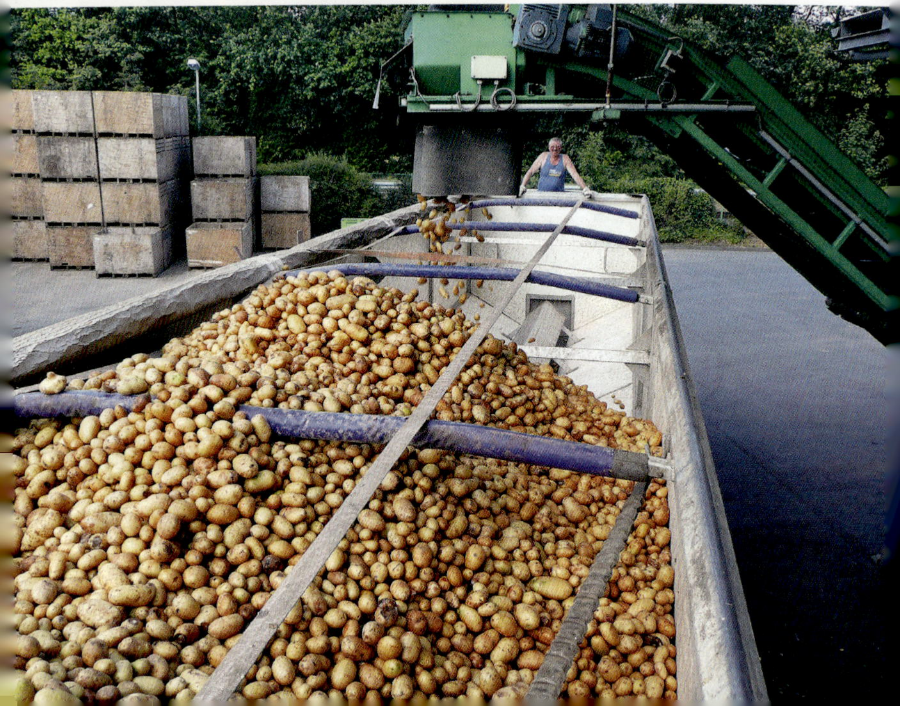

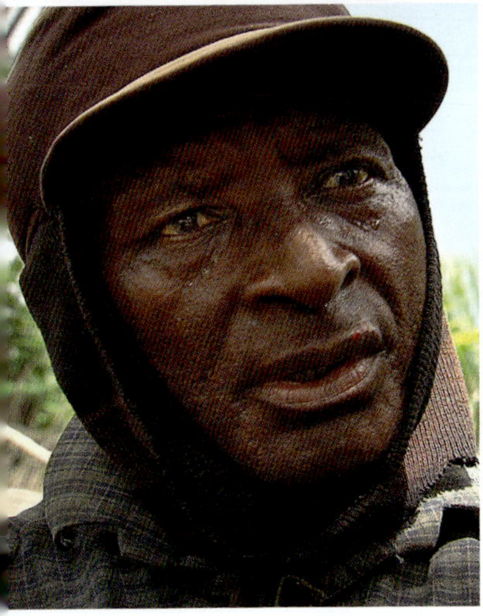

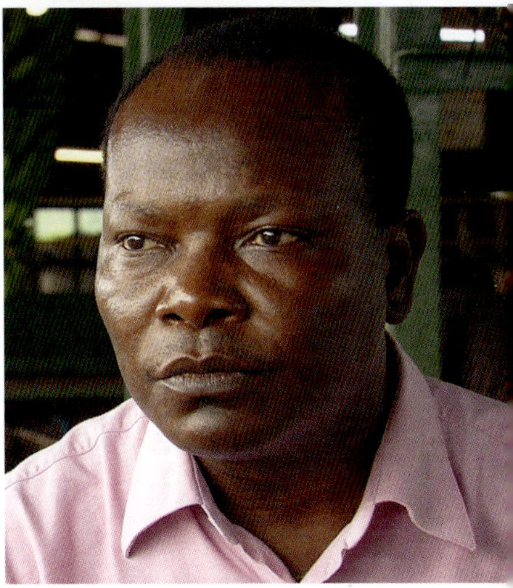

Links: Dem Kleinbauern André Foka wurde der Großteil seiner Felder von der Bananenplantage weggenommen.
Rechts: Der Direktor der Plantage, Hilaire Tsimi Zoa, bedauert, dass ihn immer strengere optische Standards aus Europa dazu zwingen, acht Prozent seiner Bananenernte auszusortieren und wegzuwerfen.

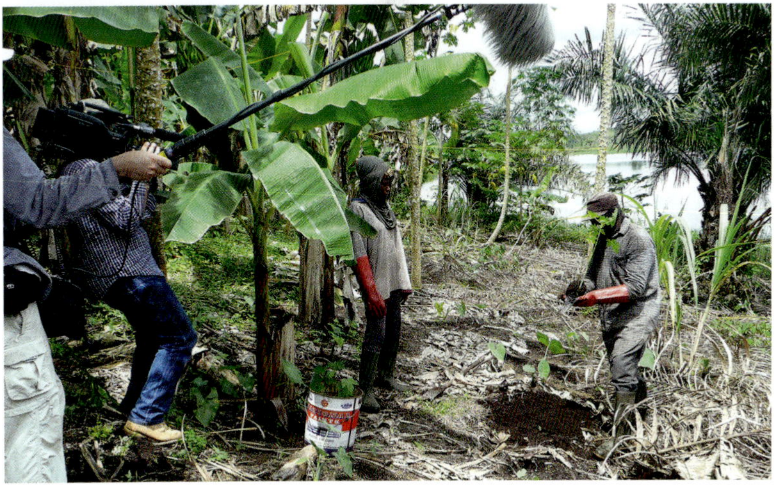

Dreharbeiten in Kamerun: Kleinbauer André Foka pflanzt ein Papayabäumchen.

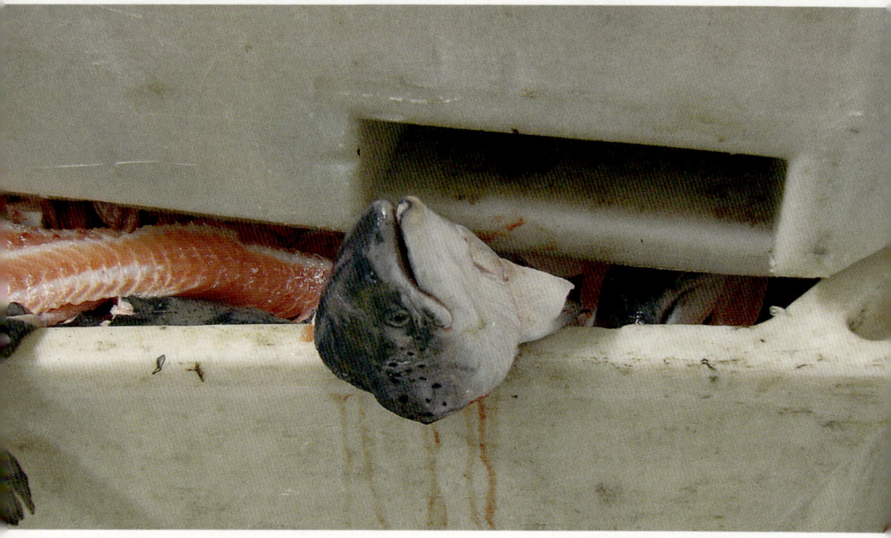

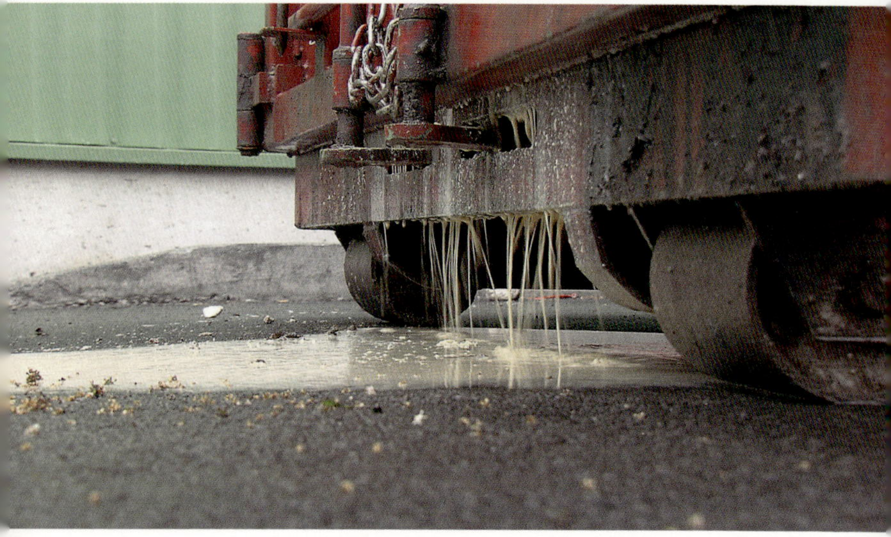

Fischmüll auf dem weltgrößten Agrarmarkt in Rungis bei Paris:
Was nicht am selben Tag verkauft werden kann, wandert in die Tonne.

tremste Schätzung stammt aber von dem britischen Journalisten Charles Clover. In seinem Buch »Fisch kaputt«[81] stellt er die Vermutung auf, dass sich die Menge der tatsächlich von Menschen verzehrten Fischproteine nur auf etwa zehn Prozent der Biomasse der Meerestiere belaufe, die jährlich getötet werden. Dazu rechnet er aber alle Rückwürfe, die Fischmehlproduktion, verdorbene Ware, ungenießbare Teile und Küchenabfälle ein.

Aber es gibt hierzu, ähnlich wie auch in den anderen betrachteten Bereichen der Lebensmittelvernichtung, eben keine exakten Zahlen. Nicht alle zurückgeworfenen Tiere sterben auch. Die tatsächliche Sterberate hängt stark von der befischten Art ab. Ältere Studien aus den Jahren 1976 und 1992 differenzieren: »Ein Teil der beigefangenen Fische in der Nordsee wird lebendig zurückgeworfen. Der Anteil der überlebenden an den insgesamt beigefangenen Fischen hängt von mehreren Faktoren ab. Unter günstigen Bedingungen, wie einer kurzen Schlepp- und Sortierzeit, niedrigen Temperaturen und dem Einsatz von Trommelsortierern, überleben dennoch lediglich sieben Prozent der Klieschen, 20 Prozent der Schollen und 50 Prozent der Seezungen. ›Rundfische‹ wie Kabeljau, Wittling, Stint, Sprotte, Leierfisch und Hering sterben zu fast 100 Prozent.«[82]

Auch Jahre später hat sich trotz neuer Fangtechniken und Auflagen nicht viel geändert. 2006 kam die EU-Kommission zu folgendem Ergebnis: »Die Plattfisch- und die Krabbenfischerei der Nordsee haben dem Kabeljau besonders zugesetzt. Er lebt als junger Fisch insbesondere im flachen Küstengewässer, wo ihn die Schleppnetze erwischen. Dabei sterben ca. 50 Prozent des mit gefangenen Kabeljaus als Rückwurf.«[83] Die Folgen sind klar: Werden die Tiere schneller gefangen oder getötet, als die Bestände sich regenerieren können, gibt es weniger ausgewachsene Exemplare, und der Anteil der gefangenen Jungfische nimmt zu. Mit den verheerenden Folgen der Vernichtung ganzer Arten.

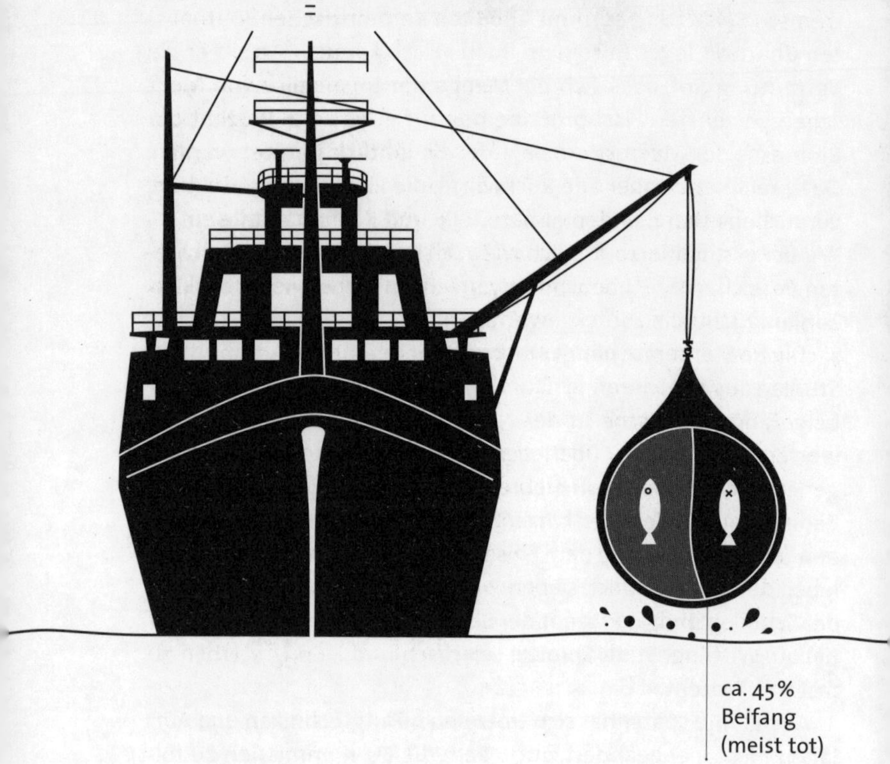

40 bis 50 % aller in Europa gefangenen Fische werden – meist tot – wieder über Bord geworfen, weil sie entweder die falsche Größe oder Art haben, oder die EU-Fangquoten übersteigen.

Das Gesamtgewicht des jährlich vernichteten »Beifangs« in Nordatlantik und Nordsee beläuft sich auf 2,3 Mio. Tonnen Fisch.

Fischerei ist alles andere als nachhaltig

Trotz der teilweise abweichenden Zahlenangaben und Betrachtungsweisen kann man eindeutig festhalten, dass sich internationale Organisationen, die deutsche Bundesregierung und Umweltschutzverbände im Großen und Ganzen einig sind: Die aktuelle Fischereipraxis ist das Gegenteil von nachhaltig, fischt die Ozeane leer und verursacht bereits beim Fang bis zur Hälfte Lebensmittelmüll. Für jeden Fisch, der gefangen wird, muss ein weiterer sterben.

Die höchsten Rückwurfquoten gibt es in europäischen und japanischen Gewässern, rund 40 Prozent aller geschätzten Rückwürfe. Der Nordostatlantik ist fast leer gefischt. Die EU versucht das Problem der Überfischung zu lösen, indem sie Fangquoten vergibt, die regeln, wie viel jeder Fischer von einer Art anladen und vermarkten darf. In der Regel ist auch eine bestimmte Mindestgröße vorgeschrieben, damit nicht der Jungfischbestand ausradiert wird. Hat der Fischer seine Fangquote ausgeschöpft, darf er auch den Beifang nicht an Land bringen und verkaufen. Das führt absurderweise dazu, dass die Fischer – um eine Strafe zu umgehen – den gesamten Beifang prompt ins Meer kippen. Eine Regelung, zur besseren Meeresbewirtschaftung gedacht, bewirkt damit genau das Gegenteil und erzeugt erst den Müll.

Was tut die Bundesregierung?

Dieser fortgesetzte Wahnsinn ist der deutschen Bundesregierung seit Jahren bekannt. Im April 2009 erklärte das Bundesministerium für Ernährung, Landwirtschaft und Verbraucherschutz (BMELV), dass die durch die EU-Regelung verursachte Praxis der Rückwürfe an »unerwünschten« oder »untermaßigen« Fischen »wertvolle Meeresressourcen in einer inakzeptablen Art und Weise vergeudet«. Neben der Einführung von »selektiven Fanggeräten«, also Netzen, bei denen die jeweiligen Maschenöffnungen an die Zielart angepasst und »Fluchtfenster« für die übrigen Arten gelassen werden, schlägt das Ministerium auch die zeitweise Schließung von Fanggebieten vor. Insbesondere aber fordert es »die Einführung eines Rückwurfverbots und Anlandegebots. Danach müssen alle nicht mehr überlebensfähigen Beifänge an Bord behalten und angelandet werden. Ein solches System würde für die Fischer einen starken Anreiz schaffen, Beifänge zu vermeiden und stärkere Verantwortung für die Erhaltung der Fischbestände zu übernehmen. Denn unerwünschte und untermaßige Fische dürften nicht länger über Bord geworfen werden. Sie würden entweder auf die Fangquoten der Fischer angerechnet (bei quotierten Arten) oder müssten zu niedrigen Preisen vermarktet oder zu Fischmehl (bei untermaßigen Fischen) verarbeitet werden.«[84]

Bei den Tagungen der EU-Fischereiminister im Jahr 2009 vertrat auch Ministerin Aigner die Ansicht, dass der Vergeudung von Meerestieren ein Ende gesetzt werden muss. Im August 2009 erklärte sie anlässlich einer Kindermalaktion des WWF »Stoppt den Beifang«: »Das Problem ist seit Jahren bekannt. Deshalb ist es jetzt an der Zeit, auf europäischer Ebene endlich zu handeln. Wenn es gelingt, diese neue Politik durchzusetzen, werden die Fischer von selbst darauf achten, dass möglichst nur die Fische in ihre Netze gehen, die sie auch tatsächlich fangen wollen.«[85]

Doch es dauerte noch knapp zwei Jahre, bis endlich Bewegung in die Verhandlungen kam. Hintergrund ist die Reform der europäischen Fischereipolitik. Bis Ende 2012 muss die Europäische Union sie beschließen, und schon 2013 sollen die neuen Regeln in Kraft treten. »Es ist höchste Zeit, dass wir endlich Rückwurfverbote einführen, um der unverantwortlichen Verschwendung von Meerestieren ein Ende zu setzen«, betonte Staatssekretär Dr. Robert Kloos beim Treffen der EU-Fischereiminister mit Kommissarin Maria Damanaki am 1. März 2011 in Brüssel.[86] Am Rande des Treffens forderten erstmalig Deutschland, Frankreich, das Vereinigte Königreich und Dänemark in einer gemeinsamen, 17 Punkte umfassenden Erklärung, dass die Praxis der Rückwürfe beendet werden müsse durch die – »wo dies möglich ist – schrittweise Einführung von Rückwurfverboten«, wie es bereits seit mehreren Jahren Praxis in norwegischen Gewässern ist.[87]

Wenn dies tatsächlich umgesetzt und kontrolliert würde, wäre das ein großer Schritt hin zu einer nachhaltigen Fischereiwirtschaft, wie sie Greenpeace und WWF seit Jahren fordern. Der WWF verlangt, dass die Umsetzung der Rückwurf-Verordnung direkt an Bord kontrolliert werden muss und empfindliche Strafen bei Verstößen verhängt werden. Die EU solle bei den größten Verschwendern beginnen: der Baumkurrenfischerei auf Scholle und Seezunge sowie der Grundschleppnetzfischerei auf Kaisergranat.

Alternativen rechnen sich

Dass es in der Praxis der Schollenfischerei auch anders geht, beweist die Fangflotte des niederländischen Familienbetriebs de Boer. Sie fischen nach den Kriterien des Marine Stewardship Council (MSC), einer im Jahr 1997 von WWF und dem niederländisch-britischen Konzern Unilever ins Leben gerufenen Organisation, die sich der nachhaltigen Fischerei verschrieben hat und danach zertifiziert. Es soll nicht mehr Fisch gefangen werden, als auch wieder nachwächst. Neben der Senkung von Fangquoten ist ein einfaches Umstellen der Fanggeräte enorm effektiv. Die de Boers investierten beispielsweise 40 000 Euro in neue Fangnetze mit deutlich größeren Maschen als herkömmliche. Die Baby-Schollen können dadurch bereits im Wasser entkommen. Der Beifang macht jetzt nur noch drei Prozent aus. Das rechnet sich auch wirtschaftlich: Für die auf diese Art mit MSC-Zertifizierung gefangenen Schollen bekommen die holländischen Fischer für das Kilo 1,70 Euro – 20 Cent mehr als früher.[88]

Auch ein simpler Austausch von Angelhaken kann viel bewirken: Bei der Jagd auf Thunfische werden kilometerlange Leinen mit Tausenden traditionell J-förmigen Köderhaken verwendet. Schildkröten und tauchende Albatrosse wurden hierdurch zu Zigtausenden getötet. Tauscht man die »Killerhaken« gegen neue Kreis-Haken aus, reduziert sich die Zahl getöteter Schildkröten um 90 Prozent, ohne dass weniger Thunfische gefangen werden.[89]

Warum unser Konsum das Klima anheizt

Zu den weltweit jährlich 49 Milliarden Tonnen vom Menschen erzeugter Klimagas-Emissionen trägt jeder Deutsche mit seinem privaten Haushalt durchschnittlich elf Tonnen bei. Das ist zwar deutlich weniger, als ein US-Bürger verursacht, aber dreimal so viel, wie ein Mensch in einem Entwicklungsland beiträgt. Die exakte Berechnung des Pro-Kopf-Ausstoßes von CO_2 ist allerdings nicht einfach und hängt von vielen Parametern ab. Grundsätzlich gibt es zwei verschiedene Betrachtungsweisen: eine Quellenbilanz, die sämtliche im Inland entstandenen Emissionen einfach durch die Bevölkerungsanzahl teilt, und eine Verbrauchsbilanz, die auch den Außenhandel mit einbezieht. Damit werden auch energieintensive deutsche Industriezweige berücksichtigt, die sich im Zuge der Globalisierung ins Ausland verlagert haben. Anders als Gesamtbetrachtungen auf nationaler Ebene gehen weitere Ansätze direkt vom Konsumenten aus: Sogenannte CO_2-Rechner im Internet, wie beispielsweise der sehr verbreitete und einfach zu nutzende Rechner der vom Umweltministerium und vom Umweltbundesamt geförderten gemeinnützigen Gesellschaft klimAktiv, betrachten den Verbrauch speziell von der Warte des privaten Verbrauchers aus.[90] Das hat den Vorteil, dass man nicht nur einen Durchschnitt erfasst, sondern auch Bandbreiten möglicher Verhaltensänderungen aufzeigt und Ansatzpunkte dafür nennen kann.

Demnach emittiert der Durchschnittsbürger im Bereich Konsum 3,07 Tonnen, bei der Ernährung 1,55 Tonnen, beim Flugverkehr 0,85 Tonnen, im öffentlichen Verkehr 0,11 Tonnen, mit Privatfahrzeugen 1,56 Tonnen und bei der Heizung 2,0 Tonnen. Hinzugeschlagen wird dann noch ein pauschaler öffentlicher Anteil von 1,11 Tonnen für staatliche Leistungen und den Verbrauch des Einzelnen im öffentlichen Raum. Diese Berechnungen beziehen neben dem CO_2 bewusst auch die weiteren klimarelevanten Treibhausgase Methan (CH_4) und Distickstoffmonoxid (N_2O), auch als Lachgas bezeichnet, ein. Die Bezeichnung »CO_2-Rechner« ist daher etwas unscharf. Es müsste eher »Treibhausgas-Rechner« oder »CO_2-Äquivalente-Rechner« heißen.

Das Statistische Bundesamt betrachtet in seiner Quellenbilanz hingegen nur die reinen CO_2-Emissionen, bezieht aber neben den direkten Emissionen durch Heizung, Energieverbrauch und Verkehr auch die indirekten Emissionen ein, die bei der Produktion von Konsumgütern entstanden sind. Die Statistiker kommen dabei zu deutlich niedrigeren Werten: »Im Jahr 2009 beliefen sich die gesamten direkten und indirekten CO_2-Emissionen privater Haushalte in Deutschland auf 618 Millionen Tonnen, das entspricht einem Wert von 7,5 Tonnen je Einwohner. Direkt bei den privaten Haushalten entstanden 2009 216 Millionen Tonnen CO_2 – beim Heizen und durch den Kraftstoffverbrauch der eigenen Kraftfahrzeuge. Fast doppelt so hoch waren mit 402 Millionen Tonnen die indirekten CO_2-Emissionen. Diese entstehen durch die Konsumnachfrage der Bundesbürger sowohl bei der inländischen Herstellung von Waren und Dienstleistungen als auch durch importierte Konsumgüter, d. h. bei der Produktion von Erzeugnissen im Ausland, die in Deutschland verkauft werden: seien es Autos aus Japan oder Frankreich, Bekleidung aus China oder Rindersteaks aus Argentinien. Die Wareneinfuhr für den inländischen Konsum verursacht etwa ein Drittel der indirekten CO_2-Emissionen.«[91]

Beziehen die Statistiker zusätzlich die für die Ausfuhr bestimmten Waren in die Bilanz mit ein, gelangen sie jedoch auch zu einem Wert von im Schnitt elf Tonnen CO_2-Ausstoß pro Kopf.

Neben diesen Pro-Kopf-Berechnungen muss man daher für jedes Produkt eine Bilanz der Treibhausgas-Emissionen entlang des gesamten Lebenszyklus aufstellen, was die Sache nicht einfacher macht. Das nennt man dann »CO_2-Fußabdruck«, oder englisch »Product Carbon Footprint«. »Der Lebenszyklus umfasst Rohstoffgewinnung, Produktion, Handel, Nutzung, Recycling, Entsorgung und Transporte. Damit werden also alle Treibhausgas-Emissionen beschrieben, die durch ein Produkt ausgelöst werden. Diese Erfassung geht aber quer zu den oben beschriebenen Statistiken von Treibhausgasen, weil damit auch Treibhausgas-Emissionen erfasst werden, die im Ausland anfallen«, erläutert das Öko-Institut in Freiburg.[92]

Daher sollte man genau hinhören, wovon die Rede ist. Denn die Bilanzierungsregeln für die Pro-Kopf-Emissionen mit ihrem Inlandsbezug und für den CO_2-Fußabdruck mit seinem globalen Bezug sind unterschiedlich.

Die Art unserer Ernährung befördert den Klimawandel

Wer von Treibhausgas-Emissionen spricht, denkt in erster Linie an die Abgase seines Autos, die Ölheizung und den Energieverbrauch der Waschmaschine. Viele Menschen sind verantwortungsvollerweise bereit, den Energieverbrauch zu mindern, indem sie Sparlampen einschrauben, den Wäschetrockner ausrangieren, sich neue »A++«-Küchengeräte zulegen und über den Kauf eines Hybridautos nachdenken. Das ist alles wichtig und richtig so. Aber die wenigsten stellen ihr sonstiges Konsumverhalten, erst recht nicht ihre Essensweise infrage.

Auch auf politischer Ebene sind Landwirtschaft und Ernährung leider keine Kernthemen der Klimadebatte. Dabei ist allein die globale Viehzucht schädlicher fürs Klima als der Verkehr, wie neuere Studien belegen. Der Kauf eines Kilos Rindfleisch für den sonntäglichen Braten belastet das Klima genauso wie eine 70-Kilometer-Spritztour mit dem Kleinwagen zur Verwandtschaft. Und dabei sind der Energieverbrauch bei der Zubereitung im Ofen und die Lagerung im heimischen Kühlschrank noch gar nicht berücksichtigt.

Mit unserem Essverhalten und unserer Wegwerfmentalität tragen wir erheblich zum Klimawandel bei. Jeder Konsument verbraucht über die Ernährungskette hin gesehen jede Menge Energie für sein Essen. Angefangen bei der Züchtung des Saatgutes, der Bearbeitung des Bodens und der Aussaat, dem Dünger und den Pflanzenschutzmitteln über die Ernte, die Verfütterung und Weiterverarbeitung, die Tiefkühlung, den Transport und die Lagerung bis hin zur Warenpräsentation im Supermarkt und der Entsorgung des entstehenden Mülls.

Treibhauseffekt der Herstellung von Nahrungsmitteln

dargestellt in Autokilometern

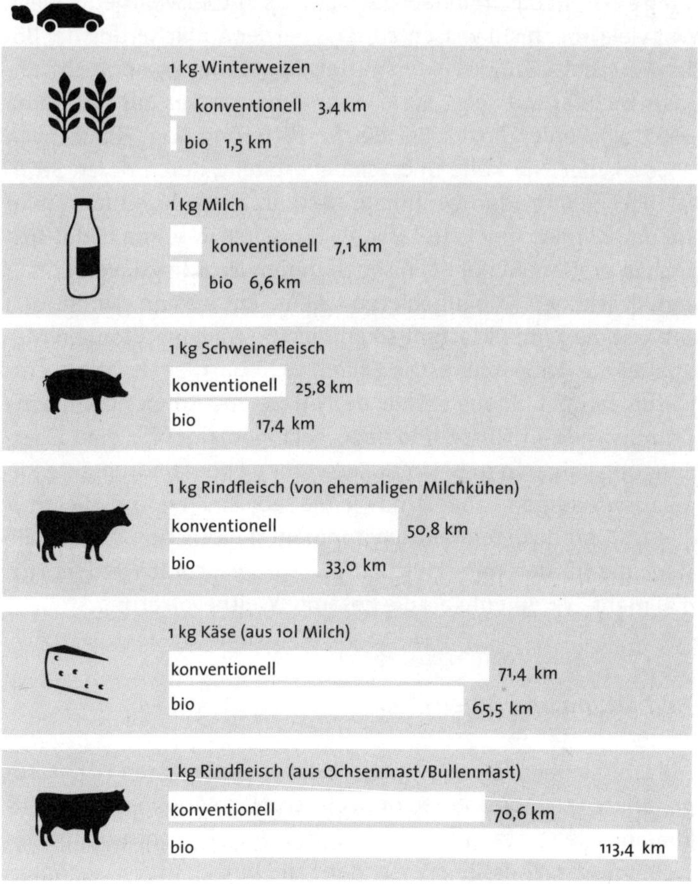

Kilometer mit einem BMW Modell 118 d bei 119 g CO_2 pro km

Quelle: foodwatch / Dirk Heider

Die hierfür notwendige Energie stammt zum größten Teil aus fossilen Brennstoffen wie Erdöl, Gas und Kohle. Bei der Verbrennung entsteht das Treibhausgas CO_2, was mittlerweile jeder weiß. Was viele aber nicht wissen, ist, dass bei der Anreicherung der Böden von Feldern und Weiden mittels Kunstdünger auf Stickstoffbasis Lachgas aufsteigt, welches 295-mal stärker auf das Klima wirkt als Kohlendioxid. Bei der Verfütterung von Pflanzen an Wiederkäuer wie Kühe und Schafe entsteht, durch deren Stoffwechsel bedingt, darüber hinaus Methan, das sich 25-mal stärker auf den Klimawandel auswirkt als CO_2 selbst. Methan bildet sich auch in großem Maße beim sogenannten Nassanbau von Reis in den klassischen Anbaugebieten Asiens. Zusammen genommen entlässt die Landwirtschaft so jährlich 60 Millionen Tonnen Methan in die Atmosphäre. Die Exkremente unserer Nutztiere enthalten darüber hinaus Stickoxide, Nitrate und Ammoniak, die ins Grundwasser, in Flüsse und Seen gelangen, dort für eine Überdüngung sorgen und bei ihrer Zersetzung ebenfalls indirekte Klimaauswirkungen haben. Und die Mengen sind enorm: Alleine in den USA produzieren laut Environmental Protection Agency die Tiere, die für den menschlichen Verzehr gezüchtet werden, 130-mal mehr Exkremente als die gesamte Weltbevölkerung.

Tierhaltung und Regenwald

Die Emissionen aller relevanten Treibhausgase lassen sich in sogenannte CO_2-Äquivalente umrechnen. Nach Angaben des Weltklimarats IPCC stammen rund 14 Prozent aller anthropogenen Treibhausgas-Emissionen aus der Landwirtschaft.[93] Das waren im Jahr 2006 allein in Deutschland ca. 133 Millionen Tonnen direkte CO_2-Äquivalente.[94] Noch nicht berücksichtigt sind hierbei allerdings die Treibhausgase, die bei der Produktion und dem Transport von Futtermitteln wie Soja und Mais hauptsächlich aus Lateinamerika entstehen. Fast zwei Drittel des Kraftfutters zur deutschen Viehmast stammen mittlerweile dorther. Das macht mindestens noch einmal sechs Millionen Tonnen aus. Damit nicht genug: Der österreichische Klimaforscher Dr. Thomas Lindenthal vom Forschungsinstitut für biologischen Landbau in Wien (FIBL)[95] berücksichtigt darüber hinaus in seinen Berechnungen erstmals auch die Emissionen, die durch sogenannte Landnutzungsänderungen (»Land Use Change«, LUC) entstehen. Gerade die Tierhaltung ist eine maßgebliche Triebkraft für Entwaldungen und Veränderungen der Bodennutzung. Wenn es nicht direkt über die Umwandlung in Viehweiden geschieht, dann indirekt über den Anbau von Futterpflanzen. So ist der Sojaanbau der Hauptgrund für die Brandrodungen des Amazonasregenwalds.

Solcherart Landnutzungsänderungen machen laut Lindenthal 15 bis 20 Prozent der globalen CO_2-Emissionen aus. Bei FAO-Berechnungen fällt das unter den Bereich »Forestry« mit insgesamt 17 Prozent. Nach Ansicht des Forschers müsse man korrekterweise einen großen Teil davon zu den Emissionen der Landwirtschaft hinzurechnen. Lindenthal erläutert dies im Interview: »Entscheidend ist, was netto mit den verschiedenen Landnutzungsformen passiert. Futtermittel, die aus Brasilien oder Argentinien hierhertransportiert werden, haben einen CO_2-Rucksack, der früher nicht in die CO_2-Bilanzen einberechnet wurde. Den Land Use Change hat man oft ausgeklammert, weil er bisher nicht genügend quantifizierbar war. Erst neuere Studien zu Agrartreibstoffen mit genaueren Daten machen das jetzt möglich. Landwirtschaft verursacht demnach mehr als 14 Prozent der CO_2-Emissionen. Dann kommt noch die ganze Lebensmittelverarbeitung hinzu, außerdem Transporte und Verpackungen. Meine vorsichtige Schätzung ist, dass der Ernährungsbereich 20 Prozent Anteil an den CO_2-Emissionen hat, ohne die Landnutzungsänderungen. Zusammen sind es in etwa 25 Prozent.«

Auch Dr. Dietrich Schulz, Fachgebietsleiter »Bodennutzung, Bodenbewirtschaftung, Landwirtschaft« beim Umweltbundesamt in Dessau, folgt diesem Ansatz und nennt ähnliche Größenordnungen, obwohl er extra betont, dass es sich um seine persönlichen Ansichten handelt: »Die Landwirtschaft trägt hauptsächlich durch Lachgas- und Methanemissionen zum Klimawandel bei. Ihre direkten Kohlendioxid-Emissionen sind demgegenüber gering. Weltweit kommen jedoch erhebliche CO_2-Freisetzungen hinzu, die durch Landnutzungsänderungen (Ausweitung der landwirtschaftlich genutzten Fläche auf Kosten von Wäldern etc.) und den dadurch bedingten Verlusten an Biomasse und Humus verursacht werden. Zusammen tragen diese Prozesse knapp 30 Prozent zum weltweiten Ausstoß an Treibhausgasen bei.«[96]

Die prozentualen Angaben bleiben notgedrungen vage, da es keine systematischen weltweiten Erhebungen zur tatsächlichen Vernichtung des tropischen Regenwalds gibt und gerodete Flächen auch beispielsweise für Dorf- und Städtebau, für Goldminen oder Erzabbau genutzt werden. Klar ist nur, dass die Landwirtschaft den Löwenanteil ausmacht.

Der Kuhschatten

Für Aufsehen sorgte Ende 2006 auch die FAO-Studie »Der lange Schatten des Viehs«, in der die UN-Organisation die Auswirkungen der Viehwirtschaft auf die globale Klimaerwärmung darlegte.[97] Die Forscher belegten darin, dass die weltweit 1,5 Milliarden Rinder, 1,7 Milliarden Schafe und Ziegen sowie ungezählte Schweine und zig Milliarden Hühner zusammen 18 Prozent der weltweit freigesetzten – also nicht nur anthropogenen – Treibhausgase erzeugen, mehr als der gesamte menschliche Verkehrs- und Transportbereich, alle Lastwagen, Flugzeuge, Schiffe und Pkws zusammen.[98] Tatsächlich hat die Viehzucht in den letzten Jahrzehnten enorm zugenommen. Seit 1970 hat sich der weltweite Fleischkonsum verdoppelt. Auf einem Drittel der weltweit verfügbaren Ackerfläche werden inzwischen Pflanzen fürs Vieh und nicht für die Ernährung des Menschen angebaut. Und die werden kräftig mit synthetischem Stickstoffdünger behandelt. Dessen Herstellung ist sehr energieaufwendig: Pro Tonne des Düngergrundstoffs Ammoniak gelangen circa fünf Tonnen CO_2 in die Atmosphäre. Kommt der Kunstdünger auf die Felder, wird zudem Lachgas freigesetzt: Pro 100 Tonnen Dün-

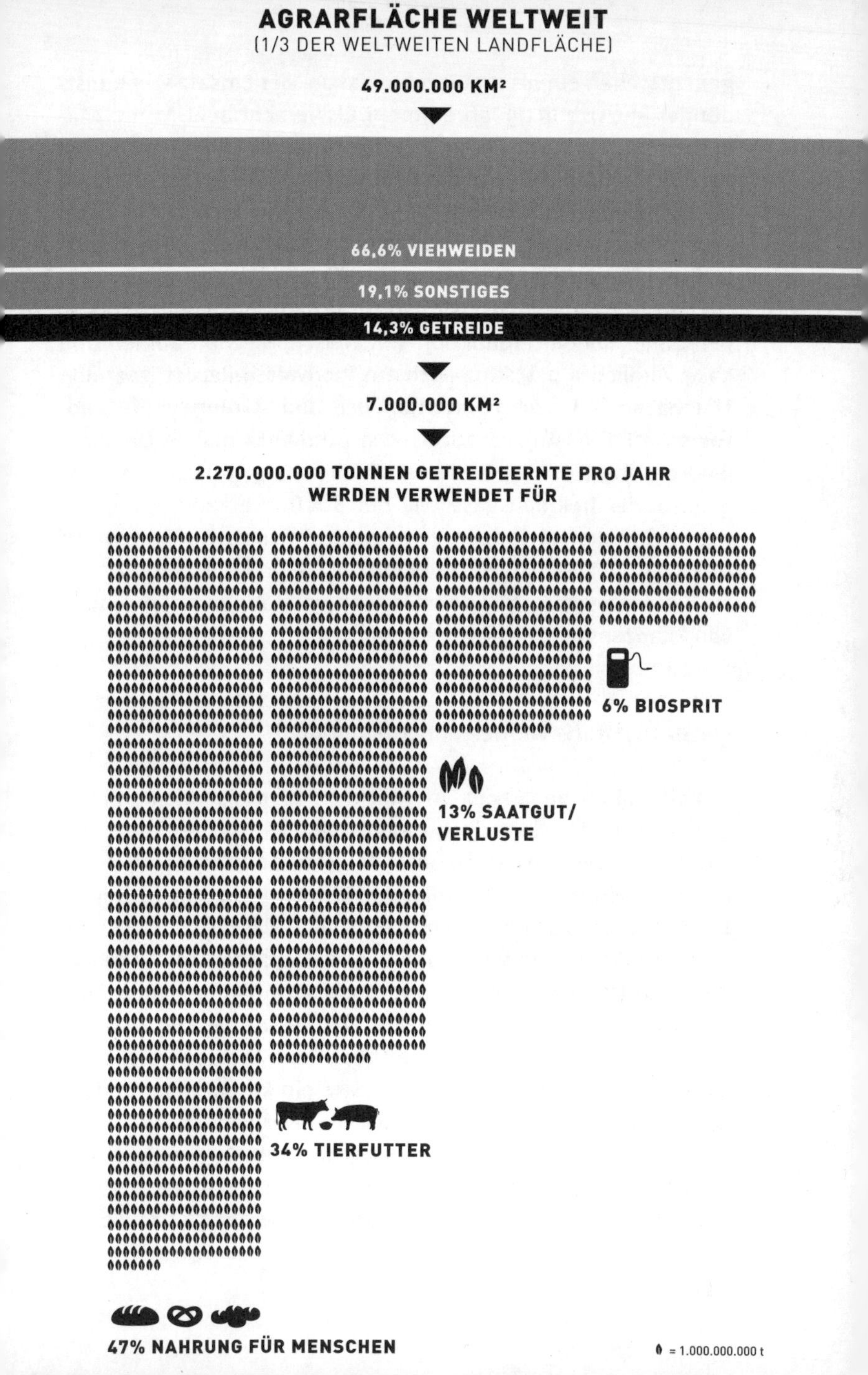
AGRARFLÄCHE WELTWEIT
(1/3 DER WELTWEITEN LANDFLÄCHE)
49.000.000 KM²
66,6% VIEHWEIDEN
19,1% SONSTIGES
14,3% GETREIDE
7.000.000 KM²
2.270.000.000 TONNEN GETREIDEERNTE PRO JAHR
WERDEN VERWENDET FÜR
6% BIOSPRIT
13% SAATGUT/
VERLUSTE
34% TIERFUTTER
47% NAHRUNG FÜR MENSCHEN
= 1.000.000.000 t

ger entstehen ein bis drei Tonnen davon. Der Einsatz von Kunstdünger hat sich in 45 Jahren mehr als verachtfacht: Von 11 Millionen Tonnen Stickstoff im Jahr 1960 auf 91 Millionen Tonnen 2004.[99] Rechnet man nur die Rodung von Wäldern zur Nutzung als Viehweiden hinzu, soll allein die Viehwirtschaft für neun Prozent der menschengemachten CO_2-Emissionen verantwortlich sein.[100]

Die höchsten CO_2-Emissionen im Ernährungsbereich entstehen daher bei der Produktion von Fleisch, Milchprodukten und Käse. Ähnliches bestätigt auch ein foodwatch-Report über den Treibhauseffekt von konventioneller und ökologischer Landwirtschaft vom August 2008: »Die Landwirtschaft in Deutschland emittiert mit 133 Millionen Tonnen CO_2-Äquivalenten fast ebenso viel Treibhausgase wie der Straßenverkehr. 71 Prozent oder 94 Millionen Tonnen verursacht die Tierhaltung, deutlich mehr als die Hälfte davon die Rindfleisch- und Milchproduktion. 29 Prozent oder 39 Millionen Tonnen entstammen dem Anbau von Pflanzen für Nahrungsmittel.«[101]

Die armen Kühe werden zur Sau gemacht

Auf einmal werden in der Öffentlichkeit die rülpsenden und furzenden Kühe als Klimakiller ausgemacht. Sportwagenfahrer mit jeder Menge Pferdestärken unter der Haube deuten hämisch auf den Landwirt mit seinen Kühen im Stall und drücken wieder erleichtert aufs Gaspedal. Doch so einfach ist das nicht.

Die Tierärztin und Mitautorin des Weltagrarberichts Anita Idel rückt die Dimensionen in ihrem Buch »Die Kuh ist kein Klima-Killer!« wieder gerade. Sie erklärt, warum wir die Kuh als »globalen Landschaftsgärtner« brauchen. Denn Weidetiere stutzen das Gras der Steppen und Wiesen wie ein Rasenmäher und lösen damit Wachstumsimpulse aus: »Gräser können auf Dauer nur trotz und wegen der Beweidung wachsen. Kurz: ohne Graser kein Gras.«[102] Und Gras- und sonstiges Grünland ist ein gigantischer Kohlenstoffspeicher: Es bedeckt mit seinen 52,5 Millionen

Quadratkilometern über 40 Prozent der Landfläche der Erde. In ihren Böden speichern die Pflanzen über ihre Wurzeln ein Drittel des globalen Kohlenstoffs, mehr als der tropische Regenwald und die Moore.

Auch Wälder in gemäßigten Klimazonen speichern in der Wurzelmasse der Bäume zweimal mehr Kohlenstoff als im Holz über dem Erdboden. Abgestorbene Pflanzenreste und Wurzelwerk bilden die so wichtige Humusschicht. Erst wenn der Mensch die Humusschicht durch intensive Nutzung abbaut und durch Überdüngung und Pestizide abtötet, wird der gebundene Kohlenstoff wieder als CO_2 in die Atmosphäre freigesetzt. So ist in wenigen Jahrzehnten ein Viertel der in Jahrtausenden entstandenen Bodenfruchtbarkeit vernichtet worden. Daran ist die Kuh nicht schuld.

Darüber hinaus vergewaltigen wir die Mägen der Kühe mit völlig unnatürlichem Futter. Da sie in möglichst kurzer Zeit viel Milch geben oder viel Fleisch ansetzen sollen, mästen wir sie mit proteinreichem Kraftfutter aus Getreide, Mais und Soja. Wiederkäuende Tiere haben aber die einzigartige Fähigkeit, mithilfe von Billionen Bakterien in ihrem Pansenmagen eigentlich unverdauliches Gras zu zersetzen. Durch diesen Magen wird nun auch das Getreide geschleust und dabei viel Energie verschwendet: »Denn nach dem Motto ›gegessen wird, was auf den Tisch kommt‹ bauen die Mikroorganismen nun auch Getreide, Soja und Mais ab, obwohl die Rinder das ja – wie wir Menschen – im Labmagen selbst und somit effizienter könnten. Durch diesen quasi Umweg, den Ab- und Aufbau energiereicher Pflanzen im Pansen, geht viel Energie verloren.«[103]

Seit einigen Jahren arbeiten Wissenschaftler ernsthaft daran, wie sie die Pansenbakterien umgehen können, indem sie mit aufwendigen gentechnischen Verfahren pansenstabiles Hochleistungsfutter kreieren. Die armen Kühe »haben ja keine Wahl, wenn wir ihnen ihre grüne Weide vorenthalten. Rinder werden zur Sau gemacht – mit aus der Sicht des Pansens abartigem Futter.«[104]

Emission im Ernährungsbereich

Ernährung	Tonnen CO_2 pro Jahr
rein vegetarisch, aus heimischem Anbau	0,3
vorwiegend vegetarisch, max. 1 x pro Woche Fleisch	0,6
3 – 4 x pro Woche Fleisch, vorwiegend heimische Produkte	1,2
täglich Fleisch, auch aus Massentierhaltung	1,8
sehr viel Fleisch und keine Rücksicht auf Saison und Herkunft	3,0

Quelle: Greenpeace 2004

Welcher Ernährungstyp sind Sie?

Im Schnitt erzeugt jeder deutsche Bürger über seine Ernährung zwischen 1,5 und 2 Tonnen CO_2-Äquivalente pro Jahr, rund 15 Prozent seiner Pro-Kopf-Emission. Seine tatsächlichen Emissionen hängen allerdings stark davon ab, wie er sich tagtäglich ernährt, welche Waren er bevorzugt kauft und wie oft er auswärts essen geht. Es bestehen nicht unerhebliche Spielräume: Wer täglich sehr viel Fleisch verspeist, liegt locker bei 3 Tonnen. Ein Vegetarier, der sich nur aus der Region ernährt, kann seine Emissionen sogar auf 0,3 Tonnen senken. Das meint zumindest Greenpeace; die Umweltorganisation unterscheidet fünf verschiedene Ernährungstypen (siehe Tabelle »Emission im Ernährungsbereich«).

Im Rahmen des Projekts »Ernährungswende« hat das Freiburger Öko-Institut sieben Ernährungsstile definiert und dabei auch zwischen Im-Haus-Verzehr (IHV) und Außer-Haus-Verzehr (AHV) unterschieden. Die Typen »desinteressierte Fast-FooderInnen«, »Billig- und FleischesserInnen« sowie die »fitnessorientierte Ambitionierte« mit den höchsten AHV-Anteilen wiesen auch insgesamt die meisten Emissionen auf: Ein Essen im Restaurant ist energieaufwendiger als die Zubereitung zu Hause.[105]

Treibhausgasemissionen durch die Ernährungsstile

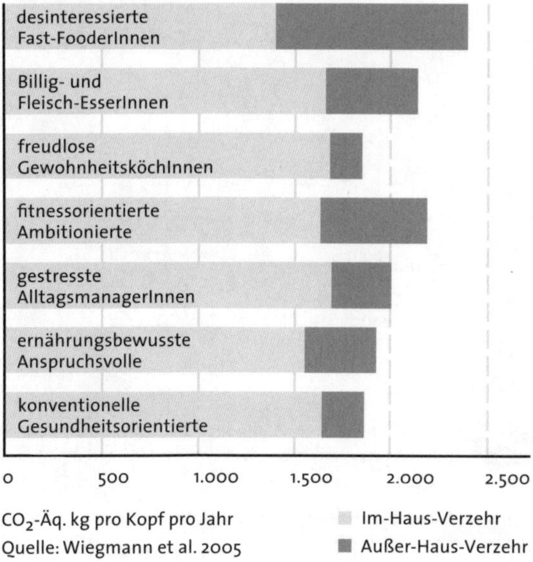

Andere Studien beleuchten insbesondere den Transport der Waren mit Flugzeugen. Für eingeflogenes Gemüse wird durchschnittlich 48-mal mehr Erdöl als bei Gemüse aus der Region verbraucht.[106] Bei Obst und Gemüse aus Übersee, das nicht mit dem Schiff gebracht wird, muss man mit vier bis fünf Litern Erdöl pro Kilogramm rechnen. Gerade die schnell verderblichen exotischen Drachenfrüchte und die sogenannten Flugananas aus tropischen Anbaugebieten verursachen leicht bis zu zehn Kilogramm CO_2 pro Kilogramm Nahrungsmittel.[107] Gemüse, das im beheizten Treibhaus wächst, trägt ungefähr zehnmal mehr zur Klimaerwärmung bei als ein saisonales Produkt im Freiland.

Foodwatch vergleicht konventionelle und biologische Ernährung und kommt zu dem Schluss, dass biologisch produzierte Waren in den meisten Fällen deutlich weniger zu CO_2-Emissionen beitragen.

Treibhauseffekt der Herstellung von Nahrungsmitteln
dargestellt in Autokilometern

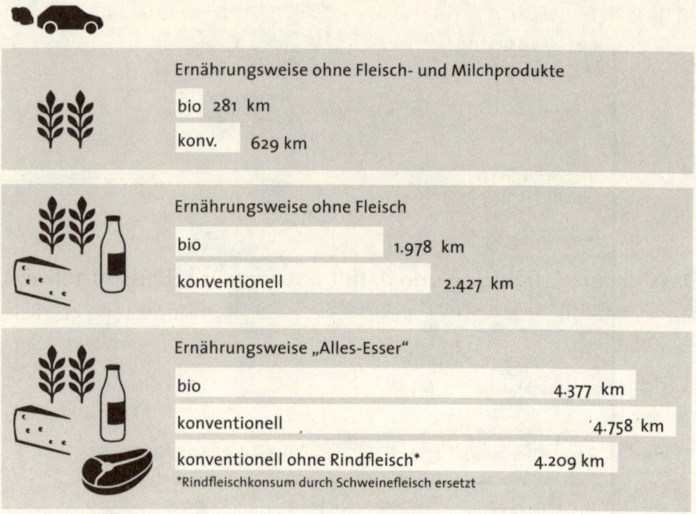

Basis: Durchschnittsverbrauch einzelner Lebensmittel in Deutschland 2002 nach Eurostat; Kilometer mit einem BMW Modell 118 d bei 119 g CO_2 pro km

Quelle: foodwatch / Dirk Heider

Alle Studien unterstreichen, dass eine biologische, regionale und saisonale Ernährung rund zehn bis zwölf Prozent geringere Emissionen erzeugt. Schränkt man den Fleischverzehr um 20 Prozent ein, kann man sie noch einmal um fünf Prozent reduzieren. Eine vegetarische oder vegane Ernährung bietet darüber hinaus noch erheblich höhere Potenziale.

Wenn man sich bewusst ernährt, kann man seine persönlichen Emissionen sehr wohl beeinflussen, auch wenn dazu einige Disziplin gehört. Das ifeu-Institut meint: »Nur sehr ambitionierte Haushalte, die nach strikten ökologischen Maßstäben handeln, können es schaffen, den Emissionsausstoß unter 1 t zu drücken. Im LFU-Rechner liegt das Maximum bei ca. 3,25 t.«[108]

Den Lebensmittelmüll hatten die Forscher allerdings nicht untersucht und berücksichtigt. Wenn die 30 Prozent der gekauften Lebensmittel, die der Verbraucher im Schnitt in den Müll wirft, um die Hälfte reduziert würden, könnte allein dadurch die Pro-Kopf-Emission um 15 Prozent oder knapp eine Vierteltonne sinken.

Der Lebensmittelmüll trägt mehr zum Klimawandel bei als der gesamte Verkehr

Dass unsere Ernährung und damit auch unser Lebensmittelmüll einen erheblichen Anteil zum gesamten anthropogenen Ausstoß von Treibhausgasen beisteuern, liegt auf der Hand. Schwierigkeiten bereitet allerdings eine genauere Berechnung. Es fehlt bislang eindeutig vergleichbares Datenmaterial. Sinnvoll erscheinen nur Ansätze, die den gesamten Lebenszyklus der Nahrungsmittel betrachten, alle relevanten Treibhausgas-Emissionen berücksichtigen und die Folgen von Landnutzungsänderungen mit einbeziehen. Die weltweite Landwirtschaft trägt dann mit gut 30 Prozent zu Klimagas-Emissionen bei. Betrachtet man nur die Emissionen des Ernährungsbereichs, muss man den Teil der Pflanzen abziehen, der weder für die direkte menschliche Ernährung noch für Tierfutter angebaut wurde: die Bereiche Agrarkraftstoffe, Biomasseverbrennung und industrielle Verwertung zur Farbenherstellung, Stärkegewinnung, Pharmazie und Kosmetik. Bei Getreide sind das beispielsweise rund sechs bis zehn Prozent der Weltproduktion. Hinzurechnen muss man andererseits aber die Emissionen aus Transport und Lagerung der Nahrungsmittel sowie die Methan-Emissionen des vergammelnden Mülls auf den öffentlichen und wilden Müllkippen der Welt, die zum größten Teil nicht als Deponiegas verwertet werden. Sie machen mehr als 35 Prozent der von Menschen verursachten Methan-Emissionen aus.

Wir gehen daher im Weiteren von grob 30 Prozent Anteil der Ernährung an den weltweiten Treibhausgasen aus. Die Hälfte der produzierten Nahrungsmittel wird untergepflügt, verschwendet

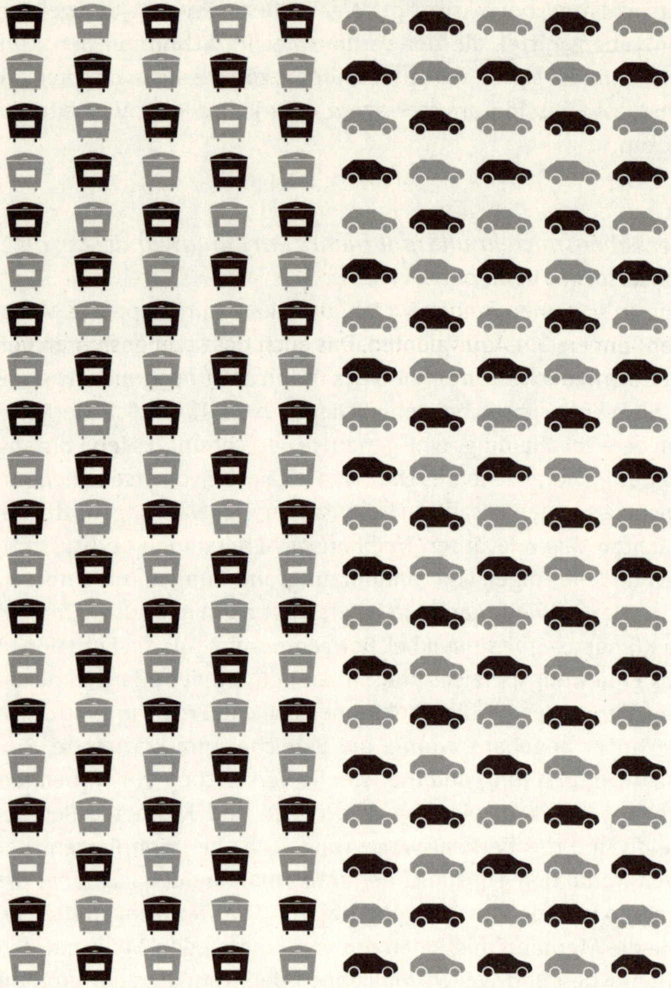

Ein Drittel aller Klimagase stammt aus der Lebensmittelerzeugung. Ein Drittel bis die Hälfte der Lebensmittel wird weggeworfen. Der Lebensmittelmüll trägt damit mehr zur Klimaerwärmung bei als der gesamte Transportverkehr weltweit. Eine Halbierung des Lebensmittelmülls würde ebenso viele Klimagase sparen, wie wenn wir jedes zweite Auto stilllegen.

und auf den Müll geworfen. Das trägt demnach zu 15 Prozent bei, mehr als der gesamte Verkehrsbereich mit 13 Prozent. Eine angestrebte Halbierung der Lebensmittelverschwendung würde also ebenso viele Klimagase sparen, wie wenn jedes zweite Auto stillgelegt würde.

Für einen Durchschnittswarenkorb kann man grob davon ausgehen, dass ein Kilogramm Lebensmittel im Schnitt 1,9 bis 3,6 Kilogramm CO_2-Äquivalente emittiert.[109] Rechnet man mit dem Mittelwert 2,75 als Faktor, dann belastet der Lebensmittelmüll der EU mit 90 Millionen Tonnen im Jahr das Klima mit knapp 248 Millionen Tonnen CO_2-Äquivalenten. Das entspricht den gesamten Verkehrsemissionen von Frankreich und Großbritannien zusammen.

Von Kochbananen und britischem Toastbrot

Ein kräftiger Hieb mit der Machete, und die Bananenstaude fällt herunter – einem Träger auf die Schulter. Mit einer Schiebelehre misst der Vorarbeiter, ob die Bananen auch den vorgeschriebenen Mindestdurchmesser erreicht haben. Dann ruft er den Mann mit der Machete zur nächsten Staude.

Wir sind in Kamerun, in den »Plantations du Haut Penja«, der größten Bananenplantage des Landes, am Fuß des Kamerunberges gelegen. Doch den sieht man eigentlich nie. Auch heute ist der Himmel wolkenverhangen. Das Klima hier ist feucht und heiß, optimal für Bananen. Der Direktor der Plantage, Hilaire Tsimi Zoa, führt uns in die Sortierstation, eine große Halle ohne Seitenwände, mitten in der Plantage gelegen.

Hier werden die Früchte an ein Laufband gehängt, genau vermessen, zerteilt, in einem riesigen Wasserbecken gewaschen und sorgfältig in Kisten gepackt. »An uns Bananenproduzenten werden immer mehr Anforderungen gestellt«, klagt der Direktor. »Die Supermärkte und Importeure in Europa geben uns immer mehr Normen vor: die Größe der Frucht, die Länge, ja sogar die Anzahl der Bananen an einem Strunk.«

»Die Rechnung bezahlt der Verbraucher in Europa. Alle Früchte, die nicht den strengen Normen entsprechen, werden entweder an uns zurückgegeben oder vernichtet. In dieser Plantage müssen wir durchschnittlich acht Prozent der Ernte aussortieren. Und es wird immer mehr.« Dazu kommen noch die Verluste beim Transport nach Übersee.

Am Rand der Halle stapeln sich die »Müllbananen«. Die Arbeiter dürfen sich hier bedienen. Die meisten Früchte aber werden auf einen völlig verrosteten Lkw geladen. Arbeiter kippen die aussortierten Bananen einfach auf der Ladefläche aus, auf einen mehrere Meter hohen Haufen. »Dabei geht leider das meiste kaputt. Aber wir haben keine anderen Abnehmer aus unserem Land, die eine Summe zahlen können, die auch nur annähernd unsere Kosten deckt«, erklärt der Direktor.

Die Sortierstation liegt auf einem kleinen Hügel. Von hier sieht man Bananen, nichts als Bananen. Auf den Schotterwegen der Plantage hört man laut tuckernd Mopeds fahren – nicht selten beladen mit drei oder vier Personen. Es sind Kleinbauern auf dem Weg zu ihrem Feld.

André Foka hat so ein Stück Land am Rand der Bananenplantage: »Alles ist besetzt. Wie im Krieg. Wenn man noch freies Land finden will, muss man mehr als zehn Kilometer gehen. Wie sollen wir das machen?« Er hat eine schmutzige Mütze auf dem Kopf, mit Stofflappen, die auch Ohren und Nacken vor der stechenden Sonne schützen.

Mit einem langen Stock erntet er Papayas. Die Spitze ist mit Stoff umwickelt, damit er die Früchte nicht beschädigt. Die Bäume sind hoch, bestimmt sechs Meter, entsprechend lang ist der Stock. Ein kurzer Stoß, und die Papaya fällt herunter. Geschickt fängt der Bauer sie mit der Hand auf.

Die Papayabäume sind das Letzte, was ihm noch geblieben ist: »Die Bananenplantage hatte schon 110 Hektar. Für uns Kleinbauern im Dorf blieben immerhin noch 63 Hektar Land.«

André Foka wischt sich den Schweiß von der Stirn: »Man hat uns einfach gesagt, dass wir weggehen müssen. Die Bananenplantage hat uns ein Protokoll zur Unterschrift vorgelegt, in dem es hieß, sie werden unser Land nehmen.«

Ein ungleicher Kampf: 34 Kleinbauern gegen eine große Plantage. »Ich bin 64 Jahre alt. Noch kann ich kämpfen, aber wie lange noch? Sehen Sie die Ausschläge auf meinen Lippen? Ich habe Malaria.« André Fokas sonore Stimme überschlägt sich: »Kommen Sie uns besuchen, dann sehen Sie, wie wir die Malaria behandeln – mit Kräutern. Medizin können wir uns nicht leisten. Fragen Sie meine Kinder, meine Frauen, ob wir uns Fleisch leisten können. Nicht einmal im Jahr!«

Wir folgen seiner Einladung und fahren mit ihm in das Dorf Nyombé. André Foka bittet uns zu warten, er will sich umziehen. Er kommt wieder, gekleidet in eine elegante Toga und eine weiße Kappe. Offenbar gehört er nicht zu den ganz Armen. Heute hat er zu einer Versammlung der Kleinbauern geladen.

Sieben weitere Bauern und ein Anwalt nehmen Platz an einem Tisch auf der Veranda. Jetzt wird mir klar, dass André Foka der Anführer der Gruppe ist. Als junger Mann hatte er als Ingenieur in einer Plantage gearbeitet. Ihn habe ich noch einigermaßen gut verstanden, doch das Französisch der anderen Kleinbauern ist so sehr mit afrikanischen Ausdrücken durchsetzt, dass ich von nun an auf unsere Übersetzerin angewiesen bin.

Ein jüngerer Bauer, Bernard Nsoh, hat Lagepläne mitgebracht: »Das war die Parzelle, die sie uns weggenommen haben. Sie haben unsere Kulturen zerstört und Bananen darauf gepflanzt.« Er redet so schnell, dass die Übersetzerin kaum nachkommt. »Der zuständige Beamte hat alles gezählt, damit wir eine Entschädigung bekommen. Aber er hat uns nie einen Abschlussbericht vorgelegt. Wir haben uns beschwert. Dann kam er und legte uns ein Papier vor: Unterschreibt das! Wir sind vor Gericht gegangen, aber dort hörte uns niemand, weil wir uns mit mächtigen Leuten angelegt hatten.«

Seit 16 Jahren schleppt sich das Gerichtsverfahren hin. Die Bauern wollen nicht aufgeben. Heute haben sie einen Anwalt aus der Hauptstadt Yaoundé eingeladen. Einen, der kein Honorar verlangt.

Als Vorsitzender des »Ländlichen Rates für die Entwicklung der Landwirtschaft« weiß Pascal Nkwe Makongo, dass Landkonflikte wie dieser immer häufiger werden: »Die Konzerne wissen, dass Afrika arm ist. Sie kommen, um unser Land zu kaufen.«

Auch der Anwalt stammt aus einem Dorf, seinem Duktus merkt man den Politaktivisten an: »In Kamerun gibt es ein altes Gesetz, das besagt, dass alles Land dem Staat gehört.

Aber der Staat arbeitet mit den multinationalen Konzernen zusammen und gibt ihnen unser Land. Er verpachtet es für 100 Jahre.« Mit energischen Handbewegungen führt der engagierte Jurist seine Rede fort, als ob er schon das Plädoyer vor Gericht halten würde: »Wird ein Mensch hier in Kamerun 100 Jahre alt? Nein. Wenn Sie einem Dorf das Land für 100 Jahre wegnehmen, dann töten Sie die Bevölkerung. Die Leute sind doch nach 50 Jahren schon im Sarg. Wir werden ohne Land sterben.«

Am nächsten Tag besuchen wir den Markt im Zentrum des Dorfes. Teile des Marktplatzes sind von riesigen Pfützen bedeckt. In den einigermaßen trockenen Bereichen haben die Marktfrauen ihre Plastikplanen auf dem Boden ausgebreitet. Wenn man sieht, mit welcher Sorgfalt sie die Bananen aufeinanderschichten, dann wird schnell klar, dass hier keine Früchte vergeudet werden.

Unsere Übersetzerin Pochi Tamba sucht ein Restaurant für uns. Es gibt wie üblich nur ein Gericht. Sie muss grinsen: Schon wieder Kochbananen. Sie werden hier Plaintain genannt, und eigentlich finde ich sie ganz lecker, sie werden oft mit einem spinatähnlichen Gemüse vermischt. Aber jetzt gibt es schon den dritten Tag nichts anderes, morgens, mittags und abends. Roland, der Kameramann, meckert als Erster: »Diese Kochbananen kommen mir langsam zu den Ohren heraus.«

Kochbananen sind hier auf dem Dorf nach wie vor die Basis der Küche. Doch sie werden zunehmend verdrängt von Brot. Mobile Verkäufer bringen es überall hin. Einer balanciert seine Kiste mit Brot besonders elegant auf dem Kopf. Er heißt Ebenezer und sagt, er sei 15 Jahre alt.

In Schwarzafrika ist Brot eigentlich erst seit der Kolonialzeit bekannt. In Kamerun sind die Brotkulturen der Kolonialherren bis heute sichtbar: Im englischsprachigen Nordwesten gibt es das weiche britische Toastbrot, während im französischsprachigen Südosten nur Baguette gebacken wird. Tragisch ist nur, dass im tropischen Klima Kameruns mit Ausnahme weniger Bergregionen gar kein Weizen wächst. Doch in den Städten ist es inzwischen das Grundnahrungsmittel Nummer eins. Eine tragische Entwicklung, die immer mehr Menschen betrifft, weil heute fast die Hälfte der Bevölkerung in den Städten lebt. Sie alle hängen am Tropf der Weizenlieferungen aus Europa und Amerika.

Wenige Stunden später treffen wir Ebenezer wieder – am Rande der Überlandstraße. Hier halten die Busse und Sammeltaxis, die ins Landesinnere weiterfahren. Behände balanciert der junge Verkäufer den großen Pappkarton mit den Brotlaiben durch den dichten Verkehr. An jedem Fahrzeug hält er kurz und bietet mit einem schüchternen Lächeln seine Ware feil. Ein Brot kostet umgerechnet 20 Cent. Der Preis erscheint lächerlich. Für arme Kameruner hingegen ist das viel: Sie geben 60 bis 80 Prozent ihres Einkommens für Nahrung aus. Zum Vergleich: In Deutschland sind es durchschnittlich 12 Prozent.

Joachim von Braun vom Bonner Zentrum für Entwicklungsforschung warnt vor einem fatalen Teufelskreis: »Brot ist heute fast überall auf der Welt das wichtigste Grundnahrungsmittel, auch in Afrika. Steigende Weizenpreise haben deshalb in vielen Ländern sogenannte Brotunruhen ausgelöst.«

»Afrika importiert inzwischen einen erheblichen Anteil der Lebensmittel. Die Preisexplosionen im Sommer 2008, gefolgt von Demonstrationen in 40 Ländern mit Toten auf der Straße, haben die Welt wachgerüttelt«, analysiert der Entwicklungsökonom, der über zehn Jahre das Washingtoner »International Food Policy Research Institute« (IFPRI) leitete.

Bald schon könnte die nächste Welle folgen: »Der nächste Welternährungsschock kommt bestimmt. Keine zwei Jahre nach den ersten Lebensmittelunruhen, die einige Regierungen gestürzt haben, sind 2010 die Preise schon wieder stark gestiegen.« Anfang 2011 haben wir bereits das Preisniveau von 2008 wieder erreicht. Auch die Revolutionen in den arabischen Ländern wurden durch hohe Nahrungsmittelpreise mit ausgelöst. Die Regierungen fürchten dies und subventionieren die Brotpreise, solange sie es sich leisten können. Werden bald weitere Staaten folgen?

Wir fahren nach Douala, mit zwei Millionen Einwohnern Kameruns größte Stadt. Seit den Brotunruhen 2008 sind die Bäckereien in Douala mit stabilen Eisengittern gesichert, um sie vor Plünderungen zu schützen. In der Hafenstadt kommen die Weizenlieferungen aus Europa und Nordamerika an. Über den Hafen von Douala wird halb Zentralafrika versorgt.

Vor einem großen Ozeanriesen steht eine Schlange von Lkws. Ein Bagger holt Weizenkörner aus dem Schiffsbauch und entlädt sie über einem gigantischen Trichter. Von dort rieseln sie in das Innere der Tankwagen, die bis in den Tschad und die Zentralafrikanische Republik fahren.

Wir wollen das Weizenschiff besichtigen. Das kann uns nur der Kapitän erlauben. Eine halbe Stunde warten wir, dann kommt die Nachricht: Ihr könnt hochkommen. Der Kapitän ist Koreaner wie auch seine ganze Crew. Er erzählt uns, dass er 42 000 Tonnen Weizen aus Frankreich geladen hat. Und dass es drei Wochen dauert, bis die ganze Schiffsladung auf Lkws umgeladen ist. Ein Matrose führt uns auf dem Schiff herum. Die Ladeluken sind riesige Löcher, ganze Einfamilienhäuser hätten darin Platz. Hier wird sichtbar, wie sehr Afrika am Tropf der Weizenimporte hängt.

Ursache für die letzte Welthungerkrise waren stark steigende Kurse für Weizen, Reis und anderes Getreide an den Börsen. Auf dem Weltmarkt wird die Nachfrage nach Weizen auch in den nächsten Jahren weiter ansteigen. Eine Nachfrage, die bei uns in den Industrieländern zur Hälfte im Mülleimer landet.

Joachim von Braun: »Ob wir es nun wegwerfen, indem wir es in den Tank pumpen, oder wegwerfen, indem wir es auf die Müllhalde werfen, oder aus lebensmittelrechtlichen Gründen nicht mal mehr Abfälle an Schweine verfüttern dürfen: Was weg ist, ist weg! Es ist aus der Lebensmittelkette rausgenommen und treibt die Preise.« Der Professor runzelt die Stirn: »Das Schlimmste aber ist, dass die Lebensmittelmärkte sehr viel volatiler wurden. Das heißt, dass die Preise nicht nur hochgegangen sind, sondern auf hohem Niveau schwanken. Und damit können arme Leute nicht umgehen.«

»Wenn sich der Weizenpreis verdoppelt, wie er das 2008 und 2011 gemacht hat, dann können sich die Leute den Gürtel noch so eng schnallen, wie sie wollen, sie können sich eine hinreichende Kalorienversorgung nicht mehr leisten. Und das ist eben vielen Millionen Menschen so gegangen, den Ultraarmen auf der Welt.« Was der Wissenschaftler sagt, geht unter die Haut: »Nun werden Sie denken: ›Aber wenn wir nun am Abend Brot übrig haben, das können wir doch nicht nach Afrika oder nach Bangladesch schicken.‹ Natürlich nicht. Wir schicken es aber schon dorthin, und zwar in negativer Weise durch das Preissignal. Dadurch, dass wir es wegwerfen, geht im Rest der Welt der Preis hoch, und je mehr wir wegwerfen, desto höher ist der Preis. Unser Wegwerfen führt damit indirekt zu Hunger auf der Welt.«

Aber sind an den Preisschwankungen nicht in erster Linie die Spekulanten schuld, die an den Warenterminbörsen mit Weizen zocken? Wir besuchen die Börse in Amsterdam – die älteste der Welt. Hier begann es im 17. Jahrhundert mit dem Warenterminhandel. Agrarprodukte waren der Beginn, heute noch kann man am Börsenplatz, gegenüber der heutigen Börse, das große Gebäude sehen, in dem noch im 19. Jahrhundert Getreide und Kartoffeln gelagert wurden. Später wurde der physische Handel durch Aktien verdrängt.

Bas Dijkman, Broker bei einem großen Finanzdienstleister, erklärt sich bereit, uns durch die Börse zu führen. Er war lange im Ausland, kennt den Handel von Asien bis Amerika. Für ihn ist klar: »Die Spekulation sorgt nur für die wilden Ausschläge. Aber die wahre Ursache für den Preisschub liegt in der Nachfrage.«

Wir gehen durch die Sicherheitsschleuse in das Börsengebäude. Das Parkett, auf dem die Händler laut schreiend und gestikulierend Aktien verkaufen, gibt es nicht mehr. Heute vollzieht sich der Handel nur noch über den Computer. Die Halle ist in ein Großraumbüro umfunktioniert worden. Riesige Computerbildschirme zeigen die Kurse von Soja, Rohöl, Baumwolle.

Bas Dijkman versucht zu erklären, wie er die letzte Welternährungskrise sieht: »Es gab 2007 zu viel freies Kapital auf dem Weltmarkt, das nach besseren Renditen suchte. Aber es wäre niemals auf den Agrarmarkt gewandert, wenn es dort keinen Nachfragedruck gegeben hätte.« Große Fonds, die viel Geld bewegen, reagierten dabei auf Langfristprognosen, die eine immer größere Lücke zwischen der tatsächlichen Ernte bei Agrarrohstoffen und dem Bedarf sehen.

»Zum Beispiel: Als im Herbst 2010 gemeldet wurde, die Weltlagerbestände bei Weizen reichen nur noch für zwei Monate, zogen die Preise erneut an.« In den 1980er-Jahren galt eine Weizenreserve von sechs Monaten Weltbedarf als Minimum. Über viele Jahrzehnte waren die Lager mehr als übervoll. So viel Knappheit wie heute gab es seit dem Zweiten Weltkrieg nicht mehr.

Bas Dijkman sieht kaum Hoffnung für die Zukunft: »Es sieht zwar so aus, als ob es einige asiatische und afrikanische Länder aus der Armutsfalle schaffen werden. Aber was passiert, wenn sie die Kaufkraft bekommen, um sich Getreide von den Warenterminbörsen zu leisten? Ganz einfach: Die Nachfrage steigt und damit die Preise.« Seine Stimme senkt sich: »Gut, die Nachfrage ist heute schon da, aber noch können sich die meisten das Getreide einfach nicht leisten.«

Der Broker sieht die Welt in einem Teufelskreis gefangen: »Ich sehe nicht, wie das besser werden könnte, weil auf der Angebotsseite nicht viel passiert. Das wird ein echtes Problem.« Die Angebotsseite: Das sind die für den Menschen bestimmten Nahrungsressourcen. Und die wachsen langsamer als die Weltbevölkerung. »Während in den vergangenen 15 Jahren große Teile der Welt erfreulich reicher wurden«, analysiert Joachim von Braun, »stieg gleichzeitig die Zahl der Hungernden von 820 Millionen auf mehr als eine Milliarde Menschen.« Es geht in erster Linie um die Verteilung: Eigentlich produzieren wir genug, um alle Menschen auf der Erde satt machen zu können. Doch während die Nahrungsmittel für uns immer billiger werden, können sich die Ärmsten der Armen immer weniger leisten.

Wir alle haben unseren Anteil an diesem Preisdruck, mit unserem Lebensstil: Würden wir weniger Lebensmittel wegwerfen, dann würden auch die Getreidepreise auf den Rohstoffbörsen sinken, und die Hungernden dieser Welt könnten sich mehr Essen leisten. Auch wäre der Agrarmarkt weniger interessant für die Spekulanten, die heute für die heftigen Preisausschläge an den Börsen verantwortlich sind.

Doch bald schon könnte eine gerechtere Verteilung immer schwieriger werden, meint der Agrarökonom: »Die Ressourcen unseres Planeten sind begrenzt, und die Menschen in den aufstrebenden Schwellenländern wie China wollen immer mehr Fleisch essen.« Deshalb fordert er einen Rettungsschirm für die Hungernden: die Einrichtung einer Weltgetreidebank, die durch Lagerhaltung und gezielte Verkäufe die Ausschläge an den Börsen ausgleichen soll.

Wieso wir den Armen das Essen wegnehmen

Wie sollen all die Menschen auf der Welt zukünftig ernährt werden? Die Weltbevölkerung wird in diesem Jahr die Rekordmarke von sieben Milliarden Menschen erreichen, mehr als doppelt so viele wie noch 1960. Auch wenn das Tempo etwas abgenommen hat, kommen derzeit jede Sekunde fünf Menschen hinzu, jedes Jahr 80 Millionen. In den kommenden 20 Jahren wird die Weltbevölkerung weiter anwachsen, um 2024 die acht Milliarden zu erreichen. Bereits im Jahr 2045 werden sich wohl neun Milliarden Menschen auf der Erde drängen. Die Kurve dieses explosionsartigen Wachstums wird voraussichtlich erst ab 2050 abflachen. Dann könnte es sogar 10,5 Milliarden Menschen geben. Alle müssen essen, sich und ihre Kinder ernähren, und alle haben ein Recht auf gleiche Chancen und Lebensweisen.[110]

Bevölkerungswachstum und Hunger

Es ist absurd: Rein statistisch gesehen hat die Welt mehr als genug Nahrung pro Kopf zur Verfügung, und dennoch müssen immer mehr Menschen hungern. Noch wächst die Produktion von Nahrungsmitteln weltweit schneller als die Bevölkerung. Die globale Ernte erbringt – in Kalorien ausgedrückt – ein Drittel mehr, als zur energetischen Versorgung aller Menschen notwendig wäre. Aber das hat mit der Ernährungspraxis gar nichts zu tun: Es gibt nicht nur zu wenig Nahrungsmittel, sie sind auch ungerecht verteilt und dienen zu einem großen Teil gar nicht mehr der menschlichen Ernährung. Über die Hälfte der Weltproduktion von Reis, Weizen und Mais wird Tieren verfüttert, zu Agrarsprit raffiniert oder verbrannt und als Biomasse zur Stromerzeugung genutzt.

In diesem Moment müssen nach Schätzungen der Welternährungsorganisation FAO über eine Milliarde Menschen an Hunger leiden. Fast ein Drittel aller Kinder in Entwicklungsländern kommt untergewichtig zur Welt. Alle fünf Sekunden stirbt ein Kind unter zehn Jahren an den Folgen von Hunger und Unterernährung. Die Kinder sterben an Schwäche und Krankheiten wie Durchfall oder Lungenentzündung und anderen ansteckenden Krankheiten, denen ihr entkräfteter Körper und das zusammengebrochene Immunsystem nichts entgegensetzen können. Es sind elf Millionen Kinder unter fünf Jahren, die jedes Jahr aufgrund von Nahrungsmangel sterben müssen. Bei einer etwas besseren Ernährung könnte die Hälfte von ihnen überleben. Unterernährung bedeutet, dass dem Körper nicht genügend Energie in Form von Nahrung zugeführt wird. Ein Säugling benötigt mindestens 300 Kilokalorien (kcal) am Tag, ein Kind zwischen ein und zwei Jahren 1000 kcal. Im Alter von fünf Jahren sind 1600 kcal und als Erwachsener zwischen 2000 und 2700 kcal erforderlich, abhängig von Klima, Region und Arbeitstätigkeit. Alles darunter führt auf Dauer zur Unterernährung.[111]

Ein weiteres Problem ist die fehlende Qualität und Ausgewogenheit der Nahrung. Auch Mangelernährung führt zu bleibenden gesundheitlichen und geistigen Schäden, die Hunger und Armut weiter befördern. So ernähren sich viele Menschen in Entwicklungsländern von zwar sättigenden, stärkereichen Grundnahrungsmitteln wie Reis, Maniok, Hirse und Mais, aber es fehlt ihnen an ausreichenden Vitaminen und Mineralstoffen wie Eisen und Jod. Das führt zu schweren Mangelerscheinungen. Dieses Mikronährstoffdefizit nennt man auch »versteckten Hunger«. Die Weltgesundheitsorganisation (WHO) sieht hiervon mehr als zwei Milliarden Menschen betroffen, knapp ein Drittel der Weltbevölkerung. Jedes zweite Kind in Entwicklungsländern ist heutzutage durch versteckten Hunger geschwächt. Rund ein Prozent der Menschheit stirbt pro Jahr an allen möglichen Todesursachen wie Unfällen, Krankheiten oder Herzversagen. Aber mehr als die Hälfte davon geschieht in direkter Folge von Hunger und verstecktem Hunger.[112]

Erklärter Wille der Vereinten Nationen ist es, den Anteil der hungernden Menschen auf der Welt vom Basisjahr 1990 bis zum Jahr 2015 zu halbieren. Hierzu verpflichteten sich 189 Staaten im Jahr 2000 mit ihrer New Yorker Millenniumserklärung. Eine Arbeitsgruppe aus Vertretern der UNO, der Weltbank, der OECD und mehreren Nichtregierungsorganisationen erarbeitete im Jahr 2001 eine Liste von Zielen zur Umsetzung dieser und weiterer Vorgaben. Acht Oberziele für das Jahr 2015 wurden als Millennium-Entwicklungsziele (englisch: Millennium Development Goals, MDG) benannt. Die »Bekämpfung von extremer Armut und Hunger« ist das erste dieser Entwicklungsziele.[113]

Von seiner Erreichung sind wir dank Agrartreibstoffen, Finanzspekulation und Nahrungsmittelverschwendung weit entfernt. Zwar war der prozentuale Anteil (nur von diesem ist in MDG 1 die Rede) der unterernährten Menschen von 20 Prozent in den Jahren 1990 bis 1992 auf 16 Prozent in den Jahren 2004 bis 2006 gefallen, aber dann kamen die Hungerkrise und die Finanzkrise. Heute hungern absolut mehr Menschen als je zuvor.

Die Deutsche Welthungerhilfe gibt seit 2005 jedes Jahr den Welthungerindex (WHI) heraus. Dieses vom Internationalen Forschungsinstitut für Ernährungspolitik (IFPRI) in Washington entwickelte Instrument berechnet aus Daten von 122 Ländern die weltweite Hunger- und Ernährungssituation. Der WHI basiert dabei auf drei gleich gewichteten Indikatoren: dem Anteil der Unterernährten an der Bevölkerung, dem Anteil der Kinder unter fünf Jahren mit Untergewicht und deren Sterblichkeitsrate.

Der jüngste Index aus dem Jahr 2010 berücksichtigt Daten aus den Jahren 2003 bis 2008. Gegenüber dem Vergleichsjahr 1990 (wegen MDG 1) zeigt der weltweite WHI-Wert 2010 eine Verbesserung: Er ist um ein knappes Viertel gesunken. Das liegt an positiven Entwicklungen in einzelnen Ländern: Angola, Äthiopien, Ghana, Mosambik, Nicaragua und Vietnam konnten ihre absoluten Werte verbessern. In 29 Ländern ist der Hunger hingegen sehr ernst bis gravierend. Die schlimmste Situation herrscht in den afrikanischen Ländern Tschad, Eritrea, Burundi und der Demokratischen Republik Kongo. In der DR Kongo sind demnach drei Viertel der Bevölkerung unterernährt, und es herrscht mit 19,9 Prozent eine der höchsten Kindersterblichkeitsraten der Welt.[114]

Anlässlich des Welternährungstages im Oktober 2010 prangerte die Welthungerhilfe die weltweite Vergeudung und schlechte Nutzung von Nahrungsmitteln an. »Es ist ein Skandal, dass knapp eine Milliarde Menschen hungern, obwohl genug Lebensmittel produziert werden«, erklärte Generalsekretär Wolfgang Jamann. »Es ist höchste Zeit für uns, Lebensmittel wieder als Wert schätzen zu lernen und mit allem, was unser Essen betrifft, bewusster umzugehen.« Im globalen Süden solle nicht nur die Produktivität, sondern auch die effiziente Nutzung und Verwertung von Nahrungsmitteln gefördert werden. Zuerst solle die eigene Bevölkerung in diesen Ländern satt werden, erst dann könne man an Export oder industrielle Verwertung denken. In Hinblick auf unsere Wegwerfmentalität appelliert Jamann: »Wir haben uns an billige Lebensmittel im Überfluss gewöhnt. Angesichts der weiter wachsenden Weltbevölkerung können wir den verantwortungslosen Umgang mit Lebensmitteln aber nicht weiter tolerieren.«[115]

Hunger ist die hauptsächliche Todesursache auf unserem Planeten, und er ist von Menschenhand gemacht – als Folge von Kriegen, Raubbau, Überproduktion, geplanter Verschwendung und Preisspekulationen. Hunger zuzulassen verstößt gegen das Völkerrecht, es ist ein Verbrechen an der Menschheit. Im Internationalen Pakt über wirtschaftliche, soziale und kulturelle Rechte von 1966 heißt es in Artikel 11: »Die Vertragsstaaten erkennen das Recht eines jeden auf einen angemessenen Lebensstandard für sich und seine Familie an, einschließlich ausreichender Ernährung, Bekleidung und Unterbringung, sowie auf eine stetige Verbesserung der Lebensbedingungen. In Anerkennung des grundlegenden Rechtes jedes Einzelnen, vor Hunger geschützt zu sein, werden die Vertragsstaaten einzeln und im Wege internationaler Zusammenarbeit die erforderlichen Maßnahmen, einschließlich besonderer Programme, durchführen.«[116]

Das Recht auf Nahrung ist heutzutage das Menschenrecht, das wie kein anderes regelmäßig mit Füßen getreten wird. Der emeritierte Schweizer Soziologieprofessor und ehemalige UN-Sonderberichterstatter für das Menschenrecht auf Nahrung, Jean Ziegler, bringt es 2005 in seinem wütenden Buch »Das Imperium der Schande« auf den Punkt, wenn er schreibt: »Das Massaker an Millionen Menschen durch Unterernährung und Hunger ist und bleibt der größte Skandal zu Beginn des dritten Jahrtausends. Eine Absurdität und eine Schande, die durch keinen einzigen Vernunftgrund gerechtfertigt und von keiner Politik legitimiert werden können. Es handelt sich um ein immer wieder von Neuem begangenes Verbrechen gegen die Menschheit.«[117] Den Hunger sieht er als direktes Produkt der Auslandsschulden der Entwicklungsländer. Den Hungertod nennt er Mord, und »der Mörder trägt einen Namen, er heißt: Verschuldung«.

Drei Jahre später, im Vorwort zur Taschenbuchausgabe, wird er noch deutlicher: »Ein Kind, das an Hunger stirbt, wird ermordet.« Verantwortlich hierfür sieht er die »transkontinentalen Privatgesellschaften der Industrie, des Bankwesens, des Dienstleistungssektors und des Handels«. Er meint damit die 500 mächtigsten Firmen, die 53 Prozent des Weltbruttosozialproduktes kontrollieren, also aller Werte, die in einem Jahr auf dem Planeten geschaffen werden. »Diese neuen Feudalherren nenne ich ›Kosmokraten‹. Sie sind die Herrscher des Imperiums der Schande.« Hunger sei kein Naturphänomen, sondern ein berechnetes Mittel des Wirtschaftskrieges: »Die Verschuldung und der Hunger sind die zwei Massenvernichtungswaffen, die von den Herren der Welt eingesetzt werden, um die Völker, ihre Arbeitskraft, ihre Rohstoffe und ihre Träume zu versklaven.«[118]

Ähnlich sieht das auch der kanadische Wirtschaftswissenschaftler und Globalisierungskritiker Michel Chossudovsky; er stellt den Zusammenhang mit der Überproduktion her. In einer Analyse der großen Hungersnöte in Somalia in den 1980er-Jahren schreibt er: »Die Erfahrungen Somalias zeigen, dass Hunger im späten 20. Jahrhundert keine Konsequenz von Nahrungsmittelknappheit ist. Im Gegenteil, Hungersnöte werden durch das globale Überangebot von Getreide ausgelöst. Seit den 80er-Jahren ist der Getreidemarkt unter Aufsicht der Weltbank dereguliert, sind die US-Getreideüberschüsse systematisch eingesetzt worden, um die Bauern zu ruinieren und die nationale Nahrungsmittelproduktion zu destabilisieren, die unter diesen Umständen viel verwundbarer gegenüber den Wechselfällen von Dürren und Umweltkrisen wird.«[119]

Was weg ist, ist weg

Folgt man Ziegler und Chossudovsky, hat die Globalisierungsmedaille zwei Seiten: auf der einen Überproduktion, Überfluss, Raubbau und Agrardumping, Verschwendung und Lebensmittelvernichtung, auf der anderen Hunger, Mangel und Tod. Doch auch weniger polarisierende Ansätze stellen fest, dass Armut und Reichtum, Mangel und Überfluss zusammenhängen und sich gegenseitig bedingen. Der bereits erwähnte Bonner Agrarwissenschaftler Joachim von Braun war lange Jahre Leiter des International Food Policy Research Institute (IFPRI) in Washington. 2010 kehrte er als Professor an die Bonner Universität zurück und leitet dort das Zentrum für Entwicklungsforschung. Im Interview sagt er: »Die Welt ist inzwischen globalisiert, und die Weltlebensmittelkette ist global. Wenn sie irgendwo an einem Glied dieser Kette etwas verändern, es verkürzen oder erweitern oder brüchig werden lassen, wirkt sich das auf die gesamte Lebensmittelkette aus.«[120]

Für ihn stellt sich der Hunger in Afrika vor allem als ein Problem der nationalen Versorgung, der geringen Produktivität bei den Kleinbauern und der oft nicht gut funktionierenden lokalen Märkte dar. Er beantwortet aber die Frage, ob die Afrikaner das nicht selbst in Ordnung bringen müssten, eindeutig: »Nein, die Medaille hat zwei Seiten. Afrika importiert inzwischen einen erheblichen Anteil der Lebensmittel. Jeder Import kostet seinen Preis und dieser Preis wird durch unser Verhalten mitbestimmt. Wenn wir mehr konsumieren, wenn wir mehr wegwerfen, ist weniger da, auch in Afrika. So einfach ist die Gleichung.« Von Braun veranschaulicht das am Beispiel der Produktion von Agrarsprit:

»Wenn wir bei uns oder in Nordamerika Millionen Tonnen Getreide für Biosprit verwenden, wirkt sich das auf den gesamten Weltlebensmittelmarkt aus: Es gibt weniger Reis und weniger Raps, also Speiseöl, auf der Welt. Die Preise gehen hoch – das ist global der Fall –, und daraus ergibt sich dann mehr Knappheit in den armen Haushalten in Äthiopien oder Bangladesch. Die Kette wirkt global.«

Die Steigerung der Nahrungsmittelpreise verursacht Hungerkrisen

Von Anfang 2007 bis Mitte 2008 stiegen die Preise für an Rohstoffbörsen gehandelte Nahrungsmittel wie Mais, Soja, Weizen und Speiseöl um rund 45 Prozent an. Es kam zur weltweiten Hungerkrise mit katastrophalen Folgen für die Entwicklungsländer. Die Reispreise stiegen innerhalb von nur sechs Monaten explosionsartig um 277 Prozent an. Arme Menschen, die über die Hälfte ihres mageren Einkommens für Lebensmittel ausgeben müssen, traf es existenziell. Der Nahrungsmittelimportkorb der am wenigsten entwickelten Länder kostete 2007 etwa 90 Prozent mehr als im Jahr 2000. Zig Millionen Menschen wurden dadurch in Hunger und extreme Armut gedrängt. Es kam zu Hungeraufständen in Haiti, Ägypten und über 30 weiteren Staaten sowie zu weltweiten Protesten gegen die Preissteigerungen.

Die »Leitwährung« Weizenpreis spielte zwischen den Jahren 2004 und 2010 geradezu verrückt. Nach der Rekordernte 2004 stürzte der Euronext-Börsenpreis auf 108 Euro pro Tonne, erholte sich 2006 auf 150 Euro und stieg während der Hungerkrise 2007/2008 sprunghaft auf den Spitzenwert von 250 Euro. Dann folgte Anfang 2009 der Absturz auf 148 Euro, obwohl der Verbrauch weiter anstieg.[121]

Der Produktionsaufwand, besonders für Dünger und Energie, stieg in den letzten Jahren ebenfalls drastisch an, fiel 2009 aber nicht annähernd so wie der Weizenpreis. Das trifft die Landwirtschaft besonders hart. Für die »arbeitenden Armen« in Entwicklungsländern bedeutete dies, dass jeder Transport von Waren auf den Markt oder der Weg zur Arbeit wesentlich teurer wurde und noch weniger Geld für den Kauf von Nahrung übrig blieb.

Nach dem Preisverfall 2009 zogen die Preise für Lebensmittel wieder an, in der zweiten Jahreshälfte 2010 allein um 32 Prozent. Im Februar 2011 lag der Weizenpreis mit 249 Euro fast wieder so hoch wie 2007. Mittlerweile hat der Lebensmittel-Preisindex der FAO mit 236 Punkten seinen höchsten Stand seit seiner Einführung im Jahr 1990 erreicht. Das heißt, dass für viele Länder die Hungerkrise zum Dauerzustand wird.

Die meisten armen und hungernden Menschen leben von der Landwirtschaft und dem Verkauf ihrer spärlichen Produkte. Von steigenden Preisen auf dem Weltmarkt haben sie gar nichts, hiervon sind sie gänzlich abgekoppelt. Den großen Gewinnkuchen teilen sich andere. Die letztjährlichen Preissteigerungen hätten zusätzlich weitere 44 Millionen Menschen in Entwicklungsländern in die Armut getrieben, resümiert die Weltbank. Das setzt natürlich voraus, dass Weltmarktpreisänderungen in vollem Umfang auf die lokalen Märkte durchschlagen. Kurzfristig ist dem auch so, da arme Menschen keine Lagerhaltung betreiben und Kleinbauern nicht im größeren Maße vorausplanend produzieren können. Allerdings können höhere Preise auf Dauer auch lokale Märkte anregen und einen positiven Entwicklungskreislauf in Gang setzen, bemerkt das Deutsche Institut für Entwicklungspolitik. Eine Niedrigpreispolitik für Nahrungsmittel sei auch kein Allheilmittel für Armut und Unterernährung. Schädlich seien »die starken Preisschwankungen, nach oben wie nach unten, denn sie lassen keine solide Investitionsplanung zu«.[122]

Nach aktuellen Angaben der Weltbank leben heute 1,4 Milliarden Menschen in extremer Armut, das heißt, sie müssen mit weniger als 1,25 US-Dollar am Tag auskommen. Dabei wäre mit relativ geringem finanziellem Aufwand der Hunger dauerhaft aus der Welt zu schaffen. Auf eine entsprechende Frage des österreichischen Wirtschaftsjournalisten Paul Trummer antwortete der »Hungerexperte« Kostas Stamoulis, Leiter des Büros für land-

DER GETREIDEMARKT

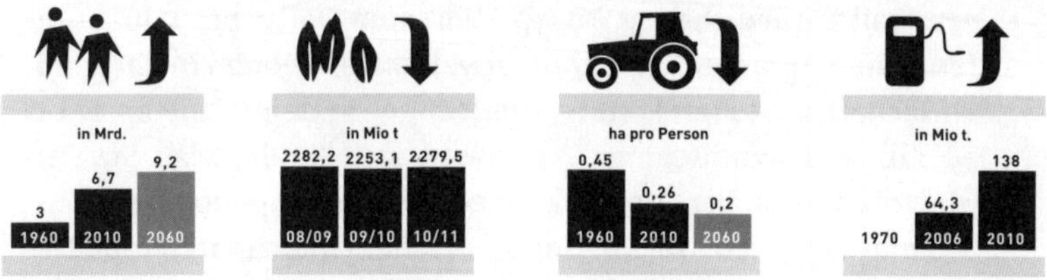

WELTBEVÖLKERUNG WÄCHST

KONSTANTE ERNTEMENGE

KNAPPES ACKERLAND

FLÄCHENNUTZUNG FÜR BIOSPRIT STEIGT

GETREIDE-KNAPPHEIT

SPEKULATION AN BÖRSE

Der Preis für Weizen hat sich seit 2000 verdreifacht. Steigende Preise locken Spekulanten an, die daran verdienen.

PREIS STEIGT

HUNGER IN ENTWICKLUNGSLÄNDERN

Jedes Jahr sterben etwa 8,8 Millionen Menschen an Hunger, hauptsächlich Kinder.

INDUSTRIESTAATEN SCHAFFEN AUSGLEICH DURCH SUBVENTIONEN

Die Europäische Landwirtschaft wird jährlich mit 50 Mrd. Euro subventioniert, was eine künstliche Verbilligung der Lebensmittel bewirkt und die Zerstörung bäuerlicher Existenzen in der Dritten Welt zur Folge hat.

PROTESTE

Proteste wegen Nahrungsmangel in vielen Anbauländern.

wirtschaftliche Entwicklung bei der FAO: »Wir schätzen, dass man mit zusätzlichen 35 bis 40 Milliarden Dollar pro Jahr an öffentlichen Agrargeldern genug private Investitionen in der Landwirtschaft anstoßen könnte, um Hunger in den nächsten 15 bis 20 Jahren auszulöschen.«[123] Gemeint sind Gelder aller Staaten und internationaler Organisationen zusammen genommen.

Zum Vergleich: Allein der deutsche Finanzmarktstabilisierungsfonds von Oktober 2008 zur sogenannten »Rettung« der deutschen Banken kann den Finanzinstituten bis zu 400 Milliarden Euro als Garantien zur Verfügung stellen. Das muss zwar nicht tatsächlich zu staatlichen Zahlungen führen, aber die Bundesregierung hat fünf Prozent, also 20 Milliarden Euro, als letztendlich anfallende Haushaltsbelastung eingestellt. Dazu kommen Leistungen für die Rekapitalisierung der Banken und Risikoübernahmen bei problematischen Krediten von 80 Milliarden Euro.[124] Somit stellte allein der deutsche Staat 100 Milliarden Euro an Hilfen für Banker und Spekulanten auf die Beine, und das in Rekordzeit von nur wenigen Wochen. Gehungert hatte zuvor und danach keiner dieser Wirtschaftstäter.

Der Hunger der Finanzmärkte

Mit dem Hunger lassen sich auch vortreffliche Geschäfte machen, wenn man auf die Preisentwicklung bei Getreide und Grundnahrungsmitteln spekuliert. Eine im Auftrag der Welthungerhilfe erstellte Studie der Hochschule Bremen mit dem Titel »Finanzmärkte als Hungerverursacher?« schätzt, dass das Engagement der Kapitalanleger auf den Terminmärkten für Getreide im Jahr 2008 für allein 15 Prozent des beobachteten Preisanstiegs verantwortlich war.[125] Die Spekulanten versuchen zukünftige Preise richtig vorherzusagen und damit einen Gewinn zu erzielen. Sie wetten also auf Nahrungsmittelpreise und setzen ihr Kapital preistreibend ein, um den spekulierten Wert zu erreichen. Das führt zu einem künstlichen Anstieg der Preise mit den bekannten Folgen: eine Wette auf den Hunger, die aufgeht. Neben unserer gedankenlosen Nahrungsmittelverschwendung treiben diese Finanzgeschäfte der Zocker an den Börsen die tatsächlichen Preise für Nahrungsmittel weiter in die Höhe.

Studienleiter Professor Hans H. Bass erklärt, wie das System funktioniert: »Um diesen Zusammenhang zu verstehen, muss man sich klarmachen, dass der eigentliche Getreidehandel, auch Spotmarkt genannt, seit Jahrhunderten (in Deutschland seit 1852) ein Pendant auf dem Finanzmarkt hat: den Terminhandel. Um sich gegen eine zukünftige Preissteigerung in den nächsten Monaten abzusichern, kaufen Großhändler auf dem Terminmarkt Getreide zu einem Garantiepreis ein. Umgekehrt verkaufen Produzenten auf dem Terminmarkt Getreide zu einem Garantiepreis, wenn sie sich gegen fallende Preise absichern wollen. Dieses Absicherungsverhalten bezeichnet man mit dem englischen Ausdruck als Hedging, die Akteure mit diesem Motiv werden in den USA ›commercials‹ genannt. Daneben gibt es seit eh und je branchenfremde Spekulanten (›non-commercials‹) auf dem Terminmarkt, die versuchen, die Preise der Zukunft richtig vorherzusagen und dadurch einen Gewinn zu erzielen. Schließlich gibt es seit eh und je Arbitrageure, die versuchen, kleine Preisdifferenzen beispielsweise zwischen verschiedenen Marktorten oder verschieden langen Terminkontrakten auszunutzen, indem sie an der einen Stelle etwas billiger kaufen und an der anderen Stelle etwas teurer verkaufen.«

Das eiskalte Spiel der Indexspekulanten

So ging es bislang an den Nahrungsmittelmärkten zu. Doch nun treten neue Spieler in die Arena: »Neu hinzugekommen sind seit etwa fünf Jahren aber Finanzanleger, die sich ganz anders verhalten. Diese neuen, auch Indexspekulanten genannten Akteure setzen darauf, dass ein Anlageportfolio, das die am Markt gehandelten Mengen wie in einem Index abbildet (also beispielsweise 5 Prozent Weizen, 5 Prozent Soja usw. beinhaltet), bei insgesamt steigenden Preisen in einer Anlageklasse die sichersten Gewinne abwirft. Mittlerweile sind in den USA Hedger, branchenfremde Spekulanten alter Schule und neue Indexspekulanten zu je einem Drittel auf den Terminmärkten für Getreide vertreten. Indem die Indexspekulanten bei Fälligwerden der alten Terminkontrakte immer wieder neue Kontrakte kaufen, ohne stark auf die aktuellen Preise zu achten (da sie ja langfristig steigende Preise erwarten), üben sie eine permanente Nachfrage aus. Dadurch kommt es zu einer insgesamt steigenden Preistendenz. Steigen die Preise aber besonders stark an, dann fließt besonders viel zusätzliches Kapital in diese Fonds, und Preisblasen können entstehen. Obwohl es beim Terminmarkt um reine Finanzgeschäfte geht und nicht um den eigentlichen Getreidehandel (denn alle Akteure, unabhängig von ihrem Spekulationsverhalten, schließen nur Finanzwetten ab), gibt es über die Arbitrageure eine Beeinflussung des Spotmarktes durch den Terminmarkt: Wenn die Preise für die nächstfälligen Kontrakte auf den Terminmärkten von denjenigen auf den Spotmärkten abweichen, kaufen die Arbitrageure auf dem einen Markt und verkaufen auf dem anderen. Dadurch nähern sich Spotmarktpreise den durch Finanzmarktwetten bestimmten Preisen auf den Terminmärkten an.«[126]

Das Geld für diese Wetteinsätze der Zocker stammt auch aus den Taschen der deutschen Kleinsparer, die ihr Vermögen zu international agierenden Banken tragen. Beispielsweise zur Deutschen Bank mit ihrem »DB Platinum Agriculture Euro Fonds«. Während der Hungerkrise warb die Bank im April 2008 unverfroren auf Brötchentüten in deutschen Bäckereien mit folgendem Slogan: »Freuen Sie sich über steigende Preise? Alle Welt spricht über Rohstoffe – mit dem Agriculture Euro Fonds haben Sie die Möglichkeit, an der Wertentwicklung von sieben der wichtigsten Agrarrohstoffe zu partizipieren. Investition in etwas Greifbares.« Die Banker wissen genau, wovon sie reden, und analysieren präzise das Weltgeschehen. Auf der Webseite des Fonds gehen sie ins Detail: »Agrarrohstoffe – begrenzt und begehrt. Folgende Erfolgsfaktoren lassen eine Wertsteigerung der Agrarrohstoffe erwarten: signifikant steigende Bevölkerung; Veränderung der Ernährungsgewohnheiten durch steigenden Lebensstandard in den Schwellenländern; erhöhte Nachfrage nach Agrarrohstoffen bei der Produktion von erneuerbaren Energien; historisch weltweit niedrige Lagerbestände an Agrarrohstoffen.«[127]

Sicherlich sind die Ursachen für Preissteigerungen von Agrarrohstoffen komplex. Neben der Verschwendung und der gestiegenen Nachfrage aufgrund von Agrartreibstoffen ist der hohe Anteil der Spekulation aber nicht mehr zu leugnen. Selbst zuvor dem Goldenen Kalb der Marktöffnung huldigenden Politikern wie dem ehemaligen französischen Staatspräsidenten Nicolas Sarkozy platzte der Kragen. Allein im Jahr 2010 ist der Preis von Weizen um rund 100 Prozent gestiegen, jener von Mais um fast 80 Prozent. Dennoch wollte die EU-Kommission keinen eindeutigen Zusammenhang zwischen Spekulation und steigenden Preisen sehen. In einem Bericht zur Vorbereitung des französischen G-20-Programms schrieb sie im Januar 2011, es gebe »wenig Beweise für Preisverzerrungen auf dem Markt der materiellen Güter durch die bedeutende Aktivitätszunahme des Derivate-Markts«.[128] Sarkozy erklärte daraufhin: »Für diese Studie, die belegen soll, dass die Spekulation nicht zu einer weltweiten Steigerung der Rohstoffpreise führt, empfehle ich als Veröffentlichungstermin den 1. April!«[129]

Sarkozy – und das ist kein Aprilscherz – will mehr Transparenz und ein Informationssystem über weltweite Produktionskapazitäten und Lagerbestände schaffen. Er forderte dazu auf, Spekulanten, die auf Lebensmittelpreise wetten, zu bremsen. Die reichen Staaten der G-20-Familie müssten etwas tun, ansonsten seien sie für Hungerrevolten verantwortlich.

Als unmögliches Beispiel führte Sarkozy den Agrarhändler an, der sich im Sommer 2010 knapp 15 Prozent des in der Welt verfügbaren Kakaos zu Spekulationszwecken unter den Nagel riss. Dabei handelt es sich um den Londoner Spekulanten Anthony Ward, auch »Schokofinger« genannt. Er herrscht über einen Hedgefonds seines Agrarhandelshauses Armajaro. Ward kaufte zunächst Terminkontrakte im Wert von einer Million Dollar, Papiere für die Lieferung von 241 000 Tonnen Kakao, und später noch mehr. Anders als üblich hat er die Papiere vor Fälligkeit aber nicht weiterverkauft, sondern ließ sich die Ware liefern und lagerte sie ein. Damit kontrollierte er fast den gesamten in Europa gelagerten Rohwarenbestand und konnte die Preise diktieren. Je teurer, desto größer die Gewinne. Und die können sich sehen lassen. Allein das Brokerhaus Goldmann Sachs machte 2009 einen Gewinn von fünf Milliarden Dollar mit Rohstoffen.[130]

Auf die Frage nach dem ethischen Blickwinkel von Spekulationen auf Nahrungsmittelpreise antwortet Olivier De Schutter, seit Mai 2010 UN-Sonderbeauftragter für das Recht auf Ernährung und Nachfolger von Jean Ziegler, nüchtern: »Märkte sind keine moralischen Wesen. Sie sind lediglich Zahlen für Banken und Investoren. Dass das spezifische Thema Nahrung auch einem Menschenrecht genügen muss, das wird ganz einfach nicht bemerkt. Deshalb gefällt mir der ethische Ansatz nicht. Ethische Argumente können nichts verändern. Dies ist nur per Regulierung und Gesetz möglich.«[131] Ethische Argumente können zwar nicht direkt etwas verändern, aber sie können wachrütteln und ein Bewusstsein für notwendige Änderungen schaffen. Denn solange keine einschränkenden Gesetze und Regelungen gefordert und umgesetzt werden, machen die Spekulanten weiter wie gehabt. Ob die Preise gerade fallen oder steigen, ist egal. Große Schwankungen versprechen große Geschäfte. Naturkatastrophen, Dürren und Überschwemmungen kommen dabei gerade recht, genauso wie Bürgerkriege und folgende Nothilfeaktionen. Moral und Ethik bleiben auf der Strecke.

Jean Ziegler sagt es drastisch: »Wer mit Grundnahrungsmitteln spekuliert, tötet Kinder.«[132] Das faktische Wirken der Indexspekulation ist damit gewiss zutreffend beschrieben – allerdings befördert kein Kleinsparer bei der Deutschen Bank bewusst den Hunger oder begeht Kindesmord. Ebenso könnte man sagen: »Wer Lebensmittel verschwendet, tötet Kinder.« »Wir sitzen am globalen Mittagstisch und essen den Armen den Teller leer«, schreibt Tanja Busse in ihrem aufrüttelnden Buch »Die Ernährungsdiktatur«.[133] Das Bild beschreibt zwar plakativ die Situation, aber das Problem ist nicht ein gieriger Vorsatz, sondern vielmehr die Gedankenlosigkeit und das fehlende Verständnis für solche Zusammenhänge und für unsere Rolle in der globalisierten Welt.

Wir in unserer vom Anschein her immer noch intakten Lebenswelt voller Wohlstand und Überfluss haben zwar in der Wirtschaftskrise einiges Geld verloren, aber es war noch zu verschmerzen: Der größere Flachbildschirm wird halt ein Jahr später als geplant angeschafft. Es gibt auch in Deutschland eine wachsende Armut, insbesondere bei Kindern – das ist nicht mehr zu leugnen –, aber der Großteil der Bevölkerung gehört noch nicht zum sogenannten Prekariat. Ein Verständnis von Armut und ungerechter Verteilung ist uns allerdings abhandengekommen.

Die Grenzen sind erreicht

Auch der Raubbau an der Natur gerät an seine Grenzen. In den letzten zehn Jahren hat die Welt mehr gegessen als produziert. Während der Nahrungskrise 2007 schrumpften die Lagerbestände aller Nahrungsmittel auf einen Vorrat, der gerade für 61 Tage gereicht hätte. Nun wächst die landwirtschaftliche Produktion im Jahr nur noch um ein bis zwei Prozent. Gleichzeitig geht fruchtbarer Boden durch Erosion verloren, wird zerstört und ausgelaugt. Der Grundwasserspiegel sinkt in vielen Regionen dramatisch, und die Meere sind bald vergiftet und leer gefischt. Jetzt kommt noch der Klimawandel hinzu, der die Landwirtschaft in der Welt vor ungeheure Herausforderungen stellen wird: Vertrocknete Landstriche, Rekordausfälle bei der Getreideernte und zunehmende Wasserknappheit bestimmen die Szenarien. Damit dennoch alle satt werden, so argumentiert die globale Ernährungsindustrie, müsste die Nahrungsmittelproduktion bis zum Jahr 2030 verdoppelt werden, und fordert eine zweite »Grüne Revolution« unter Einbeziehung der Gentechnik. Pessimisten sehen einen drohenden Kollaps, warnen vor Verteilungskriegen und sogar dem Zusammenbruch der Zivilisation.[134]

An das Naheliegende scheint dabei niemand zu denken: Die Halbierung unseres Überflusses und unserer Verschwendung an

Lebensmitteln in Europa und den USA würde dreimal ausreichen, um den Hunger in der Welt zu besiegen. Eine Änderung der Lebens- und Konsumgewohnheiten – ohne Mangel für alle – ist praktisch möglich. Aber darauf spekuliert keiner mit Optionen oder Futures. Das muss man schon selbst tun.

Staatliche Intervention gegen Nahrungsmittelspekulation hingegen ist dringend nötig – und scheint mittlerweile auch möglich. Für viele überraschend, kam es am Rande der IWF-Frühjahrstagung Mitte April 2011 in Washington zu einer Sensation: Die G-20-Finanzminister einigten sich auf Initiative der internationalen Börsenaufsichten auf eine Eindämmung der Spekulationen. Die französische Finanzministerin Christine Lagarde erklärte, man arbeite an einem Vorschlag für Obergrenzen. Zukünftig sollten einzelne Händler nicht mehr als fünf Prozent der maximalen Handelsmenge am Weltmarkt aufkaufen dürfen. Dies würde »Schokofinger« Anthony Ward zumindest auf denselben klopfen. Zudem sollten die Regelungen und Obergrenzen für den Handel mit Lebensmitteln auch für die abgeleiteten Finanzprodukte, die Derivate an den Terminmärkten, gelten.[135]

Im Vorfeld der Tagung hatte der damalige Chef des Internationalen Währungsfonds IWF, Dominique Strauss-Kahn, bereits eine fundamentalkritische Haltung zum Neoliberalismus eingenommen. Er erklärte, dass die »intellektuellen Grundlagen der globalen Wirtschaftsordnung des letzten Vierteljahrhunderts zerstört« seien und dass »Ungleichheit eine der ›stillen‹ Ursachen der Krise« sei. Solche Formulierungen kannte man bislang nur aus dem globalisierungskritischen Lager. »Vielleicht ist doch vorsichtiger Optimismus gerechtfertigt, dass es in den nächsten Jahren noch zu einem Paradigmenwechsel kommt«, erklärte daraufhin Peter Wahl, Sprecher der deutschen Nichtregierungsorganisation WEED.[136]

Warum volle Tanks zu leeren Tellern führen

Ab Januar 2011 sollte nach dem Willen der Bundesregierung an allen deutschen Tankstellen die neue Benzinmischung E10 eingeführt werden. Sie enthält einen zehnprozentigen Anteil von Ethanol aus Energiepflanzen wie Raps, Mais oder Zuckerrohr. Die Kraftstoffhersteller zögern jedoch bei der flächendeckenden Umsetzung, und der deutsche Autofahrer befürchtet Motorschäden und geringere Leistung. Angenommen wird der neue Sprit vom Verbraucher offensichtlich nicht. Das ist auch gut so, aber aus ganz anderen Gründen: »Eine groß angelegte Expansion von Biokraftstoffen der ersten Generation als Treibstoff schafft einen enormen Bedarf an landwirtschaftlichen Flächen und Wasser, mit potenziell erheblichen negativen sozialen und ökologischen Folgen wie steigende Lebensmittelpreise, Entwaldung und Erschöpfung von Wasserressourcen, welche die positiven Effekte überwiegen könnten«, heißt es im Weltagrarbericht.[137]

Die Produktion von Agrartreibstoffen aus Mais und Raps ist dank staatlicher Beimischungs-Vorgaben und Subventionen vor allem in Europa und Nordamerika ein riesiges Geschäft geworden. In den USA wandert bereits ein Viertel der Maisernte in die Ethanol-Raffinerie. »Die US-Regierung zahlt nach Berechnungen der FAO pro Liter Ethanol durchschnittlich 28 US-Cent zu, bei exportiertem Biodiesel sind es sogar bis zu 55 US-Cent. Zusätzlich erlässt sie den Ölkonzernen 13,5 Cent an Steuern auf jeden verkauften Liter Ethanol«, schreibt Wilfried Bommert in seinem Buch »Kein Brot für die Welt«.[138]

Aber auch für Länder wie Brasilien, Indonesien und Malaysia sind durch den Spritboom Zuckerrohr und Palmöl zu den wichtigsten Exportgütern geworden. Der Anbau dieser Energiepflanzen hat einen enormen Flächenbedarf und setzt einen Verdrängungsprozess in Gang: Weideflächen werden umgewandelt und beispielsweise Rinderzüchter verdrängt, die dann in den (ehemaligen) Regenwald ausweichen. So ist die Agrarspritproduktion über Umwege doch für die Abholzung von Primärwäldern verantwortlich. Um auch nur 20 Prozent des weltweiten Ölbedarfs zu decken, so rechnet der Weltagrarbericht vor, bräuchte man zwei Drittel der gesamten Ackerbaufläche der Welt. Im Jahr 2030 sollen bereits bis zu 58 Millionen Hektar Ackerland für den Anbau der Spritpflanzen benötigt werden.

Eines ist klar: Wo Pflanzen für Agrarsprit angebaut werden, können keine Nahrungsmittel wachsen. Angesichts begrenzter Anbauflächen und Wasserressourcen steht Agrarsprit daher in direkter Konkurrenz zur Lebensmittelproduktion und fördert industrielle Monokulturen mit ihren negativen Folgen für die ländliche Struktur und Umwelt.

Der Protest wächst

In Europa hatten bereits Mitte 2007 über 100 Umweltgruppen von der EU ein sofortiges Moratorium für Agrarenergie verlangt und »volle Teller statt volle Tanks«[139] gefordert. Die Herstellung von Agrartreibstoffen aus Nahrungsmitteln sollte auch nach Ansicht des UN-Experten Jean Ziegler für fünf Jahre verboten werden. Der damalige Sonderberichterstatter der Vereinten Nationen für das Recht auf Nahrung erklärte 2008 vor dem UN-Menschenrechtsrat in Genf, diese Zeit sollte zur Suche nach alternativen Technologien genutzt werden. Die bisherige Produktion von Agrarsprit habe zu massiven Kostensteigerungen bei Nahrungsmitteln geführt. Die Auswirkungen, die Agrartreibstoff auf den Hunger habe, seien Grund zu großer Besorgnis, was das Menschenrecht auf Nahrung betreffe, schrieb Ziegler in seinem Bericht. So reichten etwa 200 Kilogramm Mais – die, in 50 Liter Agrartreibstoff umgewandelt, den Tank eines Autos füllen könnten – aus, einen Menschen ein Jahr lang zu ernähren. Es bestehe die Gefahr, dass es zu einer Konkurrenz zwischen Nahrungsmitteln und Treibstoff komme. Dabei wären die Armen und Hungrigen in den Entwicklungsländern den rasant steigenden Preisen für Nahrung, Land und Wasser hilflos ausgeliefert, so der Schweizer Soziologieprofessor.[140]

Anfang September 2007 legte die internationale Organisation für Wirtschaftliche Zusammenarbeit und Entwicklung (OECD) in Paris eine wachrüttelnde Studie vor: Biosprit sei zu teuer, treibe die Lebensmittelpreise in die Höhe und könne der Umwelt schaden. Die Organisation der Industriestaaten appellierte an ihre Regierungen, teure Subventionen zu streichen und das Geld stattdessen in die Forschung zu stecken. Anstelle von Zuschüssen solle eine CO_2-Steuer eingeführt werden. Auch der europäische Raps geriet dabei in die Schusslinie. Dessen Anbau verbrauche viel Wasser und Energie, erzeuge jede Menge Kohlendioxid und sei viel zu teuer. Einer im Endeffekt eingesparten Tonne CO_2 stünden beispielsweise in den USA Kosten von 545 Dollar gegenüber, berechnete die Studie. In Europa könne eine Tonne eingesparter Treibhausgase sogar bis zu zehnmal mehr kosten. Nur wenige Formen des Biosprits seien überhaupt noch umweltverträglich, heißt es im OECD-Papier. Dazu gehöre Ethanol, wenn es aus Zuckerrohr gewonnen wird und dafür keine Wälder abgeholzt werden.[141]

Nach der Hungerkrise im Sommer 2008 überarbeitete die OECD diese Studie. Mit dem Satz »Es gibt sehr viel effizientere Wege, etwas für den Klimaschutz zu tun, als die Förderung von Biokraftstoffen« räumte Stefan Tangermann, Direktor für Handel und Landwirtschaft der Organisation, endgültig mit der Mär vom klimafreundlichen »Bio«-Sprit auf.[142] Im Jahr 2015 würden die Treibhausgas-Emissionen durch die Verwendung von Biosprit im Verkehrssektor bestenfalls um 0,8 Prozent geringer ausfallen als ohne eine bis dahin gleichbleibende Förderung.

Eine unbequeme Wahrheit

Die international tätige Hilfsorganisation Oxfam hatte bereits Ende Juni 2008 einen Bericht mit dem Titel »Eine weitere unbequeme Wahrheit« vorgelegt. Die Agrartreibstoff-Politik der Industrieländer sei zu gut 30 Prozent am aktuellen weltweiten Anstieg der Nahrungsmittelpreise beteiligt und hätte dadurch mindestens 30 Millionen Menschen in die Armut getrieben. Der internationale Protest hatte zumindest einen kleinen Erfolg: Mitte Juli 2008 reagierten die EU-Minister und räumten ein, dass der zehnprozentige Anteil erneuerbarer Energien im Verkehrsbereich zukünftig nicht mehr nur durch Agrarsprit allein, sondern auch durch Elektroautos erreicht werden solle.

Keine 14 Tage später setzte dann ausgerechnet die Weltbank der Diskussion über die Folgen von Agrarsprit die Krone auf. Weltbank-Ökonom Don Mitchell hatte die Entwicklung der Lebensmittelpreise erstmalig über einen längeren Zeitraum – seit dem Jahr 2002 – untersucht und kam zu einem vernichtenden Ergebnis: Der Anteil des Anbaus der Agrarspritpflanzen an den hohen Nahrungsmittelpreisen betrage mittelbar oder unmittelbar sogar 70 bis 75 Prozent. Er widersprach damit energisch der von US-Präsident George W. Bush aufgestellten und von Bundeskanzlerin Merkel übernommenen Behauptung, dass die Ursache für die Krise auf die wachsende Nachfrage, insbesondere nach Fleisch, in Indien und China zurückzuführen sei. Die Studie vermerkt ausdrücklich, dass das Wachstum des Einkommens in den Entwicklungsländern nicht zu einer Erhöhung des Getreidekonsums geführt habe und damit auch nicht für den Preisanstieg verantwortlich gemacht werden könne. In den letzten zwei Jahren hätten die weltweiten Weizen- und Maisbestände abgenommen, sich die Preise für Grundnahrungsmittel verdoppelt und die Ölsaatpreise verdreifacht. Haupteinflussfaktor sei die starke Zunahme der Biotreibstoffproduktion, die auch indirekt für den Anstieg des Reispreises verantwortlich sei.[143]

Dass die Produktion angeblichen »Biosprits« aus Palmöl und Soja verantwortlich für die Zerstörung zahlreicher Ökosysteme ist, den Klimawandel beschleunigt und den Hunger in der Welt befördert, geriet nun auch ins Bewusstsein der Bundesregierung. Die Nachhaltigkeitsbedingungen, auf die sich die EU bereits geeinigt hatte, gingen ihr nicht weit genug. Ende August 2008 brachte der damalige Bundesumweltminister Sigmar Gabriel eine Gesetzesnovelle in den Bundestag ein, die den Beimischungsanteil für Agrokraftstoffe für 2009 auf 5,25 und bis 2014 auf 6,25 Prozent

GETREIDE FÜR BIOSPRIT
136.000.000 t weltweit

3,3 KG GETREIDE = **1 L BIOSPRIT**

m 1 Liter Biodiesel zu produzie-
en, wird eine Fläche von 9,3m²
nbaufläche für Mais benötigt.

330 KG GETREIDE

100 L BIOSPRIT = **1 MENSCH 1 JAHR SATT**

ie Menge Mais, die für 100 Liter
thanol benötigt wird, würde einen
lenschen ein Jahr lang sättigen.

1 L BIOSPRIT = **3500 L WASSER**

Um 1 Liter Biosprit herzustellen, werden bis zu 3.500 Liter Wasser benötigt. Dies stellt eine enorme Trinkwasserverschwendung dar und verstärkt das Problem der Wasserknappheit in den zumeist trockenen Anbauländern von Rohstoffen für Biosprit.

NIEDRIGERER BRENNWERT

HÖHERER KRAFTSTOFFVERBRAUCH

MEHR CO_2

Biosprit hat einen niedrigeren Brennwert als herkömmlicher Kraftstoff. Damit wird wiederum mehr verbraucht, um gleiche Leistungen zu erreichen. Dies hat zur Folge, dass im Verhältnis mehr CO_2 ausgestoßen wird.

Zusätzliche CO_2 Belastung durch Produktion und Transport.

TRINKWASSER-VERSCHWENDUNG

BRANDRODUNG DER REGENWÄLDER FÜR FELDER/PLANTAGEN

TREIBHAUSGASE

ROHSTOFF-VERSCHWEN-DUNG

HUNGER

begrenzt. Zudem sollen nur noch nachhaltig produzierte Kraftstoffe angerechnet werden.[144] Die Biokraftstoff-Nachhaltigkeitsverordnung, vollständig »Verordnung über Anforderungen an eine nachhaltige Herstellung von Biokraftstoffen«, wurde ein Jahr später, am 30. September 2009, erlassen.[145] Nur wenn über die gesamte Lebensdauer gewährleistet ist, dass bei der Verbrennung des Agrarsprits mindestens 35 Prozent weniger Kohlendioxid emittiert werden als beim Einsatz von Treibstoffen aus Erdöl, darf er beigemischt werden. Allerdings werden indirekte Landnutzungsänderungen durch Verdrängung nicht berücksichtigt, und wie Kontrollen vor Ort durchgeführt werden sollen, ist unklar. Seit Jahren fordert daher die Nichtregierungsorganisation »Rettet den Regenwald« aus Hamburg, die Importe von Pflanzenenergie ganz einzustellen und keine finanzielle Förderung mehr für die Energiegewinnung aus Biomasse bereitzustellen.

Darüber hinaus machen die Umweltschützer auf einen weiteren Aspekt aufmerksam: »Neben Zuckerrohr breiten sich in Brasilien auf weiteren 24 Millionen Hektar Soja-Monokulturen aus, aus denen sogenannter Biodiesel hergestellt wird. Neu gezüchtete Varianten von Zuckerrohr und Soja einschließlich genetisch manipulierter Pflanzen machen selbst den Anbau im Amazonasregenwald möglich. Die grüne Lunge der Erde liegt im Sprühnebel von Pestiziden und ist das Versuchslabor der Genindustrie.«[146] Für die Regenwaldschützer führt kein Weg an Energiesparen und Energieeffizienz vorbei.

Was unser Konsum in Entwicklungsländern anrichtet

Europa überschwemme die Entwicklungsländer mit Lebensmitteln zu Dumpingpreisen und zerstöre so die Lebensgrundlagen bäuerlicher Gesellschaften. Diese Ansicht vertrat im Jahr 2008 der damalige Bundespräsident Horst Köhler. Was war geschehen?

Billige Geflügelteile unter anderem aus Deutschland, Holland, Belgien und Frankreich sowie Tomatenmark aus Italien tauchten im großen Stil auf afrikanischen Märkten auf, traten mit Dumpingpreisen in Konkurrenz zu heimischen Produkten und brachten dortige Kleinbauernfamilien um ihre wichtigsten Einkommensquellen. Die deutschen Nichtregierungsorganisationen Germanwatch, der Evangelische Entwicklungsdienst (EED) und das FoodFirst Informations- und Aktions-Netzwerk (FIAN) hatten diesen Skandal am Beispiel von Ghana untersucht und erschreckende Daten und Zusammenhänge veröffentlicht.[147]

Noch in den 1990er-Jahren versorgten heimische Landwirte fast den gesamten dortigen Markt mit Hühnerfleisch. Doch in den Jahren 2001 bis 2003 setzte eine Importflut tiefgefrorener Hähnchenflügel und anderer Körperteile ein, für die es in Europa keinen Markt gab. Allein 2003 waren es bereits 39 200 Tonnen Hühnerfleisch aus aller Welt, die für umgerechnet 1,50 Euro pro Kilo auf den Märkten verramscht wurden, während das lokal produzierte Fleisch 2,60 Euro kostete.[148] Gegen diese Konkurrenz waren die ghanaischen Produzenten chancenlos.

Dieses billig auf den Weltmarkt geschmissene Fleisch stammt auch aus unserer Überproduktion. Die deutschen Konsumenten lieben mageres Hähnchenfleisch, die Brüste und Schenkel, als Wellness- und Convenience-Produkte. Den unerwünschten Hälsen, Innereien, Flügeln und Füßen droht der Müllcontainer. Um Entsorgungskosten zu vermeiden, verkaufen die deutschen Hähnchenmäster diese Teile lieber nach Russland und in den Nahen Osten. Dabei treffen sie auf Anbieter aus den USA und Brasilien, die noch billiger verkaufen. Daher gibt die EU Exporterstattungen von rund 30 Cent pro Kilo dazu, damit es sich wieder rechnet. Was sich auf diese Art nicht mehr lukrativ absetzen lässt, also der letzte – teils minderwertige – Rest, wandert dann tiefgekühlt und ohne Subventionen für 70 Cent pro Kilo an Großhändler in Ghana und anderen afrikanischen Staaten. Der Agrarhandelsexperte des EED, Francisco Mari, beschrieb 2008 die

Auswirkungen unseres Müllexports: »Es werden jährlich ungefähr 30 000 Tonnen Fleisch nach Westafrika aus Europa exportiert. Das bedeutet den Verlust von 210 000 Arbeitsplätzen in Afrika. Da dort jeder Vollarbeitsplatz ungefähr sieben Menschen ernährt, heißt das rund 1,4 Millionen Menschen, die durch diese Exporte in die Armut geschickt werden.«[149]

Obwohl der Skandal seit Jahren bekannt ist, haben die aktuellen Zahlen für europäische Fleischexporte einen Rekordstand erreicht. 291 000 Tonnen Geflügelfleischreste exportierte die EU im Jahr 2010 nach Afrika, allein 114 000 Tonnen in das kleine westafrikanische Land Benin. »Europa ist dabei, sämtliche Tierhaltung und Tiermast in Afrika zu schädigen oder zu zerstören. EU-Exporte haben bereits Kleinproduzenten in den bisherigen Großimportländern wie Ghana oder Kongo ruiniert«, resümiert Mari.[150]

Gegen die Handelsmacht aus Europa und den Druck von IWF und Weltbank können afrikanische Regierungen nur schwer ankommen. 2003 hatte das ghanaische Parlament zum Schutz seiner Bauern eine moderate Anhebung des Zolls für die Einfuhr von Geflügel von 20 auf 40 Prozent und für Reis von 20 auf 25 Prozent beschlossen. Auf Intervention des IWF wurde das Gesetz nur vier Tage nach Umsetzungsbeginn ausgesetzt und der Zoll wieder auf das alte Niveau gesenkt – bis heute. Drei Tage zuvor hatte der IWF dem Land einen Dreijahreskredit über 258 Millionen US-Dollar zur Armutsbekämpfung gewährt, mit der Auflage, die Zollerhöhungen während der Laufzeit nicht umzusetzen. Die Geflügelindustrie in Ghana ist inzwischen vollständig zusammengebrochen.[151] Nach dem EPA-Interimsabkommen[152] mit der EU, dem die Regierung Ghanas im Dezember 2007 zustimmte, ist das Land verpflichtet, die Zölle für über 80 Prozent der europäischen Importe bis zum Jahr 2023 auf null zu senken. Noch aber ist dieses »Partnerschafts«-Abkommen nicht ratifiziert.

Billige Tomatenpaste

»In Accra isst man keine Tomaten mehr«, scherzen Händler auf den Märkten der ghanaischen Hauptstadt. Tatsächlich vollzieht sich bei der Tomatenproduktion eine ähnliche Tragödie wie bei der Geflügelproduktion. Die Importe von Tomatenmark aus Italien, Spanien, aus China und den USA sind explosionsartig angestiegen. Laut FAO wurden 1998 etwa 3300 Tonnen eingeführt, 2004 waren es bereits 24740 Tonnen: ein enormer Anstieg von 650 Prozent in wenigen Jahren. Zeitgleich sank der Marktanteil von heimischen Tomaten von 92 auf 57 Prozent.[153]

Das hat groteskerweise schon zur Änderung von Konsumgewohnheiten in den dortigen Städten geführt: Die Verbraucher bevorzugen nun die in Dosen konservierte billige Tomatenpaste aus dem Ausland gegenüber den heimischen Frischtomaten.

Warum unser Konsum Menschen das Land raubt

Wenn Sie morgens früh herzhaft in Ihr Frühstücksbrötchen beißen, haben die Weizenkörner für den Teig vielleicht schon eine lange Reise um den halben Erdball hinter sich. Möglicherweise lassen sich auch noch chemische Spuren des Bodens nachweisen, auf dem das Getreide gewachsen ist: eine bewässerte Steppe in Kenia oder ein brandgerodetes Stück Regenwald in Kambodscha. Nationale Grenzen und lokale Landrechte stehen heutzutage keinem Global Player am Agrarmarkt mehr im Wege. Wo die Produktionsbedingungen am unbürokratischsten, Land am preiswertesten, die nationalen Regierungen schwach und korrupt und die Erntehelfer am billigsten sind, investiert man und sichert sich gute Landstücke. Ein neuer Agrarkolonialismus ist Realität geworden. Die neuen Besitzer von bestem Anbauland in unterentwickelten Ländern mit massenhaft hungernder Bevölkerung wie im Sudan, Senegal, auf den Philippinen oder in Pakistan sind private Investoren aus reichen Ländern wie Japan, den USA und den Golfstaaten und den expandierenden Schwellenländern China und Indien. Da die dortigen Regierungen die Nahrungsmittelversorgung in ihren eigenen Ländern gewährleisten wollen, unterstützen sie die folgenreichen Transaktionen.

»Durch die Landdeals wurden seit 2009 80 Millionen Hektar Ackerland an gut 1200 Investoren transferiert (die Agrarfläche Deutschlands beträgt etwa 17 Mio. Hektar) ... 44 Prozent der Landdeals werden für die Produktion von Agrartreibstoffen getätigt. Des Weiteren produzieren zahlreiche Projekte Nahrungsmittel für die Supermärkte wohlhabender Staaten, da dort die Gewinne am höchsten sind.« So beschreibt die Ernährungsorganisation FIAN Deutschland die Ergebnisse der bislang größten wissenschaftlichen Konferenz zum Thema »Land Grabbing« an der Universität Sussex im April 2011.[154]

Die rund 150 Wissenschaftler kamen zu dem Ergebnis, dass der globale Landhunger privater und staatlicher Investoren für Mensch und Natur gewaltige und unumkehrbare negative Auswirkungen habe. Landnahmen seien darüber hinaus begleitet von umfassenden Menschenrechtsverletzungen. Es konnte keine Investition gefunden werden, die für die lokale Bevölkerung nachhaltig positive Folgen hatte. Auch die Weltbank stellt fest, dass die Versprechen von neuen Jobs und dem Ausbau der lokalen Infrastruktur bislang nirgendwo eingehalten wurden. Im Gegenteil: Bauern werden aus ihren traditionellen Gebieten vertrieben, oder ihnen steht schlicht nicht mehr ausreichend Land für ihre Subsistenzwirtschaft zur Verfügung. Artenreiche Urwälder und Mischland werden gerodet, untergepflügt und durch riesige Monokulturen ersetzt.

Die beiden Agrarforscher Harald von Witzke und Steffen Noleppa von der Berliner Humboldt-Universität haben beobachtet, »dass Europas Kaufkraft zum weltweiten Run auf Agrarflächen wesentlich beiträgt, auch wenn europäische Konzerne sich bislang beim direkten Ankauf von Land zurückhalten«.[155] Entscheidend sind die landwirtschaftlichen Importe nach Europa, die die Exporte deutlich übersteigen. Sie nennen das »virtuellen Land- und Wasserhandel«. Europas Importnachfrage belege im Rest der Welt fast 50 Millionen Hektar: »eine Anbaufläche in der Größe Deutschlands«.[156]

Roman Herre, Agrarreferent bei FIAN, zählte bisher 150 Landdeals durch westeuropäische Firmen, darunter zehn deutsche Akteure. Er fordert die Bundesregierung als ersten Schritt auf, sich der Schweizer und niederländischen Initiative anzuschließen und solche Firmen zu katalogisieren. Das soll mithelfen zu verhindern, dass sie zur Verletzung des Rechts auf Nahrung im Ausland beitragen.

Einen Schritt weiter geht Ernährungsexperte Joachim von Braun. Er lehnt einzelne Landkäufe nicht ab, sieht aber ein großes Problem, wenn über die Köpfe von Kleinbauern hinweg wertvolle Land- und Wasserressourcen verkauft werden. Daher hat er einen internationalen Verhaltenskodex vorgeschlagen: »Keine Landnahme über die Köpfe der Bauern hinweg, nachhaltige Bewirtschaftungsprinzipien, Wahrung der traditionellen Landrechte, keine Exporte aus einem Land, in dem Hunger herrscht. Und die Menschen vor Ort müssen an Gewinnen beteiligt werden.«[157]

Die FAO und die Weltbank haben diese Kriterien mittlerweile anerkannt und unter dem Namen »Principles for Responsible Agricultural Investment« (RAI) als Leitlinien für Investoren erstellt. Sie möchten sogar ein weltweites Zertifizierungsverfahren einführen und eine Prüfstelle für »nachhaltige« Landnahme schaffen. Da sich neben Agrarkonzernen auch Banken und Hedgefonds am Ausverkauf der fruchtbaren Böden in Afrika und Asien beteiligen, erscheint die Durchsetzung jedoch sehr unwahrscheinlich. Die Heuschrecken der Finanzwelt betrachten die Deals als rentabelste Kapitalanlage des 21. Jahrhunderts. Denn gute Böden werden immer rarer und lassen sich nicht vermehren.

Die Investoren sind auf Profite aus und interessieren sich nicht für Fragen des Welthungers oder der Armut der Landbevölkerung. »Sie übernehmen einfach das Land, laugen die Böden mit einer intensiven Anbauweise aus und zerstören das Bodenleben, verabschieden sich nach ein paar Jahren wieder und hinterlassen der einheimischen Bevölkerung eine zerstörte Umwelt«, sagt Henk Hobbelink, Koordinator der internationalen Organisation

GRAIN.[158] Seiner Meinung nach wird eine »solche Landwirtschaft nicht dazu taugen, die Welt mit Lebensmitteln zu versorgen; sie dient im Wesentlichen dazu, Extraprofite für ein paar Auserwählte zu produzieren«.[159] Und eins ist jetzt schon klar: Mindestens ein Drittel der nahrhaften Erzeugnisse von diesen geraubten Böden landet bei uns umgehend im Müll.

Von der

Überflussgesellschaft

zum verantwortlichen

Konsum

Zufriedene Bakterien und der Heizwert von Brot

Zweimal die Woche macht Siegfried Wißbrock seine Tour durch Bielefeld. Mit einem Spezial-Lkw klappert er Imbissbuden, Kantinen und Restaurants ab. Am Brackweder Hof wartet der Koch am Hinterausgang, er hat den Tanklaster schon kommen sehen. Die beiden Männer begrüßen sich mit Handschlag, man kennt sich. Der Koch schiebt eine grüne Tonne aus der Küche. Mit einer Hebebühne wird die Tonne nach oben gefahren. Der Speiserestesammler öffnet die Luke auf dem Tank. Eine braungrüne Brühe wird sichtbar, in der einzelne Orangen und andere Früchte schwimmen.

Ein lautes Platschen ertönt, als der Inhalt der Tonne in den Tank kippt. Dann spült er mit seiner Wasserspritze die Tonne sauber und fährt zurück zum Bauernhof. Denn Siegfried Wißbrock ist gleichzeitig Schweinemäster. Doch seine Schweine bekommen nichts von dem, was er da sammelt. Schuld daran ist das EU-weite Verbot. »Man sagt, dass über die Speisereste Krankheiten übertragen werden könnten.«

Siegfried Wißbrock steuert seinen Lkw in eine große Halle, vor einen gigantischen Edelstahltank: »Hier passen 30 000 Liter rein. Ich habe den Tank so umgebaut, dass wir die Speisereste auf 100 Grad erhitzen konnten. Diese Behandlung überlebt kein Krankheitskeim.«

Das bestätigt auch Uwe Kohl vom Bundesverband der Nahrungsmittel- und Speiseresteverwertung: »Es gibt keinen einzigen Fall, in dem ein Bauer, der Speisereste ordnungsgemäß erhitzt und verfüttert hat, einen Ausbruch der Schweinepest oder einer anderen Seuche zu verantworten hatte. Seuchen sind nur dann ausgebrochen, wenn die Speisereste nicht erhitzt wurden.«

Siegfried Wißbrock hat uns zum Bauernfrühstück mit Leberwurst geladen. Seine Frau bringt Kaffee, auch sein Sohn setzt sich zu uns. Im Garten schnattern die Gänse: »Das ist mein Hobby«, erklärt der 13-Jährige, »damit habe ich auf der Züchterschau einen Preis gewonnen.« Mich interessiert allerdings noch viel mehr das Angebot im angeschlossenen Hofladen: erntefrischer Spargel und Erdbeeren. Wie das duftet!

Während sich die meisten Bauern heute auf ein einziges Produkt spezialisieren, hat Wißbrock neben seinen 500 Schweinen noch Gemüse- und Getreidefelder: »Das hat zum Beispiel den Vorteil, dass ich den Dünger aus dem Stall auf dem Acker verwenden kann.« Er führt uns in einen seiner Schweineställe. Wir dürfen uns nur langsam bewegen: »Die Sauen sind sehr schreckhaft.«

»Mein Vater hat schon Speisereste verfüttert. Wenn das Verfütterungsverbot nicht gekommen wäre, dann hätten wir jetzt schon seit über 40 Jahren Speisereste im Einsatz. Das war ein optimales Schweinefutter«, ärgert sich der Bauer. »Heute bekommen die Schweine hauptsächlich Getreide und Sojaschrot.« Er legt einen Hebel um: Aus einer Röhre fließt eine breiartige Masse in die Futtertröge. Die Tiere eilen sofort herbei und stürzen sich laut grunzend auf das Futter.

»Der Sojaschrot kommt vorwiegend aus Amerika«, ärgert er sich weiter. »Er wird nach Europa importiert. Das ist verrückt, aber es ist nun mal Realität. So werden riesige Mengen an Ressourcen vergeudet. Würde man die erhitzten Speisereste verfüttern, könnten wir große Mengen an Getreide und Sojaschrot einsparen.«

Und was passiert jetzt damit? »Heute werden Speisereste vor allem in Biogas-, Müllverbrennungs- und Kläranlagen entsorgt«, erklärt Siegfried Wißbrock. Alle zwei Wochen ist sein Tank voll, dann pumpt er den Brei in einen großen Tankwagen und fährt damit zum nächsten Biogas-Kraftwerk. In ganz Deutschland sind solche Anlagen in den letzten Jahren hochgezogen worden – begünstigt durch Subventionen.

Der Bauer lenkt seinen Lkw äußerst bedächtig. »Der Tank

ist jetzt fast voll, da muss man vorsichtig in die Kurven fahren, sonst schwappt die Brühe auf die Straße«, erklärt Wißbrock. Auch seine Ausdrucksweise ist bedächtig, der Westfale spricht langsam und kontrolliert. Aber sein Ärger über die unsinnigen Regelungen ist dennoch spürbar: »Das sind umweltpolitisch sicherlich nicht die besten Wege. Denn so werden weder Vitamine noch Proteine genutzt.«

Verbandsgeschäftsführer Uwe Kohl versucht, einen Umschwung der politischen Meinung herbeizuführen: »Es war eine sehr effiziente Lösung, das, was wir nicht mehr essen wollen, an die Mastschweine zu verfüttern. Wir haben dabei die höchste Wertschöpfung gehabt, es gab einen Kreislauf vom Teller über die Tonne zum Mastschwein wieder zum Teller.«

Doch die beiden Großkonzerne Saria und Veolia, die den deutschen Biogasmarkt beherrschen, machen in Berlin die bessere Lobbyarbeit. »Um die Speisereste zu ersetzen, brauchen die deutschen Bauern jetzt 400 000 Tonnen mehr Getreide«, rechnet Uwe Kohl. Dazu kommen noch die Supermarktabfälle, die ebenfalls nicht verfüttert werden dürfen. In der Europäischen Union müssen wegen des Verfütterungsverbots insgesamt fünf Millionen Tonnen Getreide zusätzlich angebaut werden – das entspricht der Ernte von ganz Österreich.

Jörn Franck sieht das leidenschaftslos: »Wir leben in einem Überfluss. Das ist einfach so. Wenn wir als Kunden in Supermärkte reingehen, dann wollen wir nicht nur ein Produkt im Regal haben, dann wollen wir eine Auswahl haben, und das heißt, das bezahle ich als Kunde im Supermarkt alles mit, weil das ja nicht alles verkauft wird.«

In seinem Biogas-Kraftwerk in Hamburg landen Reste von Restaurants ebenso wie Lebensmittel direkt aus der Fabrik oder aus Supermärkten. Jörn Franck führt uns durch ein Meer von Tonnen und Containern: »11. 4. 2012. Ist noch ein bisschen hin, über anderthalb Jahre. Vielleicht ist das nicht so richtig gut gelaufen, und wenn dann nur noch zwei, drei Beutel im Regal stehen, wird das natürlich rausgenommen.«

Der feine Anzug verrät, dass der Kraftwerksdirektor nicht

jeden Tag hier zwischen den Tonnen zu tun hat. Er öffnet einen Deckel nach dem anderen, Mücken schwirren um Hühnchen- und Fleischreste, einiges sieht eklig aus und riecht auch so, anderes ist noch wie frisch. Zum Beispiel eine ganze Abfalltonne voller Lachsfilets. Vollkommen sauber sind auch die breiten Kunststoffwannen, die er von den Supermärkten bekommt: »Früher wurden diese Lebensmittel noch verfüttert. Das ist seit Ende 2006 verboten. Deswegen müssen die jetzt gut entsorgt werden, und da kommen wir ins Spiel. Wir machen aus den organischen Stoffen Energie.«

Auf dem Hof stehen Paletten mit billigem Amselfelder Wein: »Alkohol ist für uns sehr interessant, aber auch Zuckerhaltiges wie so eine schöne Coca-Cola oder dieser Cider«, schmunzelt Jörn Franck, »da freuen sich die Bakterien drauf, und wenn die Bakterien sich wohlfühlen, freut sich der Anlagenbetreiber.«

Arbeiter rollen derweil die Tonnen auf eine Rampe und kippen ihren Inhalt in einen riesigen Trog. Je nach Inhalt platscht oder scheppert es – Plastik, Glas, alles wird vermischt. Über ein Schneckengewinde wird der Brei in ein System von Röhren hineingedrückt.

Erste Stufe: Die Verpackungen werden entfernt. Ein rotierender Metallklöppel zerkleinert die Feststoffe. Der Kessel macht einen Höllenlärm, hier ist keine Unterhaltung mehr möglich. Die Plastik- und Glasreste werden mit einer Zentrifuge aussortiert und abgesondert.

»Dann geht's in diesen riesengroßen Tank, da sind Bakterien drin, die essen die organischen Leckereien auf und produzieren daraus Gas. Das verbrennen wir und produzieren damit Strom und Fernwärme.« Er grinst und fährt fort: »Wir beheizen sogar die Duschen und die Rasenheizung des Volksparkstadions und können so die Bundesligaergebnisse beeinflussen.«

Für Joachim von Braun ist das eine »reglementierte Verschwendung«. Der Entwicklungsforscher meint: »Vorschriften, dass unverkaufte Lebensmittel nicht an Schweine verfüttert werden dürfen, kann sich eine Neunmilliardenwelt mit knappem Land und Wasser nicht mehr leisten.«

An vielen Orten wird nach Lösungsansätzen gesucht, die Überproduktion zu verwerten. Manche sind allerdings äußerst umstritten. So wie die Idee von Roland Schüren. Der Bäckermeister aus Hilden bei Düsseldorf beobachtet seit Jahrzehnten, wie der Abfallberg immer größer wird: »In den 1970er-Jahren gab es vielleicht 10 Brot- und 5 Brötchensorten. Heute haben wir 60 Brot- und ungefähr 30 Brötchensorten. Diese Auswahl wird vom Verbraucher erwartet«, so der Bäcker. »Aber das macht es für uns unglaublich schwierig, die Mengen zu kalkulieren.«

Mit 14 Filialen ist die Bäckerei Schüren kein Kleinbetrieb mehr, aber in der Backstube gibt es noch viel Handarbeit: Ein wenig Mehl auf die Hände, dann formt einer der Bäcker den Vollkornteig zu großen Laiben. Derweil legen andere Mitarbeiter den Brezelteig mit geschicktem Schwung auf das Backblech.

Der Bäckermeister weiß, dass ein Teil seiner Produktion für die Tonne bestimmt ist: »Es gibt wirklich Bäckereien, die schmeißen 20 Prozent ihrer Ware weg. Das ist meines Erachtens viel zu hoch. Es ist ja nicht nur der Warenwert, sondern auch die Arbeit, die man reingesteckt hat, und das tut einem schon weh. Auch betriebswirtschaftlich.«

Aber warum vernichten die Bäcker dann so viel? Auch hier ist der Überschuss bereits von vornherein einkalkuliert: Die Bäckereien produzieren 10 bis 20 Prozent zu viel, um konkurrenzfähig zu bleiben. Roland Schüren erklärt es so: »Der Verbraucher erwartet ein volles Brotregal bis Ladenschluss. Wenn das gewünschte Brot nicht mehr da ist, müssen sich unsere Verkäuferinnen harsche Kritik anhören.«

Natürlich hat Bäcker Schüren seine Gegenstrategien, aber: »Die Kunden sind nicht immer so flexibel und nehmen das Alternativangebot der Verkäuferin an. Viele drehen sich um und gehen weg, zu einem anderen Bäcker.« Vor allem die Supermärkte betrachten verlorene Kunden als sehr viel größeres Problem als das Wegwerfen von Lebensmitteln.

Der immense Konkurrenzdruck führt zu rigorosen Strategien, wie Roland Schüren erfahren musste: »Wir hatten mal einen Backshop in einem Supermarkt. Daher weiß ich, wie sehr die Supermarktbetreiber darauf Wert legen, dass bis abends das Brotregal voll ist. Es gibt in den Mietverträgen Klauseln wie ›Volles Brotregal bis 18.30 Uhr‹. Ich habe auch selbst schon böse Briefe mit Beweisfotos bekommen, wenn das Brotregal mal zu einer gewissen Uhrzeit schon relativ gerupft aussah, unter Androhung der Kündigung des Mietvertrages.«

Bäcker Schüren schafft es, dass er heute nur noch knapp zehn Prozent seiner Tagesproduktion wegwerfen muss. Zum einen, weil er keine Supermärkte mehr beliefert. Zum anderen, weil er seinen Kunden das Brot vom Vortag verbilligt anbietet. Dennoch bleibt viel übrig: 100 Tonnen im Monat.

Jeden Morgen, wenn das frische Brot an die Filialen geliefert wird, bringt der Lieferwagen die Kisten mit den Broten zurück, die nicht verkauft wurden. Einen Teil spendet er an die Tafel, die es an Bedürftige verteilt. Doch 100 Tonnen ist zu viel, der Brotbedarf ist im Tafel-Laden mehr als gedeckt.

Der Rest landet in einem großen Container, und der wird von Thorsten Budde abgeholt: »Wir holen das aus ganz Deutschland ab. Sogar aus dem Ausland. Bäckereien, Schokoladenfabriken, Keksfabriken, Cornflakes, was man sich so vorstellen kann.« Der Speditionsfahrer bringt die Reste in eine große Tierfutterfabrik. All das, was noch nicht vom Menschen berührt wurde und kein Fleisch enthält, darf nach wie vor zu Tierfutter gemacht werden.

Doch Geld bekommt der Bäcker auch hierfür nicht – denn anders als die Biogasanlagen bekommt der Tierfutterhersteller keine Subventionen. Die Situation ließ dem umtriebigen Bäcker keine Ruhe, bis er mehr oder minder zufällig auf eine Lösung kam: »Unser Energieberater und ich saßen im Besprechungsraum und schauten nach draußen. Der Futtermittelhersteller holte gerade den Container ab. Der Energieberater fragte mich, wie viel Altbrot in dem Container sei. 4,5 Tonnen, sagte ich. ›Dann verschenken Sie hier gerade den Heizwert von 900 Litern Heizöl.‹«

Roland Schüren war ohnehin auf der Suche nach Möglichkeiten, den Energiebedarf seiner Bäckerei zu senken. Doch Brot verbrennen – das hatte zuvor noch kein anderer Bäcker gewagt. Warum eigentlich nicht: »Brot hat nahezu den gleichen Heizwert wie Holz, von daher brennt es sehr gut. Wir mischen das Brot mit Holzpellets und kommen damit auf die Temperaturen, die wir für unsere Backöfen brauchen.«

Aber Brot verbrennen – ist das nicht obszön? Den Bäcker hat diese Frage auch umgetrieben, er hat sie sogar mit dem evangelischen Pfarrer seiner Gemeinde erörtert. Und ist zum Schluss gekommen: Eine energetische Nutzung ist besser als gar keine.

»Ich kenne Bäckereien, die haben doppelt so viel über wie wir. Da liegt ein riesiges Energiepotenzial brach. Wenn alle Bäckereien in Deutschland es so ähnlich machen würden wie wir, dann könnte man sich ein Atomkraftwerk sparen«, behauptet Roland Schüren.

Die Zahl ist gar nicht mal so weit hergeholt, denn jedes Jahr werden schätzungsweise 500 000 Tonnen Brot in Deutschland weggeworfen. Von dieser Menge könnte Niedersachsen versorgt werden, das ganze Jahr über. »Brot verbrennen klingt fragwürdig«, das ist auch dem Bäcker klar, »aber solange der Wettbewerb so hart ist und die Kunden so anspruchsvoll, wird es diese Reste geben.«

Mit seinem ebenso mutigen wie unpopulären Schritt führt uns Roland Schüren das Dilemma vor Augen, in dem sich die Lebensmittelhändler heute befinden. Dafür musste er sich viel Kritik anhören. In seiner Kundenzeitschrift spricht der engagierte Bäcker deshalb offen über seine Müllbrote: »Zunächst gebe ich Reste an die Tafel weiter, dann an einen Tierfutterhersteller, und nur das, was dann noch übrig bleibt, wird verbrannt.« Seine Kunden konnte er damit überzeugen.

Was Staat, Wirtschaft und Wissenschaft tun sollten

Politisch eingreifen und Verschwendung stoppen

Ein Großteil unserer Lebensmittelverschwendung ist unnötig und vermeidbar. Sie lässt sich mit politischen Maßnahmen auf internationaler und nationaler Ebene regulieren. Die Einsicht, dass es bei schwindenden Ressourcen effizienter ist, in der gesamten Wertschöpfungskette Verluste zu vermeiden, als immer mehr zu produzieren, setzt sich zunehmend durch.[160] Dies gilt in besonderem Maße für Lebensmittel. Die Rechnung ist simpel: Wenn wir in der Mitte und am Ende der Kette Nahrung wegwerfen, müssen wir am Anfang mehr anbauen. Und das kann nicht mehr endlos so weitergehen. Die weltweiten Verluste und die Verschwendung müssen – wie es die FAO fordert – in den nächsten 15 Jahren um die Hälfte reduziert werden. Viele gute Projekte beherzigen dabei die einfache Faustregel »RRR«: reduce, redistribute, recycle. Zu Deutsch: reduzieren, umverteilen, wiederaufbereiten.

Das erfordert Umdenken: Auf dem langen Weg vom Acker bis zum Teller lassen sich Verluste durch Verbesserungen bei der Ernte, der Lagerung, Transport, Konservierung und Verpackung vermeiden. Damit werden nicht nur Nahrungsmittel vor der Müllkippe gerettet, sondern auch Ressourcen eingespart, die mit der Produktion, Verarbeitung und Vermarktung der Lebensmittel zusammenhängen – Energie, Wasser, Verpackungsmaterial, Dünger etc.

Gerade in Entwicklungsländern können die hohen Nachernteverluste durch eine bessere Infrastruktur, einen fairen Marktzugang von Kleinproduzenten, effektivere Wertschöpfungsketten, kollektive Vermarktungsstrategien und bessere Technologien vermindert werden. Aber es ist nicht nur fehlende Technik, sondern vor allen Dingen mangelnde Koordination und Kommunikation sowie Unkenntnis, die zu hohen Verlusten führen. Aufklärungskampagnen für Bauern über die Gründe für Lebensmittelverluste, Schulungen und Hygienetrainings können hier viel bewirken.[161]

Zum großen Teil verantwortlich für die immense Überproduktion und die Lebensmittelvernichtung sind aber einige wenige Agrar- und Chemiekonzerne, Banken und Börsenspekulanten. Nahrungsmittelspekulation, Landraub und der Export von Lebensmittelresten auf die Märkte von Entwicklungsländern gehören international geächtet und verboten. Agrarsubventionen, die nicht einer nachhaltigen Landwirtschaft dienen, sondern zur Überproduktion verleiten, müssen abgeschafft werden. Ein großflächiger Monokulturanbau darf nur noch unter strengen Umwelt- und Sozialauflagen erfolgen, ökologische Folgekosten müssen dabei eingerechnet und getragen werden. Unsinnige Qualitätsnormen, die allein den Interessen der Transport- und Verpackungsindustrie geschuldet sind oder dem optischen Kaufanreiz dienen, sollten weiter abgebaut werden.

Die Nahrungsmittelhersteller und der Handel sollten gesetzlich verpflichtet werden, Ausschuss und Lebensmittelmüll regelmäßig zu melden und eine Steuer für die Verschwendung essbarer Lebensmittel zu zahlen, wenn sie die überschüssigen Waren nicht an karitative Organisationen und Einrichtungen verteilen. Denn am Ende der Nahrungsmittelkette braucht es fast keinen »Müll« mehr zu geben. Was trotz ordentlicher Planung und Steuerung noch an gutem Essen übrig bleibt, kann umsonst abgegeben und an bedürftige Menschen verteilt werden. Die Kosten dafür sind längst auf die Warenpreise umgelegt und vom Verbraucher bezahlt. Auch spart man sich aufwendige Mülltrennungs- und Entsorgungskosten.

Nur wirklich unvermeidbarer Abfall sowie verdorbene und gesundheitsgefährdende Nahrungsmittelreste werden in Kompostierungs- und Biogasanlagen in Energie umgewandelt und zu Dünger verarbeitet. Die Entsorgung von Nahrungsmittelabfällen auf Mülldeponien muss hingegen aus gesundheitlichen und Klimaschutzgründen weltweit verboten werden. Das EU-weite Verbot der Speiseresteverfütterung an Schweine sollte – bei konsequenter Trennung von Küchen- und Speiseabfällen sowie ausreichender Hitzebehandlung – wieder aufgehoben werden. Die Konsumenten schließlich müssten wieder lernen, den Wert der Nahrungsmittel zu schätzen. Mit Informationskampagnen, ähnlich der britischen »Love Food Hate Waste«-Kampagne, sollten Umweltorganisationen, Verbraucherverbände, Schulen und Ministerien den Verbraucher sensibilisieren und über die wahren Kosten und die Folgen von Lebensmittelverschwendung aufklären. Auch ein besseres Verständnis von Produktkennzeichnungen wie dem Mindesthaltbarkeitsdatum und den häuslichen Lagerungsmöglichkeiten trägt zur Reduzierung von Lebensmittelmüll bei. Kochkurse zur kreativen Resteküche machen darüber hinaus Spaß und bewahren gute Nahrung vor dem Mülleimer.

Endlich Daten sammeln

Die zuständigen Ministerien auf Bundes- und Landesebene haben es jahrelang verschlafen, ausreichend Datenmaterial zur Lebensmittelverschwendung in Deutschland zu sammeln. Was in den Nachbarländern Österreich und Großbritannien schon seit Jahren systematisch erforscht, erhoben und verglichen wird, kommt hier erst jetzt in Gang.

Wenige Stunden nach der Ausstrahlung der Fernsehdokumentation »Frisch auf den Müll« im Oktober 2010 lud NRW-Umwelt- und Verbraucherschutzminister Johannes Remmel Erzeuger- und Verbraucherverbände im Land zu einem ersten runden Tisch zum Thema ein. Mitte Dezember 2010 traf die Runde in Düsseldorf folgende Vereinbarung: »In Deutschland gibt es keine gesicherten Daten, wie hoch die Warenvernichtung in der Wertschöpfungskette ist und an welchen Schnittstellen die Verluste am größten sind. Um auf einer gesicherten Datenbasis nach Lösungswegen zu suchen, soll in einem ersten Schritt für NRW Klarheit über die Mengen der Vernichtung von Lebensmitteln hergestellt werden. Das gilt für die gesamte Wertschöpfungskette, angefangen bei dem Landwirt, über die Verarbeitung, den Handel, die Gastronomie bis hin zu den Verbrauchern.«

Die Fachhochschule Münster hat 2011 gemeinsam mit den Wirtschaftsbeteiligten und der Verbraucherzentrale NRW Daten über vernichtete Waren erhoben und ausgewertet. Als zweiter Schritt soll sich dann »eine systematische Ursachenanalyse, verbunden mit der Identifizierung von Schwachstellen und der Entwicklung von Lösungsansätzen«, anschließen. Ziel aller Beteiligten sei es, die Warenvernichtung in der Wertschöpfungskette so weit wie möglich zu reduzieren.

Remmel schlug im Vorfeld des Treffens vier konkrete Punkte zur Neuregelung vor, die sich allerdings allesamt nur auf das Ende der Lebensmittelkette beziehen: keine vollen Regale am Abend, kleinere Verpackungsgrößen, Rabatte vor Ablauf des Mindesthaltbarkeitsdatums und bessere Verteilung an die Wohlfahrtsverbände.[162] Nachdem sich NRW hiermit als »das erste Bundesland, das der Verschwendung den Kampf ansagt«[163], darstellte, reagierte auch Bundesverbraucherministerin Ilse Aigner. Sie kündigte ebenfalls die Beauftragung einer bundesweiten Studie an, deren Ergebnisse im März 2012 vorgelegt wurden. Die Studie wurde – unter der Leitung von Felicitas Schneider – vom Institut für Abfallwirtschaft der Universität für Bodenkultur Wien durchgeführt, in Zusammenarbeit mit dem Institut für Siedlungswasserbau, Wassergüte- und Abfallwirtschaft der Universität Stuttgart.

Die Verschwendung ist den Nahrungsmittelkonzernen und dem Handel allerdings schon länger bewusst und intern gut erfasst und dokumentiert. Der britische Müllexperte Tristram Stuart fordert daher die Regierungen auf, die Unternehmen auf obligatorische Zielvorgaben, zunächst eine 50-prozentige Reduzierung des Lebensmittelabfalls in fünf Jahren, zu verpflichten.[164]

Dass sich eine mutige Regierung in sensiblen Ernährungsfragen sehr wohl gegen eine starke Agrar- und Nahrungsmittellobby durchsetzen kann, beweist das Land Dänemark. Aus Verantwortung für die Gesundheit seiner Bürger beschloss das Parlament die Einführung einer »Fettsteuer« ab Oktober 2011. Der Konsum von Lebensmitteln mit einem hohen Gehalt an gesättigten Fettsäuren wie beispielsweise Butter, Käse und Fleisch soll gesenkt werden. Auf ein Kilo solcher Fettsäuren wird eine Steuer von umgerechnet 2,15 Euro erhoben. Ausgenommen sind Fisch und Vollmilch. Die dänische Landwirtschaftslobby läuft gegen das Gesetz Sturm. Ausgerechnet die Vereinigung der Margarineproduzenten hat die Regierung in Kopenhagen bereits wegen eines angeblichen Verstoßes gegen das Wettbewerbsrecht und der Behinderung des freien Warenverkehrs bei der EU-Kommission angezeigt.[165]

Vorbild für eine solche »Gesundheitssteuer« auf einzelne Lebensmittel ist Island. Die dortige Regierung schaffte bereits 2009 den ermäßigten Mehrwertsteuersatz von sieben Prozent für Lebensmittel mit hohem Zuckergehalt ab. Für Limonaden, Schokolade, Kekse, Bonbons und Pralinés gilt seitdem der dortige normale Steuersatz von 24,5 Prozent. Ausschlaggebender Grund war eine alarmierende Studie über die schlechte Zahngesundheit isländischer Kinder. Beim Zuckerkonsum liegt das kleine Land mit jährlich 50 Kilogramm pro Kopf europaweit vorn. Das ist ein Viertel mehr, als ein Deutscher vernascht.[166]

Vernünftige Verbrauchsangaben liefern

Das Mindesthaltbarkeitsdatum (MHD) auf verpackten Lebensmitteln sorgt für Verwirrung in Haushalten und dafür, dass viele Produkte in den Mülleimer wandern, obwohl sie noch einwandfrei genießbar sind. Da es dabei nicht um die Haltbarkeit, sondern um eine Gütegarantie geht, sollte ein treffenderer Begriff gefunden werden. Der im Englischen verwendete Ausdruck »best before« ist deutlich hilfreicher. Das forderte auch die ernährungspolitische Sprecherin der FDP-Bundestagsfraktion, Christel Happach-Kasan: »Die Verpackungsaufschrift sollte widerspiegeln, was der Gesetzgeber ausdrücken wollte: eine Gütegarantie.«

Frische Produkte wie Obst oder Gemüse benötigen darüber hinaus gar kein MHD. Waren, bei denen das Datum in wenigen Tagen erreicht ist, sollten weiterverarbeitet, zu rabattierten Preisen verkauft oder an soziale Einrichtungen und Organisationen abgegeben werden. Auch Ministerin Aigner mahnte einen Verkauf von Produkten nach Ablauf der Mindesthaltbarkeit zu reduzierten Preisen an.[167]

In Großbritannien plant das Ministerium für Umwelt und Ernährung eine Aufklärungskampagne, damit die Konsumenten besser mit den verschiedenen Haltbarkeitsdaten (»best before«, »use by« etc.) umgehen können. Überhaupt sollte mit der Vielzahl der unterschiedlichen Bezeichnungen aufgeräumt werden. Bob Salmon, britischer Berichterstatter für Ernährung und Direktor der Beratungsgruppe »Food Solutions«, sagt dazu: »Wenn die Regierung die Haltbarkeitsdaten auf Verpackungen vereinfachen möchte, könnten die ›Sell-by‹- und ›Display-until‹-Daten verboten werden, da diese von den Händlern nur zum Zweck des Warenumschlags festgesetzt werden.«[168]

Neu erforscht werden derzeit sensorische Frischelabel, die viel genauere Aussagen über die Güte eines Produktes liefern als das Ablaufdatum. Die Fraunhofer-Einrichtung für Modulare Festkörper-Technologien EMFT in München hat eine in die Packung integrierte Sensorfolie entwickelt, die vor verdorbenen Speisen warnt. Der Indikatorstoff in der Folie reagiert auf biogene Amine, die beim Zersetzungsprozess von Lebensmitteln entstehen. Die Farbe der Sensorfolie wechselt von Gelb zu Blau. »Die Information der Sensorfolie beruht im Gegensatz zum MHD nicht auf einer Schätzung, sondern auf der tatsächlichen Kontrolle des Lebensmittels«, betont Dr. Anna Hezinger, Wissenschaftlerin an der EMFT.[169] Das System ist außerdem kostengünstig einsetzbar.

Die Wissenschaftler arbeiten auch an einem Messgerät mit Sensorfolie: Mitarbeiter in der Lebensmittel- und Verpackungsindustrie könnten damit die Ware direkt auf ihre Frische testen. Das Gerät wertet die Farbreaktion objektiv aus und liefert zudem ein genaueres Ergebnis als das menschliche Auge. Auch an der Universität von Manchester wird an Sensortechniken geforscht, mit denen Lebensmittelhersteller und -händler wissenschaftlich fundierte Verbrauchsdaten festlegen können.[170] Die Forscher setzen dabei auf RFID-Technik zur Rückverfolgung von Stressfaktoren, denen verderbliche Waren vom Acker bis zum Supermarktregal ausgesetzt waren. Die Serienreife wird voraussichtlich in drei bis fünf Jahren erreicht.

Lagerung, Transport und Verpackung effizienter gestalten

Nachernteverluste in Entwicklungsländern reduzieren

Bereits 1974 hatte die World Food Conference die Reduzierung von Nachernteverlusten in Entwicklungsländern als einen wichtigen Lösungsansatz im Kampf gegen Hunger identifiziert. Damals schätzte man, dass im Durchschnitt 15 Prozent der Nahrungsmittel verloren gehen, und wollte diesen Anteil bis 1985 halbieren[171] – eine Erfolgsmeldung gab es allerdings bis heute nicht. Warum hat sich in den letzten 40 Jahren so wenig auf diesem Gebiet bewegt? Besonders viel Aufmerksamkeit schenkte die Wissenschaftsgemeinde dem Thema jedenfalls nicht, gerade mal fünf Prozent der Agrarforschungsgelder flossen bislang in die Nacherntesysteme.[172] Kritisiert wird auch die nach wie vor schlechte Datenlage: Genaue Zahlen gibt es nicht, und viele Schätzwerte stammen noch aus den 1970er-Jahren.

Erst 2005 rief das Woodstock Institute for Science in Service to Humanity eine weitere Initiative zur Reduzierung von Nachernteverlusten ins Leben.[173] Ziel war es, durch Reduzierung von

Nachernteverlusten innerhalb von drei Jahren zehn Millionen Tonnen Lebensmittel dem globalen Nahrungsmittelangebot zuzuführen. Dies wäre genug, um 34 Millionen Menschen ein Jahr lang zu ernähren. Durch internationale Kooperationen mit Lebensmittel-, Verpackungs- und Logistikexperten sollte dieses Ziel erreicht werden. Leider wird bis heute nicht über konkrete Projekte, Erfolge oder Ergebnisse berichtet.

Viele gut gemeinte Maßnahmen scheitern daran, dass sie nicht an lokale Gegebenheiten angepasst sind oder die finanziellen Voraussetzungen bei den Bauern fehlen. Technische Lösungen müssen regelmäßig mit der sozialen, kulturellen und politischen Realität abgeglichen werden, ansonsten besteht die Gefahr, dass sie wirkungslos bleiben. Aber oftmals sind nicht große Investitionen notwendig, um die Verluste einzudämmen. Die Schulung der Landwirte kann bereits beachtliche Erfolge bringen. Zum Beispiel stellte man im Rahmen einer Studie in Südafrika fest, dass es besser ist, Süßkartoffeln nach und nach zu ernten – sie also lieber länger im Boden zu lassen als zu lagern. Mit so einem angepassten Ernteablauf konnten die Verluste von 37 Prozent auf bis zu 11 Prozent reduziert werden.[174]

Eine weitere Hürde für Produzenten in Entwicklungsländern stellen normierte Qualitätsansprüche dar. Mit der Ausbreitung von Supermärkten stieg die Nachfrage nach großen Mengen standardisierter und qualitativ stets gleicher Lebensmittel. Viele Kleinbauern können diese Kriterien nicht erfüllen und somit ihre Produkte nicht absetzen. Deshalb ist es wichtig, auch alternative Vermarktungsmöglichkeiten wie lokale Märkte zu erhalten und auszubauen. Überzogene Standards und Normen sorgen aber nicht nur in Entwicklungsländern, sondern auch in entwickelten Ländern für große Nachernteverluste. Durch Abschaffung von Normen, die allein optischen oder logistischen Zwecken dienen, könnte ein höherer Prozentsatz der geernteten Produkte vermarktet werden.

In Entwicklungsländern sind geeignete Konservierungsmethoden sehr wichtig, denn Hitze und Feuchtigkeit lassen Frischware schnell verderben. Die Trocknung von Früchten und

Nüssen ist beispielsweise eine einfache, doch sehr effektive Konservierungsmethode. Durch direkte Sonnentrocknung oder einen solar betriebenen Trockner können Früchte haltbar gemacht und zu einem hochwertigen Produkt für lokale Märkte und den Export verarbeitet werden. Daraus ergibt sich wiederum eine zusätzliche Einkommensmöglichkeit für Kleinproduzenten. Das Max Rubner-Institut fand heraus, dass Obst und Gemüse auch mit einer kurzzeitigen Hitzebehandlung vor Pilzbefall geschützt werden kann.[175] Bei der Apfelsorte »Topaz« kam es durch den Schadpilz Gloeosporium zu Verlusten bis zu 90 Prozent. Durch die Wärmebehandlung wurde der Verlust auf zehn Prozent reduziert.

Optimal wäre es, Lagerverluste und Transportschäden durch saisonale und regionale Vermarktung zu minimieren, wodurch außerdem die Existenzgrundlage heimischer Erzeuger gesichert würde. Diese Vision lässt sich jedoch für den globalen Warenstrom mittelfristig nicht realisieren. In den Entwicklungsländern kommt es bei der Lagerung darauf an, dass lokal angepasste, kostengünstige Technologien eingeführt werden. Im Rahmen eines FAO-Projektes[176] wurden beispielsweise in 16 Ländern mehr als 45 000 Silos aus Metall zur Lagerung von Lebensmitteln aufgebaut und gut 1500 Personen darin ausgebildet, solche Silos herzustellen und zu warten. Die teilnehmenden Bauern profitierten von längeren Lagerzeiten und höherem Einkommen. Durch die Silos konnten die Nachernteverluste von 15 bis 20 Prozent auf weniger als ein Prozent reduziert werden.

Die Kühlkette aufrechterhalten

Um leicht verderbliche Lebensmittel auf ihrem oft langen Weg zum Verbraucher frisch zu halten, ist eine geschlossene Kühlkette erforderlich. 35 Prozent aller leicht verderblichen Lebensmittel weltweit landen wegen mangelhafter Kühlung auf dem Müll.[177] Dieser Verlust ließe sich durch bessere Kommunikation der Akteure untereinander und optimiertes Schnittstellenmanagement stark verringern. Denn vor allen Dingen an den Umschlagplätzen, wo Ware neu verladen wird, kommt es zu kritischen Temperaturschwankungen. Seit 2006 sind in der EU neue Hygienevorschriften in Kraft. Sie bestimmen, dass nur noch Lebensmittel, bei denen die Richtlinien des sogenannten HACCP-Konzeptes eingehalten werden, in der Union gehandelt und eingeführt werden dürfen. Das gilt für alle Unternehmen, die mit der Produktion, dem Vertrieb und Transport und der Verarbeitung von Lebensmitteln beschäftigt sind. HACCP steht für »Hazard Analysis Critical Control Point«. Es setzt auf dem Hygienesystem eines Unternehmens auf und verlangt, kritische Punkte, die gesundheitliche Gefahren verursachen könnten, in Eigenkontrolle zu überprüfen und zu dokumentieren. So können Schwachstellen bei Lagerung und Transport von Lebensmitteln identifiziert und behoben werden. Die Einhaltung der Hygienevorschriften lässt sich aber nur schwer kontrollieren, was die Skandale der letzten Jahre um Gammelfleisch, Ekelkäse und neuerdings mit Durchfallerregern verseuchtes Gemüse deutlich machten.

Am Ende der Lieferkette ist der Konsument in der Verantwortung: Gekühlte Lebensmittel sollten zuletzt eingekauft und bei warmen Außentemperaturen möglichst in einer Kühlbox transportiert und umgehend im Kühlschrank verstaut werden.

Funkendes Gemüse

RFID-Label – auch Funketiketten genannt – sind winzige Chips mit Antenne, die eine weltweit eindeutige Seriennummer enthalten und ohne Sichtkontakt aus einiger Entfernung und unbemerkt per Funk ausgelesen werden können.[178] Die Technologie verspricht in unterschiedlichen Bereichen Prozesse zu erleichtern, unter anderem auch das Logistik- und Lagermanagement zu optimieren. Am Institut für Druckmaschinen und Druckverfahren (IDD) der TU Darmstadt wurde nun ein RFID-Etikett mit einem Sensor versehen, der Unterbrechungen in der Kühlkette registriert. So können eventuelle Kühlungsunterbrechungen bemerkt und das Produkt kann gegebenenfalls entsorgt werden. Die intelligenten Etiketten vermögen aber noch mehr: Nahrungsmittel können während des Transportes besser identifiziert und genauer verfolgt werden. Das vermindert gerade bei empfindlichen und leicht verderblichen Waren, die rasch geliefert werden müssen, die Verluste.

Die RFID-Technik geriet jedoch stark in die Kritik, da über die Chips personalisierte Daten gespeichert werden können. So könnten Bewegungs- oder Konsumprofile von Personen erstellt werden. Außerdem funken die winzigen Etiketten munter weiter, solange sie nicht deaktiviert werden. Forscher arbeiten derzeit an RFID-Chips, die vom Kunden selbst mechanisch ausgeschaltet werden können, sodass keine Daten mehr übertragen werden.

Ein weiteres Problem ist die Entsorgung der RFID-Chips als Elektronikschrott. Derzeit werden daher alternative Materialien getestet. An der TU Darmstadt hat man bereits aufdruckbare Etiketten auf Polymerbasis entwickelt. Aber es gibt auch schon Alternativen zu RFID. Die Elpro-Buchs AG[179] hat beispielsweise einen sogenannten »PDF-Datenlogger« entwickelt, mit dem ein Monitoring der Kühlkette möglich ist. Der kleine Datenstick wird mit der Ware verpackt und zeichnet die Temperaturen während des Transportes auf. Anschließend können die Daten direkt per USB-Schnittstelle ausgewertet werden, ohne zusätzliche Software. So lässt sich das System sehr einfach nutzen, da keine weitere Infrastruktur wie Lesegeräte oder Datenbanken notwendig sind. Mit Preisen zwischen 60 und 200 Euro pro Datenlogger – je nach Modell einfach oder mehrfach verwendbar – ist diese Technologie allerdings noch vergleichsweise teuer.

Gut gepackt ist halb gewonnen

Verpackungen aus Plastik und Aluminium erhalten die Qualität von Lebensmitteln über einen längeren Zeitraum. Die Produkte werden vor Keimen, Austrocknung, Ungeziefer oder Transportschäden geschützt. Vor allem in Entwicklungsländern sind angepasste Verpackungstechnologien von Bedeutung, um die hohen Nachernteverluste zu reduzieren. Zwei Beispiele: Die Weltbank[180] fördert die Einrichtung von »packing houses« – Verpackungshäusern – in Westafrika, in denen die Ernte nach Qualität sortiert und für die Vermarktung verpackt wird. So kann die Ernte sicher und länger gelagert werden und muss nicht direkt nach der Ernte, wenn die Preise niedrig sind, verkauft werden. Auch die Privatwirtschaft ist aktiv. Der Verpackungsmaschinenbauer Multivac Sepp Haggenmüller aus Wolfertschwenden hat Fischerdörfern in Afrika kleine, leicht zu handhabende Verpackungsmaschinen gespendet. So wird verhindert, dass ein Großteil des Fangs verdirbt – und die Fischer verdienen mehr.[181]

Eine der Studien der FAO zum Fachkongress »SAVE FOOD« im Mai 2011 betont das wirtschaftliche Potenzial von geeigneten Verpackungstechnologien zur Vermeidung von Lebensmittelverlusten. Dabei spielt die Nutzung lokal verfügbarer Materialien eine große Rolle. Die richtige Auswahl und Gestaltung macht Verpackungen bezahlbar und kann gezielt Verluste vermeiden helfen. Einen Weg sehen die Verfasser der Studie in einer Entschärfung der Verpackungsvorschriften, zum Beispiel die Zulassung von Recycling-Verpackungsmaterialien, sofern kein Verunreinigungsrisiko besteht. Dies würde außerdem den Engpass bei Verpackungsmaterialien in Entwicklungsländern beseitigen. Leider zeigt die Studie ansonsten keine bahnbrechenden Innovationen auf, sondern stellt vielmehr eine Marktpotenzialanalyse der Verpackungsbranche dar, für die ein Umsatzvolumen in Entwicklungsländern von 7,1 Milliarden US-Dollar bis 2014 prognostiziert wird.[182]

Der Bedarf an Verpackungen steigt durch unser Lebensmittelsystem mit langen Transportwegen und hohen Ansprüchen an Qualität, Lagerungsdauer und optische Attraktivität. Verpackungen verursachen jedoch auch Ressourcenverbrauch, Abfall und Kosten. Laut Emmerich Berghofer von der Universität für Bodenkunde in Wien[183] gehen etwa 10 Prozent der benötigten Energie in der Lebensmittelversorgung auf Verpackungen zurück, Lebensmittelverpackungen wiederum machen 27 Prozent des Haushaltsmülls aus. Zudem können die Verpackungskosten zum Teil 40 Prozent oder mehr des Verkaufspreises eines Produktes ausmachen. Unter diesen Aspekten betrachtet, ist jede Verpackung, die vermieden werden kann, ein Gewinn für die Umwelt. Mehr Verpackungen bedeuten aber eben auch weniger Lebensmittelverluste und somit auch weniger Energieverbrauch und Treibhausgase, die mit der Produktion neuer Nahrungsmittel verbunden wären. Laut einer Studie[184] der Denkstatt GmbH für PlasticsEurope e.V. hat eine Schätzung gezeigt, dass bei nicht entstandenen Nahrungsmittelverlusten von 10 bis 20 Prozent der Produktmasse sich eine CO_2-Einsparung ergibt, die im Durchschnitt vier- bis neunmal höher ist als die CO_2-Emissionen, die bei der Produktion von Verpackungen anfallen.

Mogelpackung Biokunststoff

Kunststoffe, die aus Getreide, Mais oder Kartoffeln hergestellt werden, sollen eine klimaverträgliche und biologisch abbaubare Alternative zu den aus Erdöl hergestellten Kunststoffen bieten. Der österreichische Hersteller NAKU[185] schreibt seinen Verpackungen aus Biokunststoff zudem bessere Frischhalte-Eigenschaften zu. Als Vorteil nennt der Hersteller die Verwendung nachwachsender Rohstoffe und den »Abbau landwirtschaftlicher Überproduktion«. Doch die Herstellung von Biokunststoff steht genauso wie die von Agrarkraftstoffen in direkter Konkurrenz zur Nutzung der Agrarprodukte für die menschliche Ernährung. Die Verwendung von landwirtschaftlichen Abfällen oder nicht essbaren Pflanzen wird zwar angestrebt, ist jedoch technisch bislang noch nicht möglich. Angeblich verrotten Biokunststoffe vollständig, wenn sie mehrere Wochen oder Monate der Witterung oder Bakterien ausgesetzt werden. Kunststoffe aus Polymilchsäuren sind aber beispielsweise nur in industriellen Anlagen kompostierbar und werden eher als »Störfaktor« beim Verrottungsprozess bewertet. Ähnlich sieht es bei anderen Biokunststoffen aus. Im normalen Kunststoffrecycling sorgen biologisch abbaubare Kunststoffe sogar für eine schlechtere Qualität der recycelten Produkte. Laut eines Hintergrundpapiers der Deutschen Umwelthilfe zu biologisch abbaubaren Kunststoffen schneidet Bioplastik in der Ökobilanz daher nicht besser ab als Kunststoff aus Rohöl.[186]

Überfluss sozial verteilen

Das zweite R im Fahrplan zum besseren Umgang mit unseren Lebensmittelresten steht für »redistribute«, appelliert also daran, sich Gedanken zur Umverteilung oder Neuverteilung von Speisen zu machen. Auch hier sind es keine hochkomplexen Zusammenhänge, die zu einer Verbesserung führen, sondern einfache Konzepte. Die ausgesonderten Margen in der Nahrungsmittelproduktion, die Transportschäden und die aus den Regalen genommenen Artikel in den Supermärkten sind im Durchschnitt fest eingeplant. Die Kosten werden umgelegt und in die Verkaufspreise eingerechnet. Der Verbraucher hat sie damit bereits bezahlt und sie können umsonst weitergegeben werden.

Die mittlerweile 870 Tafeln in Deutschland sammeln diese qualitativ einwandfreien Lebensmittel, die sonst im Müll landen würden, und verteilen sie an sozial und wirtschaftlich Benachteiligte – kostenlos oder zu einem symbolischen Betrag. Bundesweit versorgen die gemeinnützigen Organisationen regelmäßig rund eine Million Menschen in Obdachloseneinrichtungen, Tagesheimen und Schulküchen gleichermaßen – ein Viertel davon sind Kinder und Jugendliche. Ohne dieses ehrenamtliche Engagement könnten viele öffentliche Einrichtungen ihr Versorgungsangebot nicht aufrechterhalten.

Ein bewusster Umgang mit Resten und sozialer Verteilung kann auch bereits in Restaurants, Imbissbuden und Kantinen beginnen. Ideen gibt es genug: Einige Imbisse im indischen Mumbai sind beispielsweise dazu übergegangen, ihre Preise nach

20 Uhr zu halbieren, was einerseits ein junges Abendpublikum garantiert und andererseits die Lebensmittel vor der Tonne bewahrt.[187] Bei uns sieht man auch schon abendliche Menschenschlangen vor einer Bäckerei: Da gibt es dann Brot, Brötchen und Teilchen zum halben Preis. Kantinen in Schulen, Betrieben und Krankenhäusern könnten dazu auffordern, sich bereits einen Tag vorher für ein Auswahlessen zu entscheiden, um besser planen zu können. In einigen asiatischen Ländern bieten Restaurants ihre Mahlzeiten in drei verschiedenen Größen an: S, M, L. Eine ebenso simple wie geniale Idee: kein Lebensmittelmüll, kein unnütz rausgeworfenes Geld, kein halb umsonst getötetes Tier. In einem nigerianischen Restaurant in London muss jeder, der seinen Teller nicht leer isst, 2,50 Pfund an die Hilfsorganisation »Oxfam« zahlen. Das würde sich doch wunderbar für unsere »All you can eat«-Restaurants anbieten. In Chicago hat sich eine Reihe von Restaurants zusammengeschlossen, die kleinere Portionen ausgeben und kostenfrei Nachschlag anbieten, wenn man noch Hunger hat.[188]

Die »Jumbo«-Supermarktkette in den Niederlanden hatte kürzlich eine geniale Idee: Kunden, die ein Produkt mit einer Ablauffrist von unter zwei Tagen im Regal entdecken, dürfen ihren Fund umsonst mitnehmen. Ein origineller Einfall, der die Optik umdreht: Die Kunden suchen nicht mehr nach Produkten mit möglichst langem Haltbarkeitsdatum, sondern sie machen es sich zum Sport, Lebensmittel mitzunehmen, die sonst mit großer Wahrscheinlichkeit vernichtet worden wären. Hierzulande sind solche Ideen noch nicht verbreitet. Einige Supermärkte reduzieren immerhin die Preise für Waren kurz vor Ablauf oder mit leichten Beschädigungen. Die meisten Händler aber scheuen dies, weil sie befürchten, sich damit die Preise kaputt zu machen.

Japanische Effizienz beim Lebensmittelrecycling

Die Millionenstadt Yokohama gehört zum Ballungsraum Tokio. Hier wollen wir morgen drehen. Wir sind in einem Vorort untergebracht – Beton, so weit das Auge reicht. Essen gehen? Am besten im Bahnhofsgebäude, heißt es. Roland, unser Kameramann, ist skeptisch. Doch was wir dann im zweiten Stock des Betonklotzes entdecken, begeistert den Feinschmecker hellauf: ein Restaurant neben dem anderen, alle werben sie mit einem Blick in die Küche, in der die Zutaten frisch zubereitet werden.

Wir entscheiden uns für ein traditionelles Restaurant, das auf Sashimi spezialisiert ist. Der Kellner empfiehlt uns dazu einen gemischten Salat mit den Worten: »Die Pflanzen wurden heute Morgen auf der Miura-Halbinsel geerntet.« Die Halbinsel liegt keine 50 Kilometer entfernt. Frischer geht es nicht! Und tatsächlich: So etwas Knackiges habe ich selten gegessen, teilweise für uns vollkommen unbekannte Gewächse, asiatische Kohlarten, Daikon-Rettiche und riesige gezackte Blätter der Shiso-Minze. Roland zückt seinen Fotoapparat: Solch ein üppiger Teller, das muss dokumentiert werden.

Am nächsten Tag steht er hinter der Kamera. Und wir sehen die Kehrseite der Frische-Obsession der Japaner in einem riesigen Supermarkt. Wir betreten das Gebäude durch eine Seitentür. Vor uns ein Verkäufer mit einem Wägelchen. Er macht eine tiefe Verbeugung – aber niemand steht vor ihm. »Mit dieser Verbeugung in Richtung Supermarkt bezeugt er Respekt vor den Kunden und seinem Arbeitgeber«, erklärt unser Übersetzer.

Der Verkäufer schiebt seinen Wagen weiter und fängt laut an zu rufen: »Frisches Fleisch, gerade angekommen.« Sein alles durchdringender Singsang schallt durch den Supermarkt, und tatsächlich, einige Kunden lassen sich davon anlocken und kommen zum Fleischregal.

Der Direktor des Supermarkts Hiroshi Goto erklärt: »Für unsere Kunden hat Frische allererste Priorität, vor allem bei Gemüse, Fisch und Fleisch. Dieser Wunsch bestimmt unser Handeln.« Deshalb hat er auch eine eigene Sushiproduktion. Etwa 20 Küchenhilfen schneiden Gemüse und Fisch und wickeln die Reisröllchen in Algenpapier. Fisch wird nach Tempura-Art frittiert und alles akkurat und appetitlich in kleinen Plastikboxen drapiert.

Das Regal mit den Bento-Boxen ist über 20 Meter lang. Die Etiketten zeigen das Haltbarkeitsdatum nicht nur in Tagen, sondern sogar in Stunden! Eine weltweit wohl einmalige Regelung. Doch was passiert, wenn das Datum abgelaufen ist? Der Supermarkt-Direktor führt uns in das Lager, direkt nebenan.

Ältere Frauen, alle in Blau gekleidet, holen hier die abgelaufenen Waren aus der Verpackung. Morgens wurden die Sushiröllchen noch fein säuberlich in die Plastikboxen gepackt, jetzt werden die Boxen wieder geöffnet und der Inhalt wird in eine blaue Mülltüte geschüttet. Alles wird fein säuberlich getrennt – im Müllraum gibt es 20 verschiedene Tonnen. Bei der Mülltrennung sind uns die Japaner weit voraus.

Allerdings auch bei den Müllmengen, wie es scheint: »Ich denke, dass wir in Japan vor allem bei den verarbeiteten Produkten strenger als nötig sind«, sinniert der Supermarktleiter. »Die aufgedruckten Daten haben eine immer kürzere Laufzeit, obwohl es von der Hygiene her gar nicht nötig wäre.«

Das ist auch ein logistisches Problem: »Unsere Produkte haben maximal zwei verschiedene Haltbarkeitsdaten. So können wir es leichter kontrollieren«, erklärt Hiroshi Goto. »Wenn neue Ware kommt, nehmen wir die Waren mit dem vorletzten Datum raus und werfen sie weg. So können wir sicher sein, dass wir keine abgelaufene Ware im Regal vergessen.«

Dass dabei auch völlig einwandfreie Lebensmittel im Müll landen, findet er »Mottainai« – was für eine bedauerliche Verschwendung! Japaner haben von klein auf gelernt, jedes Reiskorn in der Schale aufzuessen. Auch der Buddhismus lehrt, nichts zu verschwenden. Und doch zwingt auch hier die Logik der modernen Industriegesellschaft zum tonnenweisen Wegwerfen.

Die Müllsäcke werden täglich von einem Lkw abgeholt und zu einer Recyclingfabrik in einem Vorort gebracht. Ein einsamer Arbeiter sitzt am Eingang der Fabrikhalle und nimmt sich die noch unsortierten Müllsäcke vor. »Von diesen Säcken fallen hier vielleicht 50 bis 60 pro Tag an«, erzählt er uns, während er die Plastikboxen aufschlitzt und in eine Tonne leert. Masakutsu Kikuta macht sich seine eigenen Gedanken über die Konsumgesellschaft: »Die Händler werfen so viel weg, weil sie mehr Gewinn machen können, wenn sie möglichst frische Waren ins Regal stellen.« Die Tonne ist voll, er trägt sie in die Halle und leert sie in einen riesigen Trog, der bereits fast gefüllt ist mit Essensresten. Auffallend ist vor allem der große Anteil an Gemüse. Eigentlich sieht es noch knackig aus.

»Manchmal denke ich: Uns Japanern geht es zu gut«, sinniert der Arbeiter. Ich frage, ob er sich schon mal überlegt hat, etwas nach Hause mitzunehmen. Sein Lachen ist laut und tief: »Ich mache diesen Job den ganzen Tag. Da kommt man nicht auf solche Gedanken.« Aber dass die Japaner die Weltmeister im Recycling sind, darauf ist er stolz.

Das System des Lebensmittelrecyclings ist weltweit einzigartig und existiert in dieser Form sonst nur noch in Südkorea und Taiwan. »Das Hauptziel ist es, die Lebensmittelabfälle zu Tierfutter zu verarbeiten«, erklärt Professor Kohei Watanabe von der Universität Teikyo. »In Japan haben wir das Food Recycling in den letzten zehn Jahren stark ausgebaut, während es in Europa verboten wurde, aus Angst vor Seuchen.«

Der junge Müllforscher sieht dazu keine Alternative: »Japan ist dicht besiedelt und hat wenig Ackerflächen. Deshalb importieren wir heute den Großteil unseres Tierfutters.« Die Folgen sind verheerend: »Dafür werden leider viele Regenwälder abgeholzt. Außerdem steigen durch den Import des Getreides die Weltmarktpreise. Angesichts des Hungers in der Welt ist das nicht wünschenswert.«

Er duckt sich weg, als Tropfen vom Fließband herüberspritzen. Dort holt ein Arbeiter mit einem Wasserstrahlgebläse die Reste aus den Müllcontainern. Wieder unglaubliche Mengen an Gemüse, und wieder sieht es eigentlich noch frisch aus: keine schlaffen Salatblätter, beim Aufprall federn sie noch nach.

Auf dem Fließband sortieren Arbeiter den Müll. Kaoru Masuno erklärt uns, warum: »Hier ist noch Müll drin. Ich meine damit Dinge, die die Schweine nicht fressen können. Sie können sich nicht vorstellen, was da alles drin ist: Löffel, Messer, sogar Bambusspieße. Und viel Plastik.«

Inzwischen gibt es Hunderte solcher Recyclingfabriken in Japan, Südkorea und Taiwan. Die Regierungen der drei ostasiatischen Länder sind sich sicher, dabei das Problem der Tierseuchen im Griff zu haben. Dr. Kimiko Konno vom Veterinäramt der Stadt Yokohama: »Wir erhitzen die Speisereste auf mindestens 70 Grad, um alle Bakterien abzutöten. So ist es sicher für die Schweine, aber auch für die Menschen, die später das Fleisch der Schweine essen.«

Aber was ist mit BSE? Europa hat große Angst vor der Rinderseuche. Um die Prionen zu vernichten, wären viel höhere Temperaturen nötig. »Eine potenzielle Ausbreitung von BSE können wir verhindern, indem wir das Futter für Rinder und Schweine getrennt herstellen«, so die Tierärztin. »Rinder dürfen einfach keine Fleischreste bekommen.«

Das klingt logisch. Rinder sind Pflanzenfresser, während die Schweine ebenso wie Hühner von Natur aus Allesfresser sind. Seit sie vor Jahrtausenden domestiziert wurden, werden sie von Speiseresten ernährt. Die Tierärztin führt uns zu einem Schweinemäster. Der Hof von Kiyoshi Yokoyama liegt am Stadtrand von Yokohama. Kein Biobauer, aber er ist stolz darauf, dass sich seine Sauen nicht ihre Schwänze abbeißen, weil er ihnen in seinen Ställen mehr Platz lässt als üblich.

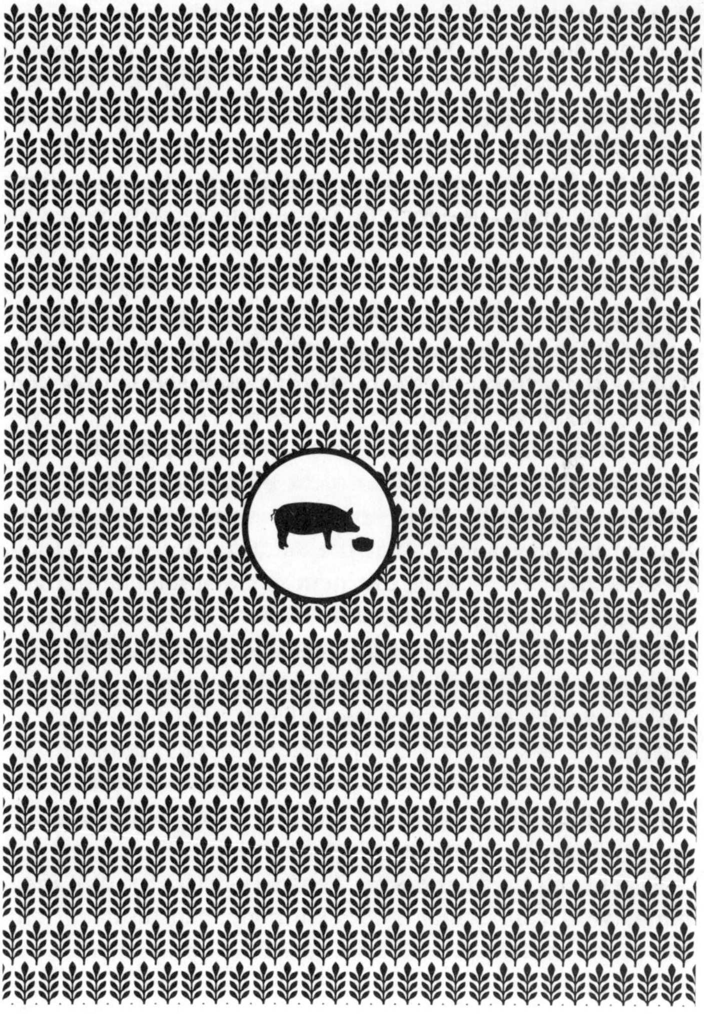

Weil es in der EU verboten ist, Speisereste und Supermarktabfälle als Tierfutter zu nutzen, müssen fünf Millionen Tonnen Getreide zusätzlich angebaut werden. Das entspricht der Ernte von ganz Österreich.

Das Tierfutter aus der Recyclingfabrik gibt es in zwei Formen: als Flüssigbrei oder als Trockenpulver. Für seine Ferkel mischt der Bauer es mit Milchpulver. Den Inhalt von zwei großen Säcken vermengt er mit seinen breiten Händen auf einer Schubkarre. Dann schiebt er die Karre über schmale Bretter in den Ferkelstall: »Um ein leckeres Fleisch zu bekommen, mischen wir das Recyclingfutter nach einem speziellen Rezept.«

Neugierig schnüffeln die Ferkel an den Stiefeln des Bauern. »Lebensmittelreste sind wertvolle Ressourcen. Japan ist arm an natürlichen Ressourcen. Deshalb sollten wir die Abfälle nicht verschwenden, und das, was Schweine fressen können, auch zu Futter verarbeiten.«

Es geht aber auch um Geld: »Importiertes Getreide ist teuer. Wenn wir das Recyclingfutter nicht nutzen, können wir mit dem Importfleisch nicht konkurrieren.« Gemeinsam mit Bauern und Restaurants hat die Stadt Yokohama das Label »Hama-Pork« entwickelt, mit dem das Schweinefleisch vermarktet wird: »Wir werben damit, dass wir in Yokohama einen kompletten Kreislauf haben.« Das Logo mit dem stilisierten Schweinekopf kennt inzwischen jeder in der Stadt.

Einer der Ersten, der sich dem Recycling-Loop anschloss, war Masahiro Koyama. Der Koch leitet eines der feinsten Chinarestaurants von Yokohama. Er ist nicht nur Abnehmer, sondern auch Lieferant: »Aus den Küchenresten, die wir hier täglich produzieren, wird gutes Futter gemacht.«

Es geht eng zu in der Küche. Wenn das Fleisch im Wok angebraten wird, dann schlagen die Flammen hoch aus dem Herd. Die Köche müssen schnell sein, geschickt schwenken sie den Wok so, dass der Inhalt gewendet wird. »Am Ende kommt gutes Fleisch zu uns zurück«, erzählt der Koch stolz. »Ich habe nicht das Gefühl, dass die Tiere Müll gefressen haben. Wenn man Müll sagt, dann klingt das so negativ. Das Fleisch hat eine sehr gute Qualität, das ist ein tolles Gefühl.«

Die Kundschaft weiß es zu schätzen. Mittags kommen viele Geschäftsleute hierher, weil sie den spektakulären Blick aus dem 36. Stock auf den Hafen schätzen. Was sie auf ihren Tellern übrig lassen, geht nicht verloren, sondern zurück in den Kreislauf. In der Küche gibt es dafür zwei Tonnen: eine für Fleisch und eine für den Rest.

Recyceln statt vergeuden

Das dritte R im Umgang mit unseren Lebensmittelresten steht für »recycle«. Auch weggeworfene Nahrung steckt noch voller Energie und kann zu hervorragendem Viehfutter aufbereitet werden. Südkorea, Japan und Taiwan sind Vorreiter des Recyclings von Lebensmittelabfällen. Und das müssen sie auch, denn gerade diese Länder, mit ihrem leidenschaftlichen Verhältnis zu frischem Essen, rohem Fisch und Fleisch, haben ein großes Müllproblem. In Japan wird etwa so viel weggeworfen, wie die gesamte Landwirtschaft und Fischerei des Landes hergibt.[189] Taiwan und Südkorea stehen dem nicht viel nach. Und noch etwas verbindet diese Länder: Sie haben nicht viel Platz. Die Lebensmittel auf Halden zu kippen oder zu vergraben ist deshalb verboten. Stattdessen wurden staatlich unterstützte Recyclingprogramme ins Leben gerufen.

Anders als in unseren Biogasanlagen, wo alles auf einen großen Haufen kommt und dann der Verpackungsmüll maschinell entfernt wird, stehen in Japan Arbeiter mit Handschuhen und Gesichtsmaske an langen Förderbändern und sortieren das, was vom Tage übrig blieb. Vor allem sind dies fertige Mittagessen in Plastikbehältern, die in den Städten gern von Büroangestellten gekauft werden – oder eben nicht. Fein säuberlich wird der Prozess der Herstellung dieser Mahlzeiten umgekehrt: Verpackung auf, Nudeln oder Reis raus und in einen Sammelbehälter, Gemüse raus und in einen anderen Container, Salat extra, Fleisch in einen dritten, Fisch in einen vierten, Verpackung in einen fünften Behälter. Die Lebensmittelreste werden dann zu einem nährstoffreichen Sud verkocht oder getrocknet und in Pellets gepresst, immer in dem Mischungsverhältnis, das von Mastbetrieben gewünscht ist. Dieses Futter kostet weniger als das teuer importierte Soja und es hilft, die Abfallberge zu reduzieren. Die Nachfrage steigt, sodass die Betreiber der neuen Recyclingfabriken optimistisch in die Zukunft blicken, auch wenn die meisten von ihnen momentan noch auf staatliche Subventionen angewiesen sind.[190]

Tomoyuki Kawashima, Kopf der Forschergruppe, die sich am japanischen Institut für Viehzucht und Weideland mit Futtermitteln beschäftigt, spricht sich klar für die Verfütterung der Lebensmittelabfälle aus: »Es ist wichtig, das Kaskadensystem beizubehalten. Schmeißen Sie nicht alles einfach in eine Biogas- oder Kompostieranlage, das Vergraben in Mulden einmal ganz außen vor gelassen. Als Erstes sollte man Nahrungsüberschüsse als Tierfutter verwenden, dann aus Mist und Jauche Biogas herstellen und schließlich die Gärreste kompostieren.«[191] So entstehen am Ende neue Nahrung, Energie und Dünger.

Den Verbraucher besser aufklären

Es gibt gute, beispielhafte Konzepte zum besseren Umgang mit unserem Lebensmittelmüll. Allem voran muss aber die entschlossene Entscheidung stehen, ihn zu vermeiden. Das beginnt im staatlichen Bereich mit kontrollierten Transportregeln und der Besteuerung von Lebensmittelabfall, geht über Aufklärungsarbeit in Schulen und Wohngebieten und mündet im privaten Vorsatz, so wenig wie möglich wegzuschmeißen. Ein solches gesellschaftliches Umdenken entwickelt sich zusehends. Viele Menschen ernähren sich bewusst biologisch, reduzieren ihren Fleischkonsum oder werden Vegetarier, erkennen globale Zusammenhänge und wollen fairer und sinnvoller konsumieren. Dies muss nun aufgegriffen und bestärkt werden. Mit verständlicheren Informationen, klareren Angaben und höherer Ernährungsbildung wäre sicherlich schon viel erreicht. Aber es sollte auch eine offene und nicht durch Interessen gelenkte gesellschaftliche Diskussion über neue Etiketten wie eine Ernährungsampel oder einen CO_2-Footprint auf Lebensmitteln geführt werden. Helfen sie dem Verbraucher bei der Auswahl gesunder Nahrung oder delegieren sie bloß Verantwortung?

Entscheidend ist auf alle Fälle, dass die Konsumenten wieder einen Zugang zu Lebensmitteln und Produktionsmethoden bekommen. »Ich würde mir wünschen, dass wir in unserer Gesellschaft die gleiche Expertise für Lebensmittel haben, wie wir sie bei Autos besitzen. Wer bewusst mit Ernährung umgeht, weiß nicht nur, wie viel Energie und Wasser dafür notwendig ist, sondern auch, wie viele Menschen dafür arbeiten müssen und wie lange Verkehrswege dafür zurückgelegt wurden. Wer einem Tier zumutet, dass es sterben muss, und wer vielleicht auch schon mal ein Tier hatte und es geschlachtet hat, der wird sich gut überlegen, Fleisch wegzuwerfen«, bemerkt der Kulturanthropologe Gunther Hirschfelder.[192]

Das Bundesministerium für Ernährung, Landwirtschaft und Verbraucherschutz (BMELV) hat sich im Mai 2011 ebenfalls der Verschwendungsthematik angenommen. Bundesverbraucherministerin Ilse Aigner ruft zu einem umsichtigeren Einkaufsverhalten auf: »Wir müssen uns den Wert von Lebensmitteln immer wieder neu ins Bewusstsein rufen. Dazu zählt, dass man es vermeidet, Lebensmittel wegzuwerfen und mehr einzukaufen, als man tatsächlich benötigt.«[193] Auf der Webseite www.jedesmahlwertvoll.de informiert das Ministerium die Verbraucher darüber, wie sie Lebensmittelverluste vermeiden können. Die Tipps beschränken sich auf fünf Punkte:

1. Geplant einkaufen
2. Haltbarkeit prüfen
3. Passende Mengen kaufen
4. Vorräte richtig lagern
5. Reste weiterverwenden

Diese Tipps kann man sich mit kurzen Erklärungen dazu als »Service-Checkkarte« – eine Art kleiner Merkzettel für die Küche – herunterladen und ausdrucken.

Das deutsche Unternehmen Cofresco Frischhalteprodukte, Hersteller von Haushaltsfolien und -papieren, hat im April ebenfalls eine Initiative »SAVE FOOD« gegen Lebensmittelverschwendung in Privathaushalten ins Leben gerufen.[194] Verbraucher sollen über das Thema Lebensmittelverschwendung aufgeklärt und darin unterstützt werden, ihre Lebensmittelabfälle zu reduzieren. Eine von Cofresco in Auftrag gegebene Studie in sieben europäischen Ländern zeigte, dass von den mehr als 20 Prozent gekauften und dann weggeworfenen Lebensmitteln mehr als 50 Prozent gerettet werden könnten. Laut Studie sind die meisten Menschen bereit, ihr Verhalten zu ändern, sobald ihnen das Ausmaß ihrer Verschwendung erst einmal bewusst ist. Bislang beschränkt sich die Kampagne aber noch auf eine Facebook-Seite[195], auf der sich die Verbraucher informieren und diskutieren können. Ob sich so die Masse der Bevölkerung erreichen und vor allen Dingen tatsächlich zu einer Verhaltensänderung bewegen lässt, bleibt abzuwarten.

Wirkungsvoll ist hingegen die Aufklärung im Schulunterricht. Das Thema Ernährung ist ein Querschnittsthema mit globalen Dimensionen über mehrere Fächer und Lehrpläne hinweg. Es kann sowohl im Sachunterricht der Grundschule, im Biologie- und Geografieunterricht als auch bei der politischen Bildung, in der Fächergruppe Religion-Ethik und im Fach Wirtschaft behandelt werden. Eine schulische Auseinandersetzung mit Fragen unserer Konsum- und Wegwerfgesellschaft und einer richtigen Ernährung bietet sich geradezu für interdisziplinäre Schulwochen und Müllaktionstage an. Die länder- und fächerübergreifende Einbindung in die verschiedenen Lehrpläne und Curricula sollte kein Hindernis darstellen.

Seit Mitte 2007 ist der bundesweite »Orientierungsrahmen für den Lernbereich Globale Entwicklung« in Kraft, auf den sich die Ständige Konferenz der Kultusminister der Länder (KMK) mit dem Bundesministerium für wirtschaftliche Zusammenarbeit und Entwicklung (BMZ) geeinigt hat. Die damalige Ministerin Heidemarie Wieczorek-Zeul betonte den hohen Anspruch: »Armutsbekämpfung und Klimawandel sind die zentralen Zukunftsaufgaben unserer Zeit. Zu ihrer Lösung brauchen wir kritisches Denken und fundiertes Wissen. Denn nur wer die globalen Zusammenhänge kennt und versteht, kann einen Beitrag leisten, die Globalisierung gerecht zu gestalten.«[196]

Die globalen Folgen und Auswirkungen unserer Lebensmittelverschwendung auf den Klimawandel und auf den Hunger in der Welt sind evident und müssen noch viel stärker als bisher herausgestellt werden. 2011 erschien im Buch Verlag Kempen das neue Unterrichtsmaterial »Globales Lernen: Hunger in der Welt – und unsere Ernährung«, welches genau diese Zusammenhänge für Schüler und Schülerinnen der Sekundarstufe I verständlich machen will. »Über die Erarbeitung der komplexen Ursachen des Welthungers entdecken sie in der Folge eine Kette von Wirkungen, die letztlich vom Steak auf dem eignen Teller bis zum Hunger in den Entwicklungsländern führt, und lernen dabei, wie direkt ihr Einfluss auf den Welthunger wirklich ist«, heißt es in der Ankündigung.[197]

Was jeder Einzelne tun kann

Warum der italienische Müll noch besser schmeckt

Turin im September 2010. Am frühen Abend ist die Altstadt voller Leben. Mitten in dem Gewusel eine auffallend lange Menschenschlange. Sie führt uns zur historischen Piazza Carignano. Geduldig warten 1000 Menschen auf Einlass, um an der »cena collettiva« teilzunehmen: einer öffentlichen Speisung mit Lebensmitteln, die für die Vernichtung bestimmt waren.

Der Organisator Andrea Segrè erklärt das Drei-Gänge-Menü: »Der erste Gang ist eine Tomatencreme. Die Bauern konnten die Tomaten nicht verkaufen, weil sie größer als die Norm waren. Also haben wir sie genommen. Dazu etwas zerbröseltes Altbrot, das gibt eine leckere Soße.« In seinem »Schwarzbuch zur Lebensmittelverschwendung in Italien« rechnet er seinen Landsleuten vor, dass auf den Feldern jedes Jahr 17 Millionen Tonnen Getreide, Obst und Gemüse ungeerntet verrotten.

»Man könnte mit dieser Menge den Bedarf von 48 Millionen Menschen decken, das sind mehr als drei Viertel von Italiens Bevölkerung«, erklärt Andrea Segrè. Dann geht es weiter in der Speisenfolge: »Zweiter Gang: Paprika süß-sauer, geerntet ganz in der Nähe hier in der Region von Turin. Ein traditionelles Rezept, ein bisschen salzig und ein bisschen süß, sehr lecker. Auch hier Überschussware. Und als Nachtisch ein Pudding nach Großmutterart, auch aus Resten zubereitet. Keine Speisereste! Das hat noch keiner auf dem Teller gehabt. Es sind einfach Produkte, die keiner kaufen wollte.«

Eine italienische Protestvariante, sehr sinnlich. Das ungewöhnliche Mahl regt die Menschen zur Diskussion an. Es wird langsam dunkel. Scheinwerfer beleuchten die historischen Gebäude auf dem Platz, allen voran den Palazzo Carignano, ehemaliger Königspalast und vor allem Sitz des ersten italienischen Parlaments.

Andrea Segrè hofft, dass die 1000 Teilnehmer die Idee mit nach Hause nehmen, das Essen gemeinsam zu teilen und zu ehren. Eine urchristliche Idee, die auf Jesus zurückgeht: Die Speisung der 5000 am See Genezareth. Haupt-Zugpferd der Veranstaltung sind Slow Food und sein inzwischen 62 Jahre alter Gründer Carlo Petrini.

Beim anschließenden Vortrag im historischen Teatro Carignano vibriert der Saal, Petrinis Charisma ist legendär. Slow Food wurde vor 20 Jahren gegründet, aus dem Qualitätslabel für Feinschmecker ist unter seiner Führung eine Volksbewegung gegen die Industrialisierung des Essens geworden.

»Vor allem in den wohlhabenden Ländern ist die Wertschätzung für Lebensmittel immer geringer geworden«, klagt Petrini. »Essen ist zu einer gewöhnlichen Ware geworden. Der Verlust des Wertes geht einher mit einem wachsenden Unwissen, wie Nahrungsmittel produziert und verarbeitet werden, und einem allgemeinen Verfall des Preises. Essen hat für viele Menschen keine besondere Bedeutung mehr. Die logische Folge: Was keinen Wert mehr hat, wird weggeworfen. Eine katastrophale Entwicklung.«

»Unsere Kühlschränke sind oft regelrechte Familiengräber. Darin sterben so viele Nahrungsmittel, das kann man sich gar nicht vorstellen. Eigentlich sollen Kühlschranke Lebensmittel konservieren. Stattdessen sind sie Vorzimmer der Abfalleimer. Wir sollten weniger einkaufen und alles aufessen.« Carlo Petrinis bildreiche Sprache begeistert das Publikum, immer wieder unterbricht es seine Rede mit minutenlangem Applaus.

Auch mich begeistert er, weil er den Kern der Sache trifft: Wir vergeuden, weil die Werbung unsere Sinne verwirrt hat und wir gut und schlecht nicht mehr unterscheiden können.

»Viel zu oft kaufen wir Unnötiges. Wir sollten wieder lernen, das Richtige zu kaufen, und das direkt vom Bauern. So können wir unseren guten Geschmack schulen. Den Einkaufswagen mit unnützem Zeug zu füllen, um es danach wegzuwerfen, zeugt von schlechtem Geschmack. Wir sollten uns mäßigen. Man kann auch genießen, wenn man genügsam ist.«

Das Credo von Carlo Petrini ist nicht Askese – Slow Food propagiert eher das Gegenteil: die Freude am Genuss. Das ist ein Schlüssel zu seinem Erfolg, und ich verstehe warum. Ich bin in den 1980er-Jahren mit der Umweltbewegung groß geworden, in der Verzicht gepredigt wurde, aber ich muss zugeben, dass ich dadurch meinen Lebensstil kaum geändert habe. Der Verstand wusste: Weniger ist mehr. Aber der Genussmensch in mir wollte eben auch Spaß haben.

Je älter ich werde, desto klarer wird mir, dass wir Menschen unsere Ernährungsgewohnheiten weniger durch Vernunftentscheidungen ändern als vielmehr durch Gefühle, am besten positive. Die erfolgreichste Slow-Food-Maxime ist deshalb: Regionales Essen ist besser und gesünder. Mehr Qualität aus regionalem Anbau kostet allerdings oft auch mehr Geld – auch in Italien gibt es breite Bevölkerungsschichten, die sich das nicht leisten können.

Die hat Mitorganisator Andrea Segrè im Auge: Mit seinem »Last Minute Market« hat er Hunderte von Supermärkten in ganz Italien dazu gebracht, Lebensmittel zu retten, die für die Tonne bestimmt waren: »Es wird immer zu viel produziert. Die Marktwirtschaft kann das nicht regeln. Der Überschuss ist als Defekt im System fest eingebaut«, analysiert der Agrarwissenschaftler. »Hier wollen wir mit unseren Last-Minute-Märkten eingreifen.« Anders als die deutschen Tafeln verzichten die Italiener aber auf eine eigene Logistik, sondern bringen die lokalen Partner dazu, ihre Infrastruktur zur Verfügung zu stellen.

»Unsere Partner sammeln den Überschuss, die unverkaufte Ware, und damit wir für die Verteilung nicht einen ganzen Lastwagenpark anschaffen müssen, werden die Produkte auch nur dort im selben Ort verteilt. Wir brauchen nicht zu tanken und haben auch keine Kühlräume – so vermeiden wir weitere Kosten für die Umwelt. Wir müssen nur organisieren«, so Prof. Andrea Segrè.

»Dafür braucht es eine ziemlich ausgeklügelte Logistik, die alle Teilnehmer zusammenbringt – die Spender, also Hersteller und Supermärkte auf der einen Seite, und die Bedürftigen, die von bestehenden Hilfsorganisationen wie Kommunen oder der Caritas versorgt werden.« Die Last-Minute-Märkte sammeln Reste in allen möglichen Bereichen: vom Feld bis zum Teller. Das beginnt bei den Bauern (»last minute harvest«) und geht bis zu Restaurants.

Besonders schnell muss es bei den fertig zubereiteten Gerichten aus den Kliniken und Schulkantinen gehen. Wenn dort das Mittagessen aufgetischt wird, wartet draußen schon ein Kurier darauf, die übrig gebliebenen Portionen an soziale Einrichtungen in der Nachbarschaft weiterzuverteilen.

In der Nähe seiner Universität in Bologna konnte der Professor einen großen Supermarkt zur Mitarbeit bewegen. Der Erfolg ist beträchtlich: Die Müllmenge verringerte sich von 160 Tonnen Lebensmitteln auf 90 Tonnen pro Jahr. Die Einsparung beträgt also 70 Tonnen, »das sind acht Müllfahrzeuge weniger, die nicht zur Kippe fahren müssen, von nur einem Supermarkt. Damit können wir jeden Tag 300 Personen ernähren, Frühstück, Mittagessen und Abendessen.«

Einer der Abnehmer ist eine Einrichtung für Ex-Junkies, die gerade mal 800 Meter entfernt liegt. Ein Mitarbeiter der Einrichtung holt dreimal pro Woche mehrere Kartons voller Lebensmittel ab. Meistens kommt er zu Fuß, mit einem Bollerwagen im Schlepptau.

Das ist für alle Seiten ein Gewinn – auch für den Supermarkt: »Sie haben einen Imagegewinn, gleichzeitig aber nicht weniger verkauft.« Und noch etwas: »Der Lebensmittelmüll wurde von der Unternehmensführung bisher gar nicht wahrgenommen. Heute wird der Müll erfasst. Der Vorstand weiß jetzt, wo besonders viel verschwendet wird, und er versucht, dem Wegwerfen entgegenzusteuern.«

Der Leiter des Supermarkts, Stefano Cavagna, bestätigt das: »Wir freuen uns natürlich, dass wir bedürftigen Menschen helfen können. Man muss aber auch ganz klar sagen: Wir sparen viel Geld.« Aber weniger Abfälle, ist das nicht schlecht für die Hilfsorganisation? Andrea Segrè lacht: »Es gibt so viele Lebensmittel auf dem Müll, da bleibt noch lange genug für uns übrig. Leider.«

Die Lebensmittelretter von Amerika

Das Konzept »food rescue« – direkt übersetzt etwa: Lebensmittel retten – wurde in den USA erfunden. In New York wurde 1982 die Organisation »City Harvest« gegründet, um die Überproduktion an Bedürftige zu verteilen. Davon gibt es in den USA mehr als in jedem anderen Industrieland: Zehn Prozent der Amerikaner leiden unter Nahrungsmangel.

Die USA sind das Land der Widersprüche: Gleichzeitig leidet ein Viertel der Bevölkerung unter Adipositas, also Fettleibigkeit. Die Widersprüche finden sich aber auch an anderer Stelle: Wahrscheinlich werden nirgendwo sonst auf der Welt mehr Lebensmittel verschwendet, aber gleichzeitig stammen auch viele Lösungsmodelle aus den USA.

Das Problem der »Lebensmittelretter« von City Harvest war zum Beispiel, dass sie immer Angst vor einer Schadensersatzklage haben mussten. Es könnte sich ja einer den Magen verrenken, behaupten, es liege an den verteilten Spenden; in den USA sind die Schadensersatzsummen bekanntermaßen schnell astronomisch. Deshalb erließ die Regierung in Washington 1996 den »Good Samaritan Food Donation Act«, der Schadensersatzansprüche ausschließt, wenn die Hilfsorganisation die Lebensmittel nach bestem Wissen und Gewissen überprüft.

Andere Hilfsorganisationen versuchen die Tradition der Nachlese wiederzubeleben. Die »gleaners«, wie sie auf Englisch heißen, hatten über Jahrhunderte die Erntereste gesammelt. Heute ist es die Society of St. Andrew, die Bedürftigen in ganz Amerika zeigt, wie sie umsonst an frische Lebensmittel kommen.

Das ganze Ausmaß der Verschwendung hat als Erster Timothy Jones von der University of Arizona in Tucson aufgedeckt. Als Anthropologe war er zunächst eher kulturell interessiert und sah die Müllkippen als einen Ort für Ausgrabungen, um die Artefakte der modernen Kultur zu dokumentieren. Doch seine Kenntnisse in Chemie, Ökonomie und Soziologie brachten ihn bald dazu, das Müllthema ganzheitlich zu betrachten.

Mit seinem Lederhut und dem wuchernden Vollbart sieht er ein wenig aus wie Indiana Jones, nur die große Nickelbrille stört den Eindruck. Und seine sehr präzise Ausdrucksweise – man spürt den Vollblutwissenschaftler. Tucson, unweit der Grenze von Mexiko, liegt mitten in der Wüste, jetzt im Juni ist es entsprechend heiß. Als wir am späten Vormittag die Müllkippe erreichen, zeigt das Thermometer bereits 45 Grad Celsius.

Dr. Jones lässt sich von der drückenden Hitze nicht beirren und führt uns an die riesige Kuhle, in der ein Müll-Lkw nach dem anderen seine Ladung abkippt: »Wir haben diese Müllwagen oben am Eingang abgefangen und in einen Hangar umgeleitet. Dort sortierten wir den Müll über mehrere Jahre, bis wir die Zusammensetzung kannten.«

Das Ergebnis: Haushaltsmüll in den USA besteht zu 14 Prozent aus essbaren Lebensmitteln. Timothy Jones schätzt den Gesamtwert auf 43 Milliarden Dollar pro Jahr, auf eine Durchschnittsfamilie umgerechnet sind das 590 Dollar. »Diese Zahlen überprüften wir in 60 Müllkippen in ganz Nordamerika: Kanada, Florida, Seattle und hier in Arizona.«

Scherzhaft nennt er seine Forschung »garbaeology« – Müllarchäologie. Die Methoden erinnern aber eher an die Ölförderung: »Wir gruben uns quer durch die Müllschichten, mit einem gigantischen Bohrer, Durchmesser: 2,5 Meter. Dann untersuchten wir die Bohrkerne aus der Müllkippe.«

Bald wird dem Forscher klar, dass dieser Müll ganz beträchtlich zur Klimaerwärmung beiträgt, nicht nur weil die Lebensmittel mit hohem Energieaufwand produziert wurden: »Unter der Oberfläche einer Kippe verrottet der Müll nur sehr langsam. Man muss nicht tief bohren, und schon stößt man auf Methan. Das Gas wird von anaeroben Bakterien produziert, die den Müll zersetzen. Weltweit produziert der Lebensmittelmüll rund 15 Prozent aller Methan-Emissionen.«

»Das ist verheerend«, bestätigt auch Martin Hofstetter, Agrarexperte bei Greenpeace: »Methan ist ein Klimakiller, in der Atmosphäre wirkt das Gas 25-mal so stark wie CO_2.« Auch aus deutschen Müllkippen, wo heute keine Lebensmittel mehr landen, entweicht immer noch Methan: »Das sind tickende Zeitbomben, denn die unterirdische Zersetzung der organischen Stoffe dauert Jahrzehnte.«

»So darf es nicht weitergehen«, meint Timothy Jones. »Man kann es aber auch als Chance sehen: Wenn wir nur halb so viel wegwerfen würden, dann könnten wir damit auch das Methan um die Hälfte reduzieren. Das ist eine Menge! Und bedarf keiner großen Anstrengung.«

Sein Blick auf das Thema Essen ist anders als der des Durchschnittsamerikaners. »Das kommt vielleicht daher, dass ich noch auf einer kleinen Farm aufgewachsen bin. Farmer haben eine hohe Wertschätzung für das Essen, sie wissen, dass es aus lebenden Organismen erzeugt wird«, philosophiert der Anthropologe. »Und dass wir diese Lebewesen töten. Egal ob ein Kalb oder eine Bohne, wir töten Lebewesen, um selbst zu überleben! Wer das weiß, entwickelt eine Wertschätzung für das Leben, und er hasst es wegzuwerfen, was er zuvor töten musste. Weil er dann das Leben selbst verschwendet.«

In den USA ist es nicht anders als in Europa: »Die Wertschätzung für das Essen ging verloren, als Generation nach Generation nicht mehr auf der Farm lebte. Viele Städter heute realisieren noch nicht mal, dass der Ursprung ihres Essens Lebewesen sind.« Timothy Jones ist kein Buddhist. Aber ein halber Indianer. Er fühlt sich der Kultur der »native Americans« stark verbunden, kämpft nebenbei auch für die Rechte der letzten verbliebenen »Western Cherokees«. Seine Eltern haben ihm viele Werte aus der Kultur der »natives« vermittelt, uralte Werte, die heute wieder so modern klingen.

So war es nur logisch, dass der Forscher auch die moderne Landwirtschaft unter die Lupe nahm: »Auf den Farmen in den USA werden im Durchschnitt 10 bis 15 Prozent der Ernte direkt vernichtet. Die Früchte sind erntereif, werden aber gar nicht erst geerntet, sondern einfach untergepflügt. Selbst wenn sie perfekte Qualität haben, gut essbar sind und auch nicht schlecht aussehen. Einfach weil sie den Normen des Handels nicht entsprechen.«

Um uns zu zeigen, welche Vielfalt an Formen auf den Feldern wächst, nimmt uns Timothy Jones mit an den Stadtrand von Phoenix, in die Farm von Frank Martins. Die Tomaten sind gerade reif – auf dem Feld wachsen über ein Dutzend verschiedene Sorten. Mexikanische Erntearbeiterinnen packen die Früchte in Pappkartons, längliche neben rundliche, gelbe neben rote Tomaten. Einige haben auch größere Schorfflecken.

Die Kundschaft von Frank Martins akzeptiert, was kein Supermarkt annehmen würde. »Die Normen kommen nicht von den Farmern«, analysiert Timothy Jones. »Wenn die Normen von den Farmern kämen, gäbe es eine viel größere Vielfalt an Obst und Gemüse, als wir sie heute im Supermarkt finden. Aber der Handel hat keine Ahnung von der Landwirtschaft, er zwingt die Farmer, immer gleich Aussehendes anzupflanzen. Sie haben sogar Farbtabellen, sie scannen die Farbe der Tomaten per Computer. Der Scanner kontrolliert dann, ob die Tomaten auch die richtige Farbe haben, und wenn das Rot zu hell oder zu dunkel ist, dann werden sie aussortiert und weggeworfen. Genauso die Größe: Es gibt bestimmte Normgrößen, und alles darunter oder darüber ist nicht korrekt.«

Unter dem Strich, so der Forscher, wird in den USA die Hälfte aller Lebensmittel vernichtet: »30 Prozent davon auf den Farmen, 30 Prozent im Handel und den Restaurants und 40 Prozent in den Haushalten.« Allgemein unterschätzt wird dabei die Rolle der Fast-Food-Industrie. Ein Ausflug an den Stadtrand genügt. Zwischen dem Parkplatz und der Filiale einer bekannten Fast-Food-Kette führt er uns zu den Müllcontainern. »Wir haben Glück, der ist nicht abgeschlossen. Hier, diese Hühnchen sind noch gefroren. Hier draußen ist es 45 Grad heiß und das Fleisch ist noch hart. Kommt wohl direkt aus dem Kühlraum.«

Timothy Jones hat einige Filialleiter befragt und kennt ihre Probleme: »Sie möchten nicht, dass Kunden verärgert sind, weil ihr Lieblingsmenü nicht vorrätig ist. Also füllen sie ihre Kühlräume bis zum Rand, weil sie alle Situationen mit unzufriedenen Kunden kennen und das definitiv vermeiden wollen. Aber wenn dann eine neue Lieferung kommt, ist kein Platz mehr im Kühlraum.«

»Dann versuchen sie das Fleisch an andere Filialen weiterzureichen oder verschenken es an Angestellte, vielleicht sogar an gute Kunden, es ist ja noch gut. Aber es ist einfach zu viel. Am Ende müssen sie es wegwerfen. Wie oft fanden wir ganze 25-Kilo-Gebinde von gefrorenen Hamburgern oder Hähnchen im Müllcontainer, und das alles nur, weil zu viel bestellt wurde.«

Mit den Fast-Food-Restaurants hatte sich Timothy Jones allerdings einen mächtigen Gegner geschaffen. Über zehn Jahre hatte er die Lebensmittelverschwendung in den USA erforscht – dann wurde sein Universitätsinstitut komplett aufgelöst. In der Ära George W. Bush wurden die Budgets vieler Forschungsstationen zusammengestrichen, sodass sie zunehmend auf Drittmittel aus der Industrie angewiesen waren. An der Müllforschung aber waren die Geldgeber aus der Industrie nicht interessiert.

Als Akademiker stand Timothy Jones damit vor dem Aus. Aber die Schließung seines Instituts ließ ihn nicht verzweifeln, ganz im Gegenteil. Er stellte die Systemfrage: »Wie kann man die Macht der Handelsnormen brechen?« Und gründete eine »Food Coop« in Tucson. Das Prinzip: Eine Gruppe von

Verbrauchern schließt sich zusammen, stellt einen oder mehrere Landwirte an – und macht damit den Handel gänzlich überflüssig.

»Wir wollten so viel wie möglich von der Infrastruktur loswerden, die zwischen den Farmen und Haushalten existiert. Die ganzen Einzelhändler, Großhändler, Lagerhäuser, Speditionen. Das ist nicht nachhaltig, braucht einfach zu viel Energie«, erklärt Timothy Jones. »Um all das wieder loszuwerden, macht die Kooperative direkt einen Vertrag mit dem Bauern. Und der Bauer bringt seine Ernte ohne jeden Umweg auf unseren Markt, direkt zum Verbraucher.«

In den USA sind die Kooperativen unter der Bezeichnung »Community Supported Agriculture« (CSA) bekannt. Inzwischen ist es eine Massenbewegung, mit über 2500 solcher Kooperativen und Hunderttausenden Mitgliedern überall in den USA.

Dabei gelten streng ökologische Grundsätze: »Wir haben unser Einzugsgebiet begrenzt auf Farmen, die maximal 300 Kilometer entfernt liegen«, so Timothy Jones. Eine davon wird von Frank Martins bewirtschaftet. Auf dem Feld zeigt uns seine Assistentin Lorena die ganze Vielfalt: »Wir haben weiße Karotten gepflanzt, violette, gelbe, orangerote, fast jede Farbe des Regenbogens ist dabei. Damit beliefern wir – neben ein paar Märkten und Restaurants – vor allem die CSA Food Coops.« Dadurch vermeiden sie viel Müll: »Die Idee dahinter ist, wenn die Food Coop 600 Bund Möhren braucht, dann geht Lorena mit dem Team raus und holt die 600 Bund Möhren – nicht mehr. Und deswegen gibt es keinen Müll, weil alle 600 schon verkauft sind.«

Frank Martins weiß, dass die Karottenernte sonst deutlich anders aussieht: »Ich habe Freunde, die Karotten im West Valley anbauen. Ich hab' sie mal besucht, sie bauen die kleinen Babymöhren an, die man im Supermarkt kaufen kann. Die Händler nehmen ihnen nur eine bestimmte Größe ab. Wenn man der Erntemaschine zuschaut, dann sieht man, wie sie tonnenweise Möhren auf dem Feld zurücklässt.«

»Als ich das erste Mal zuschaute«, erinnert sich der Farmer, »dachte ich, die Maschine sei kaputt, so viele Möhren warf sie hinten wieder raus. Mein Freund sagte mir, dass sie 20 bis 30 Prozent direkt auf dem Feld lassen. Aber dann sortieren sie noch weiter, erst auf dem Hof, dann in der Fabrik, bis nur noch die kleinen Babymöhren übrig bleiben, die sie in den Supermärkten wollen.«

Die Food Coop umgeht das Problem, indem sie ihren Mitgliedern feste Kontingente gibt: ein Bund Möhren, fünf Tomaten, eine Tüte Basilikum, eine Melone, was der Bauer eben gerade erntet. Dass das Angebot ein wenig Flexibilität in der Küche erfordert, wurde schnell akzeptiert. Doch bei vielen neuen Mitgliedern tauchte ein unerwartetes Problem auf: Sie hatten nie gelernt, wie man frisches Gemüse zubereitet, weil schon ihre Eltern nicht mehr selbst kochen konnten.

Das wollte ich genauer wissen, also besuchte ich an einem der beiden Wochentage den historischen Patio, in dem die Food Coop ihr Gemüse verteilt (auf Bestellung gibt es auch Milchprodukte und Fleisch). Die Initiative hat einen Musiker angeheuert, und jeder darf vom selbst gemachten Grapefruiteis probieren.

Eine junge Mutter hat ihr wenige Wochen altes Baby im Tuch um den Bauch gebunden. Auf den ersten Blick könnte sie als Hippie durchgehen. Doch dann erzählt sie: »Zuerst war es schwer, als wir hier Mitglied wurden, weil es eine Menge an grünem Gemüse gab – und ich hatte zuvor noch nie grünes Gemüse gegessen. Aber ich schaute dann in ältere Kochbücher, aus der Zeit, als die Leute noch regelmäßig Gemüse aßen, und stellte fest, es gibt eine Menge Rezepte dafür. Ein Kochbuch aus den 1960er-Jahren – ›Joy of Cooking‹ – hat mir am meisten geholfen.«

Ihre Tochter war es, die sie hierhergeführt hat: »Sie hatte eine ganze Reihe schwerer Allergien. Aber das Biogemüse hat ihr sehr geholfen.« Besonders erstaunt war sie über den Preis: »Ich dachte immer, Bio sei viel teurer.« Da lacht Tim Jones nur: »Unsere Mitglieder zahlen pro Tag etwa 50 Cent, und dafür können sie hier so viel Bioobst und Gemüse mitnehmen, wie sie essen können.«

Manches wie Öl oder Reis muss man noch dazukaufen. Aber unter dem Strich ist es immer noch billiger, rechnet Tim Jones vor: »Wenn du Junk Food isst, kostet das drei bis vier Dollar am Tag. Wenn du unser Biogemüse isst, kostet es etwa die Hälfte. Es ist definitiv billiger.«

Sogar die Gattin des Präsidenten, Michelle Obama, unterstützt die Bewegung, indem sie im Weißen Haus einen Gemüsegarten einrichtete. Ihr Ziel: Die Amerikaner, mit 25 Prozent Übergewichtigen eine der dicksten Nationen der Welt, sollen gesünder essen.

Die Bewegung der Stadtgärtner entstand in New York City. Eine der Pionierinnen ist Annie Novak. Auf einem Fabrikdach in Brooklyn bewirtschaftet sie mit ihrem Team den »Rooftop Garden« – mit einem atemberaubenden Blick auf die Skyline von Manhattan. Hier mischt sich das Gackern von Hühnern mit dem Maschinenlärm des benachbarten Containerhafens.

»Es gibt schrecklich viel Lebensmittelmüll in Amerika. In New York sehe ich oft riesige Müllberge«, klagt Annie Novak. »Wir sind es gewohnt, jedes Lebensmittel, das wir uns wünschen, sofort haben zu können. Das heißt, wenn es eine so große Auswahl gibt, dann gibt es auch viel Überschuss. Zum Beispiel Orangen: Wenn ich mal keine essen will, werden sie dennoch aus Florida geliefert. In unserem Dachgarten versuchen wir den Kreislauf zu schließen, indem wir den Abfall entweder kompostieren oder den Hühnern verfüttern. So werden die Reste noch sinnvoll genutzt.«

Ihre grazilen Hände sehen nicht aus wie die einer Bäuerin. Obwohl sie zupacken kann, sowohl mit der Hacke auf dem Beet als auch im Hühnerstall. Sie füllt die Wasservorräte auf und kontrolliert dabei auch kurz die Legenischen. Und tatsächlich: Sie holt uns ein frisch gelegtes Ei heraus.

»Der Sinn der Stadtgärten ist es, den Leuten zu zeigen, woher ihr Essen kommt. Natürlich kann man mit sechs Eiern nicht Brooklyn ernähren. Aber jedes Mal, wenn ein Huhn ein

Ei legt, ist das eine Gelegenheit, den New Yorkern zu zeigen, woher die Eier kommen. Hier können sie beobachten, wie ein Huhn im Stall verschwindet und ein Ei legt.«

Täglich führt Annie Novak mehrere Gruppen von Schulkindern durch den Dachgarten: »Ich habe hier mehrfach Leute erlebt, die vor einer Tomatenpflanze stehen, mit einer Tomate dran. Und sie fragen mich: Ist das ein Apfel? Nein, das ist eine Tomate. Es braucht ein Weilchen, aber dann lernen sie es«, erklärt sie lächelnd. »Bei uns lernen die Kinder, wo ihr Essen herkommt. Viele Amerikaner haben das verlernt. Wir zeigen ihnen, wie sie sich gesund ernähren können.«

In einem Teil des Gartens experimentiert Annie Novak mit asiatischen Kohlsorten. Sie zeigt dem Gartenteam, wie die Saat am besten in die Erde gebracht wird: »Ich frage mich schon, ob der Garten die beste Nutzung für das Dach ist. Wir müssen ganz schön viel gießen, denn hier oben ist es ziemlich heiß. Aber ich will die Menschen durch dieses Projekt dazu bewegen, etwas an ihrer Ernährung zu ändern. Wenn das gelingt, freut es mich genauso, wie wenn ich tausend neue Gärten dieser Art entstehen sehe.«

Eine kleine Gruppe von Praktikanten wartet bereits. Die drei jungen Freiwilligen sollen einem Imker helfen, einen Bienenstock auf das Nachbardach zu bringen. Sie sind mit einem Schutzanzug und einer Gesichtsmaske bekleidet. Der Imker selbst verzichtet darauf: »Ich brauche das nicht mehr«, erzählt Andrew Coté lächelnd, »der beste Schutz ist mein Blasebalg.« Er drückt kurz den Balg, unter Fauchen quillt beißender Rauch heraus: »Das beruhigt die Bienen an solch heißen Tagen.«

Andrew Coté stammt aus Connecticut und hat Bienen, solange er zurückdenken kann: »Als ich nach New York zog, wollte ich die Bienenzucht nicht aufgeben. Die Großstadt ist voller ungenutzter Ressourcen. Es gibt Millionen von Bäumen in den Parks. Überall gibt es Blüten und Nektar. Die Bestäubung durch die Bienen nutzt den Nachbarschaftsgärten oder auch Leuten mit Tomaten auf einer kleinen Fensterbank. Eine natürliche Ergänzung, hier auch Honigbienen zu haben.«

Andrew Coté nimmt uns mit, einige seiner Bienenstöcke stehen hoch droben auf den Wolkenkratzern von Manhattan. Der Besitzer einer exklusiven Penthousewohnung hat dem Imker einen Teil der Dachterrasse für seine Bienenstöcke überlassen. Wir schauen hinunter auf den dichten Verkehr der 5th Avenue, vor uns ein atemberaubendes Panorama, gekrönt vom Empire State Building: »Der Honig von hier ist wunderbar, eine Mischung aus Zitrus- und Minzgeschmack.« Über Schadstoffe macht er sich keine Sorgen: »Auf dem Land ist das viel schlimmer, dort spritzen die Bauern alle möglichen Sorten von Pestiziden. In der Stadt gibt es die nicht!«

Sein Honigstand auf dem Union Square Market ist stets gut besucht, seine vor allem weibliche Kundschaft ist begeistert davon, wie der attraktive und gesund aussehende Mann Genuss und Engagement verbindet: »In New York, vor allem in Brooklyn und East New York, gibt es Gegenden mit zermürbender Armut. Dort gibt es keine Supermärkte mit frischen Lebensmitteln und Gemüse. Aber es gibt reichlich verlassene Grundstücke mit Gemeinschaftsgärten, wo wir auch unsere Bienenstöcke aufgestellt haben. Die Bienen bestäuben die Pflanzen in den Gärten. Letztes Jahr haben wir 20 Tonnen Gemüse geerntet. Das ernährt viele Leute hier in New York, die Hilfe brauchen und auch verdienen.«

Doch in erster Linie geht es dem Imker um sehr viel weitreichendere Ziele: »Hier in der Stadt gibt es jede Menge übergewichtige Kinder. Viele Kinder haben keine klare Vorstellung, wo ihr Essen herkommt. Ihr Fleisch wächst nicht unter einer Plastikfolie. Sie denken, ihr Honig stammt aus niedlichen Bärchen aus Kunststoff. Wo er wirklich herkommt, wissen sie nicht.« Andrew Coté ist überzeugt: »Wir können die Kinder wieder in Kontakt mit ihrem Nahrungskreislauf bringen. Über die Bienen, denn ein Drittel unseres Essens ernten wir dank ihrer Bestäubung.«

Urban Gardening ist inzwischen ein weltweiter Trend. Die meisten Großstadtbewohner aber haben weder einen Garten noch einen Balkon. Für sie hat Britta Riley das Konzept »Window Gardening« entwickelt. Das Atelier der Designerin in einem alten Fabrikgebäude in Brooklyn hat zwar hohe Fenster, aber keinen Balkon. Also begann sie, einen vertikalen Garten anzulegen: »Der Anbau von Pflanzen geht auch ohne Erde. Es gibt ein System namens Hydrokultur, da wachsen die Wurzeln rund um kleine Tonkügelchen, die übrigens in Deutschland hergestellt werden.«

»Während die Wurzeln in der Erde weitverzweigt wachsen müssen, um Wasser und Nährstoffe im Boden zu finden, sind bei der Hydrokultur bereits alle Nährstoffe im Wasser gelöst. So können die Wurzeln ziemlich klein bleiben, während die Pflanze selbst schön groß wächst«, erzählt die Fenstergärtnerin begeistert.

Ihre Erfindung arbeitet mit einfachen Mitteln, die jeder für wenig Geld kaufen kann. Zunächst werden alte Wasserflaschen aufgeschnitten und auf einem langen Plastikrohr aufgereiht. Lächelnd erklärt uns Britta Riley das Prinzip: »Die unterste Flasche ist mit nährstoffhaltigem Wasser gefüllt. Und das ist eine Luftpumpe, wie man sie im Aquarienhandel bekommt. Die Luftbläschen steigen das Rohr hinauf und jedes Bläschen nimmt ein wenig von der Nährlösung mit nach oben.« Sie zeigt zur Spitze des Rohres: »Ganz oben tropft das Wasser dann heraus, in die erste Plastikflasche, über die Tonkügelchen und Wurzeln der Pflanzen dort droben, hinunter in die nächste Flasche und so weiter bis nach unten, wo der Kreislauf wieder von vorn beginnt.«

Auf diese Art und Weise züchtet Britta Riley über 30 verschiedene Pflanzen, am liebsten Küchenkräuter und Salate: »Ich experimentiere sogar mit verschiedenen Minzsorten, ich liebe den Geruch. Hier sind Cherrytomaten und hier Miniauberginen, die sind so zart. Und dort oben Erdbeeren, die haben wir aber fast alle schon aufgegessen. Und ganz oben diese großen Blätter, das ist ein Minikürbis, auch sehr zart.«

Sie beginnt Salatblätter zu ernten: »Das gibt eine nette Mischung, der hier schmeckt etwas scharf, wie Senf, der hier sanfter, den essen wir gleich.«

Ihre Erfindung schlug ein wie eine Bombe: In nur einem Jahr holten sich über 13 000 Menschen aus aller Welt die Bauanleitung von ihrer Webseite. In Finnland gründete sich eine Gruppe, die wegen der langen, dunklen Winter ein Beleuchtungssystem entwickelte.

Es gab aber auch viele kritische Fragen: »Es ist definitiv billiger, einfach einen Salatkopf im Supermarkt zu kaufen. Und viele Leute sagen mir, dadurch hat man doch auch höhere Stromkosten. Aber was sie nicht bedenken, ist die Menge an Energie, die aufgewendet wird, um diesen Salatkopf zu uns zu bringen. Das ganze Plastik für die Verpackungen, das Benzin für den Traktor und den Kühl-Lkw.« Am wichtigsten aber ist für Britta Riley die mentale Veränderung: »Wer selbst sein Essen anbaut, der schafft Wertschätzung. Wenn wir über Verschwendung reden, das hat doch damit zu tun, dass wir in der Stadt alle so weit weg sind von der Landwirtschaft.«

Die Designerin hat regelmäßig Besuch von Schulklassen. In New York bedeutet dies oft, zunächst einmal Grundsätzliches zu erfahren: »Viele Stadtkinder wissen noch nicht einmal, wo die Salatköpfe herkommen. Die meisten sind begeistert von den Fenstergärten, aber sie wollen nichts davon essen. Sie sagen mir: Meine Mama hat mir gesagt, ich soll nichts essen, das nicht aus einer Verpackung kommt.«

Britta Riley wird ernst: »Diese Kinder wachsen in einer Welt auf, in der immer irgendjemand ihr Essen vorbereitet. Selbst etwas anbauen ist für sie ein völlig abartiges Konzept. Das ist doch eine Schande, die Landwirtschaft war doch ganz fundamental in der Evolution des Menschen. Und jetzt geht dieses Wissen verloren.«

Inzwischen ist die Salaternte beendet, Britta Riley wäscht die Blätter, trocknet sie und fügt Essig und Öl hinzu. »All dieses Grünzeug ist frühestens drei oder vier Tage nach der Ernte bei uns, so lange dauert der Lkw-Transport. In dieser Zeit sind die Blätter am Absterben. Die Salatblätter, die wir üblicherweise kaufen, haben deshalb bereits die meisten Nährstoffe und Vitamine verloren.« Sie lächelt: »Wenn ich zum Beispiel von diesem Grünkohl jetzt ein Blatt abzupfe, da sind noch alle Nährstoffe drin, und es ist ein lebendes Blatt.« Sie steckt sich das Blatt in den Mund und beißt auf das knackige Grün: »Lecker, so frisch.«

Eine überaus sympathische Erfindung. Vielleicht nicht massentauglich, aber wegweisend. In den USA wurde in den letzten Jahren aber auch eine Lösung erfunden, die sich eher an die bestehenden industriellen Strukturen richtet: Das System »Value Waste«, das im Wesentlichen darauf beruht, dass Lebensmittelmüll an der Quelle erfasst wird.

Erprobt wurde das neue System zunächst in Großküchen, wie zum Beispiel im Lourdes-Hospital in Camden, einem Problemvorort von Philadelphia. Wie überall im öffentlichen Sektor wurden auch der Klinik viele Zuschüsse gestrichen. Verzweifelt suchte die Verwaltung nach Möglichkeiten zu sparen – das war der wahre Grund, warum »Value Waste« eingeführt wurde.

In der Küche werden gerade die Reste des Frühstücks angeliefert – die Teller stapeln sich auf mehreren Rollwagen. »Früher hätten wir die Überreste direkt in den Mülleimer geleert«, erklärt der Leiter des Küchenteams Andrew Scullan. »Heute geben wir alles zunächst einmal auf die Waage.« So wird die Überproduktion minutiös vom Computer erfasst – und direkt an das Küchenteam weitergemeldet, das damit den Tagesbedarf besser einschätzen kann.

»Wenn der Frühstückskoch die zurückgeschickten Speisereste jeden Morgen wiegt, dann begreift er schnell, dass er jeden Tag zwei Pfannen Rührei zu viel macht und dass er sich das sparen kann.« Andrew Scullan war selbst erst skeptisch, aber die Erfolge haben ihn restlos überzeugt: »Das Verhalten aller Mitarbeiter ändert sich, weil ihnen so überhaupt erst bewusst wird, was sie tun. Alles in allem haben wir im letzten Jahr beim Einkauf der Lebensmittel rund 40000 Dollar gespart. Und das nur, indem wir den Müll gewogen haben.«

Für das Lourdes-Hospital heißt das konkret: ein Drittel weniger Müll in nur einem Jahr. Andere Kantinen und Cafés in den USA haben das Konzept inzwischen übernommen, das von der privaten Firma Leanpath vermarktet wird.

Zu Vorzeige-Ökos sind die Amerikaner damit allerdings noch nicht geworden. Die Großküche entsorgt ihre Abfälle wie eh und je: Im Akkord schüttet ein Hilfsarbeiter den Inhalt der Teller in einen großen Schlund, ein ständiger Wasserstrom spült alles unsortiert weg, Essensreste, gemischt mit Pappe und Plastikverpackungen. Nur die Messer und Gabeln werden von einem Magneten herausgefischt.

Andrew Scullan führt uns zur Mülltonne. Aus einem Rohr rieseln kleine bunte Plastikfetzen. Er nennt das »Konfetti«, die Überreste der Krankenhausküche: »Früher hatten wir hier viel mehr Konfetti«, erzählt der Koch stolz. »Jetzt profitieren alle: Ich bin glücklich, und der Direktor ist glücklich, weil wir weniger Kosten für den Einkauf haben und der Umwelt helfen. Und die Mitarbeiter in der Küche freuen sich auch, weil sie weniger unnötige Arbeit haben.«

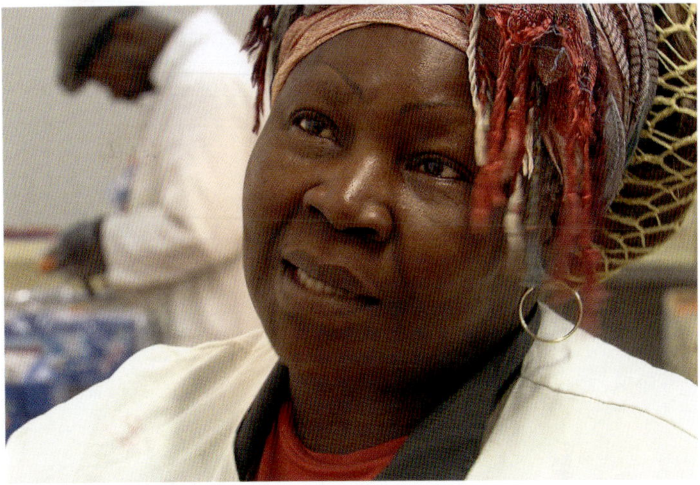

Mit ihrer traditionellen afrikanischen Kopfbedeckung ist mir Véronique Abounà sofort aufgefallen. »Das Essen ist teuer in meinem Heimatland Kamerun. Von dort werden so viele Früchte nach Europa geschickt, und dann verteilt man sie hier nicht schnell genug und wirft sie einfach auf den Müll. Das tut mir sehr weh.«

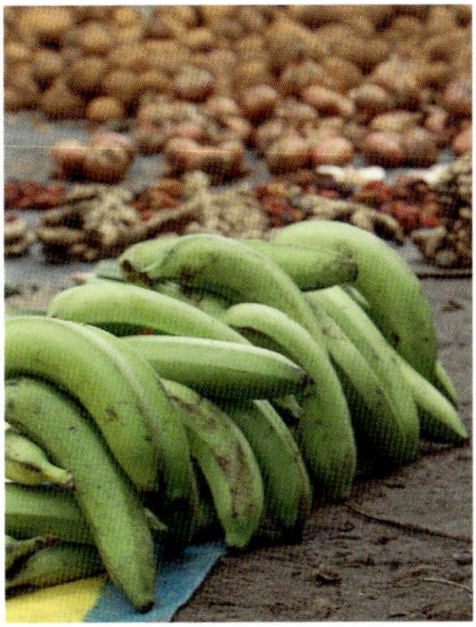

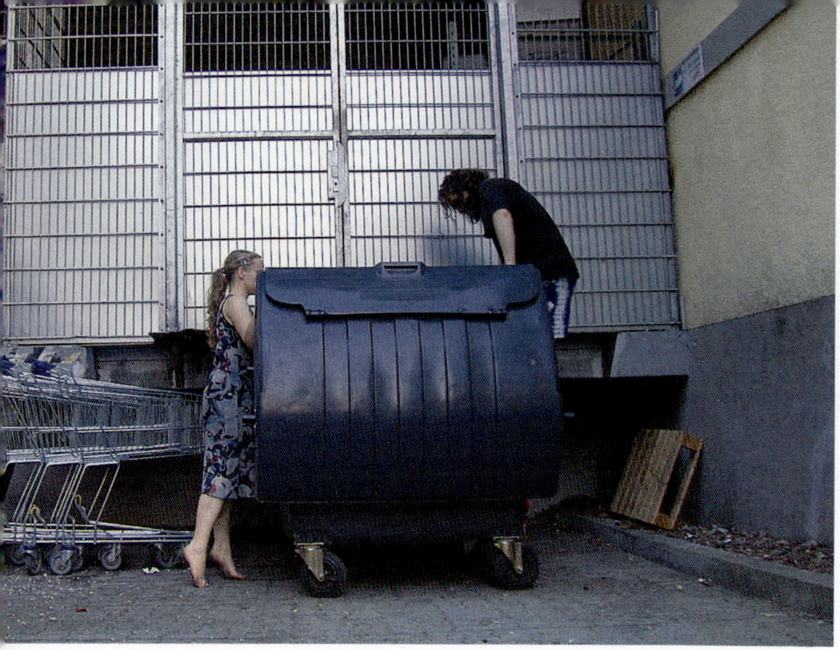

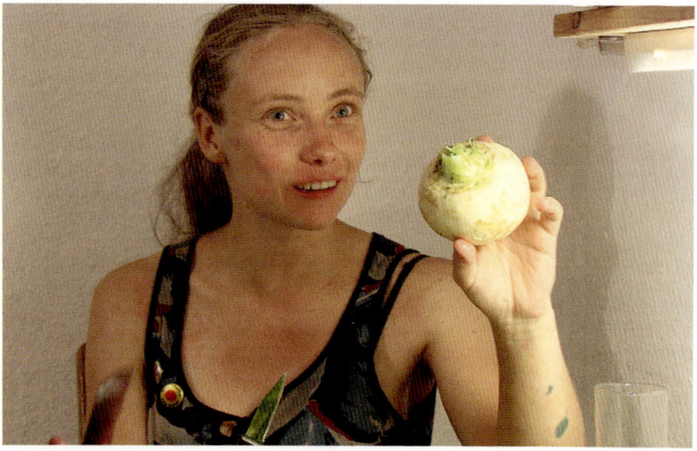

Die »Vollzeitaktivistin« Hanna Poddig beim Mülltauchen.

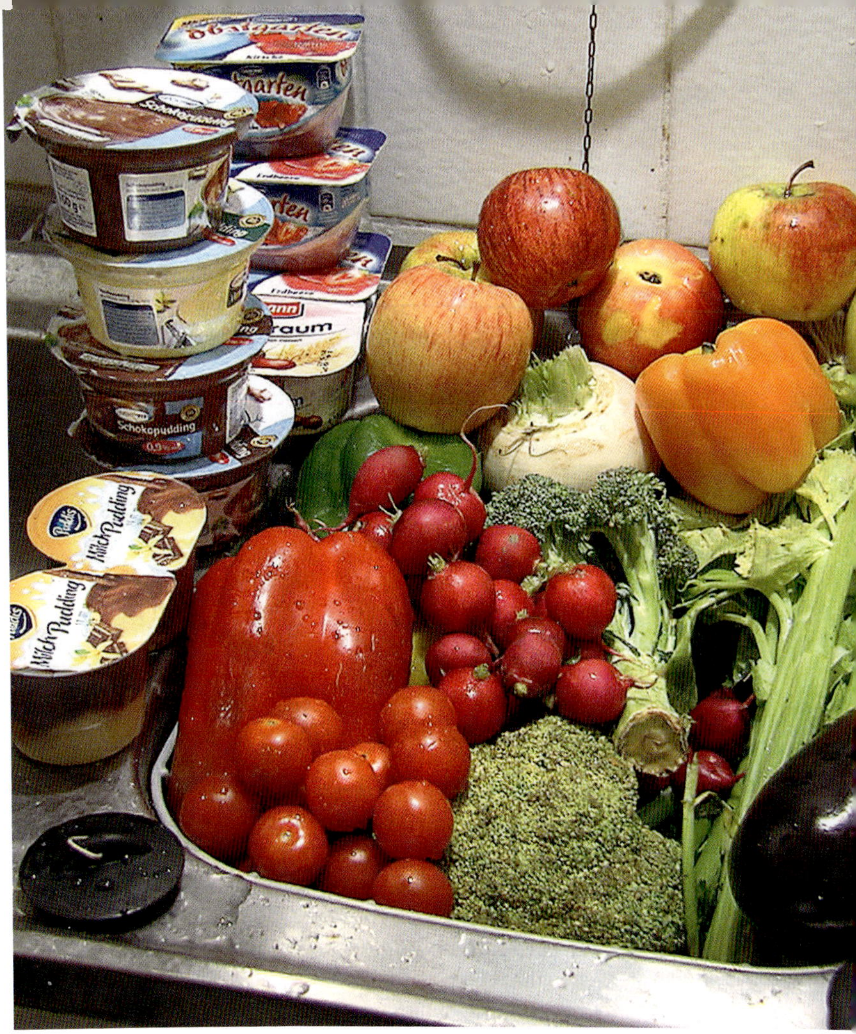

Manche Mülltaucher sparen Hunderte von Euro im Monat, indem sie weggeworfene Lebensmittel aus den Supermarkt-Tonnen fischen. Die meisten machen es nicht aus Armut, sie wollen gegen die Wegwerf-Gesellschaft protestieren. Das eingesparte Geld gibt ihnen zudem Freiräume für politische oder künstlerische Aktivitäten.

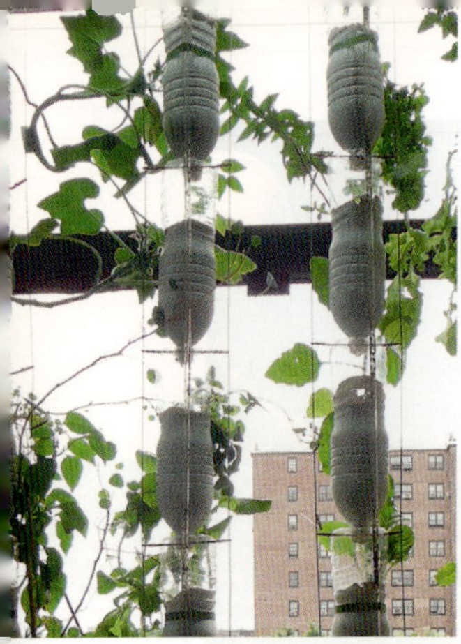

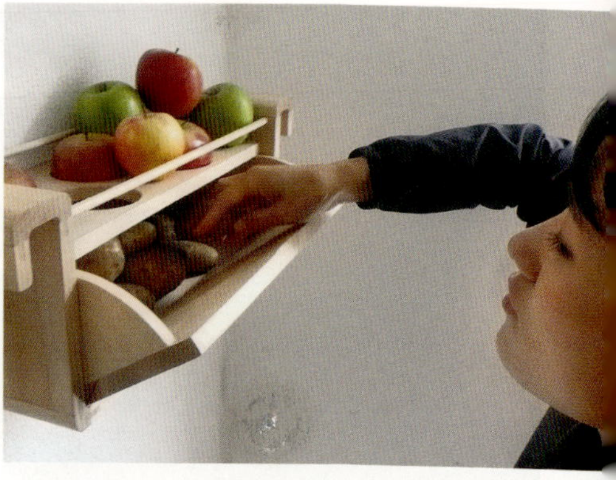

Links: »Window Gardening« macht aus jedem Fenster einen vertikalen Garten. Die Pflanzen werden dabei in alten Plastikflaschen herangezogen und durch einen Schlauch mit Wasser versorgt.
Rechts: Die koreanische Designerin Jihyun Ryou befragte Bauern, wie sie Gemüse lagern, und entwarf eine Lösung für moderne Wohnungen, die keinen Kartoffelkeller haben: In einem ihrer Regale werden zum Beispiel Kartoffeln und Äpfel gemeinsam gelagert. Das Äthylen-Gas, das die Äpfel abgeben, verlangsamt das Keimen der Kartoffeln.

Unten: In den USA sind inzwischen Hunderttausende von Menschen in einer »Food Coop«. Dabei schließen die Verbraucher direkt einen Vertrag mit den Bauern. Der Müllforscher Timothy Jones (Mitte) hat eine dieser Kooperativen gegründet: »Unser Bauer muss fast nichts wegwerfen. Wenn er zum Beispiel Karotten erntet, weiß er, dass er genau 360 Bund braucht für seine 360 Kunden, den Rest lässt er in der Erde, wo er am besten konserviert wird, bis er ihn braucht.«

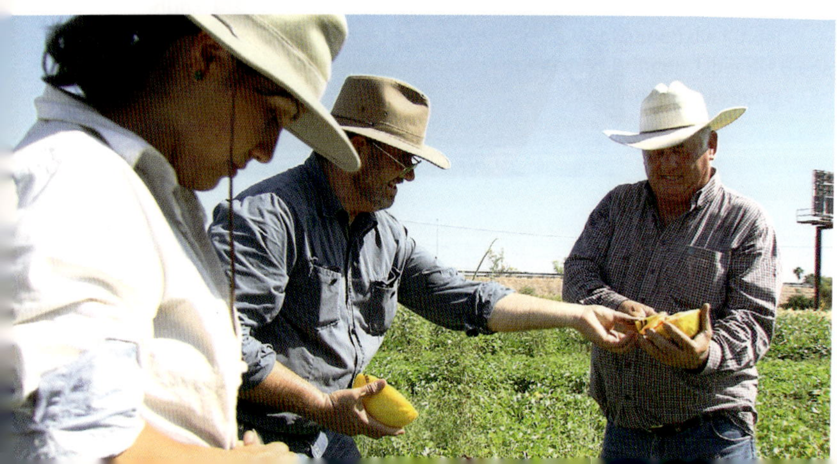

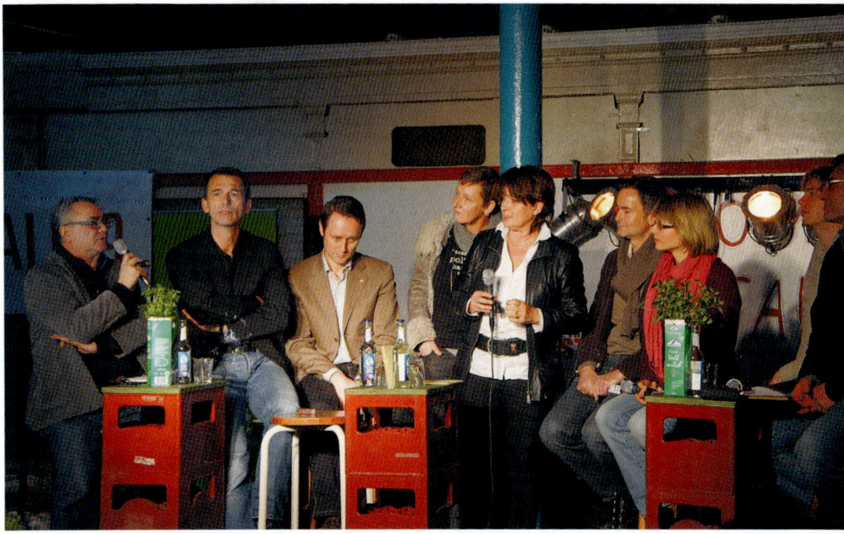

»Taste The Waste« auf der Berlinale: Die Geburtsstunde einer Bewegung gegen die Lebensmittel-Verschwendung. In der Markthalle 9 diskutierten Jürgen Knirsch (Greenpeace), Wolfgang Jamann (Welthungerhilfe), Roland Schüren (Bäcker), Ursula Hudson (Slow Food), Andrea Ernst (WDR), Kai Falk (Handelsverband), Laura Gross (Verbraucherinitiative), Stig Tanzmann (Evangelischer Entwicklungsdienst) und Stephan Buchheim (Berliner Tafel).

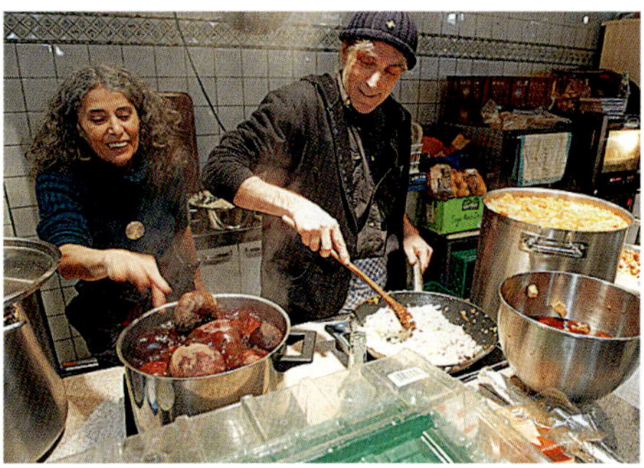

Die Berlinale war eine gute Gelegenheit, Mülltaucher und Gourmets zusammenzubringen: Wam Kat kocht mit den Aktivisten der »Prinzessinnengärten« Erntereste, die eigentlich für die Vernichtung bestimmt waren.

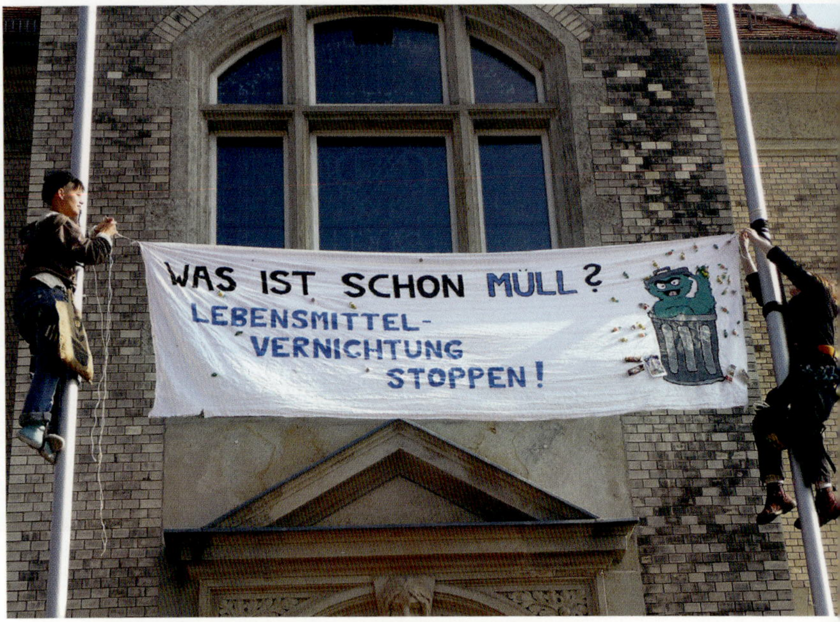

Aktivisten klettern auf die Fahnenmasten vor dem Amtsgericht in Döbeln / Sachsen. Sie protestieren gegen die Verurteilung eines Freundes wegen »Mülldiebstahls«. Die eilig herbeigerufene Feuerwehr kommt zu spät. Polizisten versuchen, die Klettermaxe herunterzubeordern. Derartiges hat man in dem sächsischen Provinzstädtchen noch nicht gesehen. Mit ihrer Aktion erregen die »Mülltaucher« die Aufmerksamkeit einiger Passanten, die schließlich ins Gericht kommen, um den Prozess zu beobachten.

Planvoller einkaufen und sich verantwortungsvoller ernähren

Jeder von uns braucht Lebensmittel, jeden Tag. Und auch jeden Tag kann man sich an dem großen Projekt, die Lebensmittelverschwendung um die Hälfte zu reduzieren, aktiv beteiligen. Mitmachen ist ganz einfach, wenn wir das grundlegende Prinzip beherzigen, dem alle anderen Lebewesen auch folgen: Iss Nahrung und vergeude sie nicht. Der Aufwand, Nahrungsmittel zu besorgen und herzustellen, um sie anschließend wegzuschmeißen, ist zu groß.

Die Spielregeln zum Mitmachen kennt eigentlich auch jeder, sie sind simpel und erfordern wenig Anstrengung: Machen Sie sich einen Essensplan über die Woche und legen Sie dabei Tage fest, an denen es Fisch, Pasta oder Fleisch geben soll. Schauen Sie vor dem Einkauf in Kühl- und Vorratsschrank nach, was Sie noch haben. Schreiben Sie sich eine Einkaufsliste. Kaufen Sie nur das ein, was Sie wirklich benötigen. Kaufen Sie nicht zu viel ein und lassen sich nicht von angeblichen Schnäppchen (»Nimm zwei – zahl eins«) verführen. Achten Sie stattdessen bewusst auf heruntergesetzte Waren mit noch kurzem Gütedatum. Kaufen Sie Gemüse und Obst frisch auf dem Wochenmarkt. Messen Sie vor der Zubereitung die Essensportionen ab. Brauchen Sie Reste einer Mahlzeit auf, indem Sie sie am nächsten Tag mit zur Arbeit nehmen. Wärmen Sie Speisen wieder auf und frieren Sie überschüssiges Brot und Brötchen ein. Kreieren Sie aus den restlichen Zutaten und den Speiseresten neue Gerichte. Machen Sie Suppen und Eintöpfe daraus und frieren sie ein.

Versuchen Sie auch einmal über einen Monat hinweg in einem Tagebuch genau zu erfassen, wie viel Sie und Ihre Familie tatsächlich wegwerfen. Machen Sie einen sportlichen Wettkampf daraus, es im nächsten Monat besser zu machen. Wer verliert, muss aus Resten ein Drei-Gang-Menü zaubern. Und versuchen Sie Ihre Kinder anzuhalten, ihre Mahlzeiten aufzuessen, indem Sie mit gutem Vorbild vorangehen. Machen Sie am Wochenende einen gemeinsamen Ausflug zu einem Biobauernhof, greifen mit Ihren Händen in die Erde und ernten ein paar Möhren oder Kartoffeln einmal selbst.

Wenn Sie auch nur einige dieser Ideen regelmäßig umsetzen, wird es ein Leichtes sein, Ihren Lebensmittelmüll in kurzer Zeit auf unter zehn Prozent zu reduzieren. Sie tun damit Ihrer Gesundheit, Ihrem Geldbeutel und der Umwelt einen Gefallen. Darüber hinaus helfen Sie, den Klimawandel noch einigermaßen in den Griff zu bekommen. Auch ohne jeden Tag im Biomarkt einzukaufen und gleich Vegetarier oder Veganer zu werden, ist es möglich, umweltverträglicher zu konsumieren. Die Formel lautet: weniger Fleisch essen, biologisch angebaute Produkte vorziehen, Waren aus der Region kaufen und saisonales Obst und Gemüse verwenden. Die Forscher des ifeu-Instituts in Heidelberg empfehlen recht praktische Maßnahmen zu einer den CO_2-Ausstoß reduzierenden Ernährungsweise:

1. Indirekten Energieverbrauch reduzieren
   - Keine frischen Nahrungsmittel kaufen, die möglicherweise mit dem Flugzeug aus Übersee oder dem europäischen Ausland importiert wurden. Anstatt dessen sollte man auf regionale Produkte Wert legen, dabei weniger Transportemissionen in Kauf nehmen und regionale Wertschöpfungsketten unterstützen.
   - Lieber saisonales Gemüse kaufen als solches, das im Treibhaus unter großem Energieeinsatz produziert wurde.
   - Mehr frische Produkte als Tiefgekühltes

2. Ökologisch verträgliche Verbrauchsmuster fördern
   - Weniger, aber dafür besseres Fleisch konsumieren. Insgesamt wirkt sich ein Ersatz von Fleisch und anderen Tierprodukten mit Getreideprodukten, Früchten und Gemüse positiv auf die Emissionsbilanz aus.
   - Für den Einkauf nachhaltige Verkehrsmittel nutzen (ÖPNV, Fahrrad, Carsharing)
   - Möglichst wenige Mahlzeiten im Restaurant einnehmen, da die speziell gefertigten Mahlzeiten in kleinen Mengen besonders viel Energie benötigen.

3. Ökologisch verträgliche Produktionsmuster fördern
   - Auf ökologische Herstellung achten, weil damit vor allem der Einsatz von künstlichem Dünger reduziert wird. In der Emissionsbilanz wirkt sich dieser Aspekt nur schwach aus, in der Gesamtökobilanz spielt er eine große Rolle.

4. Direkten Energieverbrauch im Haushalt reduzieren/optimieren
   - Effiziente Haushaltsgeräte einsetzen (auf Energieklasse achten)
   - Energiebewusstes Kochen: Schnellkochtöpfe, geschlossene Topfdeckel, Vorheizen vermeiden, unnötige Standby-Verluste vermeiden
   - Auf Ökostrom umsteigen[198]

Den regionalen Ansatz pflegen

Schon seit einigen Jahren werden regionale Wirtschaftskreisläufe als wichtiges Instrument für die Entwicklung strukturschwacher ländlicher Räume diskutiert. Und das nicht nur in Entwicklungsländern oder im Mittelmeerraum, sondern auch bei uns. Ein gutes Beispiel ist das Biosphärenreservat Rhön. Das ehemalige Grenzgebiet zwischen Hessen, Bayern und Thüringen stand nach der Wende vor dem wirtschaftlichen Burn-out. Durch gezielte Förderung des Tourismus, der Gastronomie, der Tierzucht und der ökologischen Landwirtschaft hat sich die Region seitdem stark entwickelt. Das Rhönschaf ist hier nun wieder heimisch, und die ganze Republik trinkt Bionade, die Idee einer Rhöner Familienbrauerei aus Ostheim.

In anderen Regionen und Städten sind erfolgreiche Projekte mit Regionalgeld und Tauschkreisen entstanden. Mittlerweile gibt es in Deutschland 27 Gutscheinwährungen mit so historisch klingenden Namen wie Chiemgauer, Donautaler, Eifel-Mark und Talent.[199]

Eine solche Rückbesinnung auf lokale und regionale Bezüge entspringt aber keinem konservativen Patriotismus, sondern versteht sich als ressourcensparendes Gegenkonzept zur industriellen Produktion im globalisierten Markt. Regionalität ist ein wesentliches Prinzip nachhaltigen Wirtschaftens.[200] Sie sichert Arbeitsplätze bei heimischen Erzeugern und Verarbeitern von Lebensmitteln und sorgt für den Erhalt der lokalen bäuerlichen Landwirtschaft und der regionalen Kulturlandschaft. Durch kurze Wege zwischen Erzeuger, Verkäufer und Verbraucher und die daraus folgende Minimierung von Material- und Energieverbrauch tragen regionale Kreisläufe zur Umweltentlastung und zur Reduzierung von Lebensmittelmüll bei.

Wer Produkte bevorzugt, die in der Region erzeugt, verarbeitet und vermarktet werden, erhält qualitativ hochwertige, frische Ware, fördert soziale Kommunikation und schafft die Basis für ein neues Verhältnis zu Nahrung und Konsum. »Entscheidend für die Regionalität eines Nahrungsmittels ist gar nicht so sehr die exakte räumliche Herkunft, sondern die Vertrautheit zwischen den Erzeugern und Verbrauchern, die Transparenz und Nachvollziehbarkeit der Produktion für die Verbraucher«, schreibt der Regionalforscher Dr. Ulrich Ermann vom Leibniz-Institut für Länderkunde aus Leipzig.[201] Durch den direkten Kontakt zum Hersteller versteht der Konsument auch die Produktionszusammenhänge besser und kann die geleistete Arbeit wertschätzen. Wer mitbekommt oder zumindest ahnt, wie körperlich anstrengend die Feldernte ist und wie mühsam es ist und wie viel liebevolle Zuwendung es erfordert, ein Jungschaf aufzuziehen, wird sich zweimal überlegen, die Hälfte des Lammbratens mit Bratkartoffeln und Wurzelgemüse in den Müll zu werfen. Letztlich geht es um Wertschätzung und ein faires Zusammenspiel von Ökonomie, Ökologie und sozialer Verantwortung.[202]

Von einem bundesweiten Aktionsbündnis getragen, soll der »Tag der Regionen« als dezentraler Aktionstag am Erntedanksonntag ein Bewusstsein für die Chancen regionaler Wirtschaftskreisläufe schaffen. Unter dem Motto »Wer weiter denkt, kauft näher ein« oder »Wurzeln in einer globalisierten Welt« werden regional wirtschaftende Betriebe und Initiativen vorgestellt und deren Vernetzung und Kooperation gefördert. Die Initiatoren verstehen sich dabei als eine kritische gesellschaftliche Bewegung: »Der entscheidende Vorteil vielseitig strukturierter, ökologisch orientierter klein- und mittelständischer Betriebe besteht darin, dass ihr Handeln im Gegensatz zu multinationalen Konzernen wesentlich stärker durch ökologische, soziale und ethische Kriterien bestimmt wird. Diese Kriterien sind entscheidend für funktionierende Gesellschaften. Damit die umweltverträgliche Kreislaufwirtschaft neu gewertet wird und an Gewicht zurückgewinnt, müssen wir den ungehemmten Prozess der Globalisierung ändern bzw. lenken.«[203]

Regionalität ist ein wichtiger Verbrauchertrend. Dies hat mittlerweile auch der Einzelhandel aufgegriffen. Einige große Supermarktketten, unter anderem Rewe, richten in ihren Filialen regionale Theken ein und werben mit ihrer Nähe zu regionalen Landwirten, Molkereien, Brauereien, Metzgern und Bäckern und mit der Einsparung von Treibstoff durch kürzere Transportwege.[204] Das regionale Produktsortiment hat auch schon neue Label geboren wie »Geprüfte Qualität aus Bayern« oder »Unser Land«. Diese Bezeichnungen sind allerdings freiwillig und folgen keinem einheitlichen Standard. Dies macht es den Verbrauchern schwer zu beurteilen, welche Aussagekraft sie haben. Das Bundesverbraucherschutzministerium setzt sich deshalb für eine transparentere Kennzeichnung der Lebensmittel nach Ursprungs- und Verarbeitungsort ein.[205]

Vermarktungsinitiativen wie »Original regional« aus Nürnberg versuchen über ihr Qualitätssiegel für regionale Betriebe und deren Produkte sowie mit der Einrichtung von regionalen Theken in möglichst vielen Handelsketten, kleine und mittlere Betriebe zu stärken. Den Konsumenten will die Initiative verdeutlichen, dass sie durch den Kauf regionaler Waren nicht nur die Existenz der heimischen Landwirte sichern, sondern auch die Artenvielfalt und die gewachsene Kulturlandschaft der Region erhalten und einen Beitrag zum Klimaschutz leisten können.[206]

Gemüsekisten und -tüten im Abo

Eine Möglichkeit, auch in der Stadt bewusster einzukaufen und zu konsumieren, bieten Gemüseabos, die in vielen Bioläden, Reformhäusern oder auch direkt von Landwirten als Lieferservice angeboten werden. Die Biobauern füllen die Gemüsekisten oder -tüten jede Woche mit wechselnden, regionalen Zutaten aus ökologischer Landwirtschaft, meistens mit Produkten, die in der Region angebaut und geerntet werden. Da die Tüte mit der bunten Auswahl an frischem Gemüse, Salat und Obst im Voraus bestellt und bezahlt wird, kann der Landwirt genau planen und erntet nur das, was auch verkauft wird. Der Rest bleibt dort, wo er am frischesten gelagert werden kann: unter der Erde.

WAS KÖNNEN WIR TUN GEGEN...

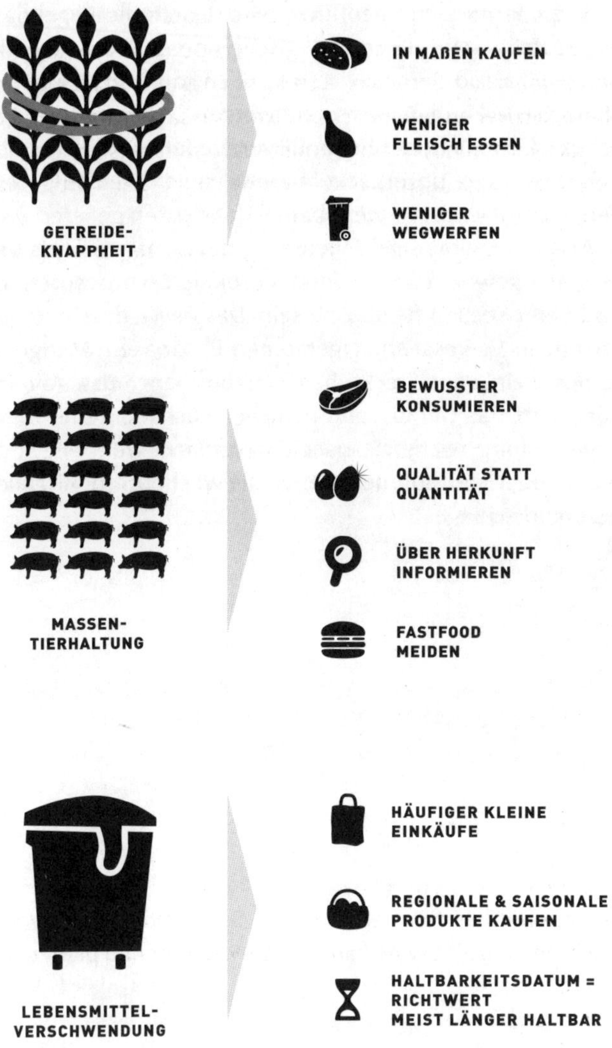

Die Bauern müssen keine Waren mehr mit einkalkulieren, die im Regal liegen bleiben und vom Handel weggeschmissen werden. Daher ist die Gemüsetüte im Vergleich zum Einkauf von Bioprodukten im Supermarkt oder Bioladen auch preiswerter. Die Waren sind sehr frisch, da das Obst und Gemüse direkt am Abholtag geerntet und gepflückt wird. Durch die Regelmäßigkeit der Bestellung wird der ökologische Anbau in der Region gefördert. Für ca. 100 Gemüsekisten-Kunden kann ein Hektar Land auf ökologischen Anbau umgestellt werden.[207] Ein weiterer positiver Effekt ist, dass Verpackungsmüll vermieden wird, da die Gemüse- und Obststücke unverpackt in große Papiertüten aufgeteilt werden oder in wiederverwendbaren Pfandkisten geliefert werden.

An die regelmäßige Belieferung muss man sich als Verbraucher erst gewöhnen. Man lernt saisonale Gemüsesorten kennen und beim Kochen flexibel zu sein. Das heißt, dass man im Winter mit in Vergessenheit geratenen Pastinaken, Mangold, Winterpostelein oder Steckrüben klarkommen muss. Andererseits garantiert das Gemüseabo manches Kochabenteuer und einen abwechslungsreichen Speiseplan. Wer nicht weiß, wie er das Gemüse zubereiten soll, dem helfen die wöchentlich mitgelieferten Rezeptvorschläge.

Weniger ist mehr

Supermarktreste an die Schweine verfüttern, Brot verbrennen, Lebensmittel zu Biogas vergären, Essen kompostieren – das sind natürlich nur die zweit- oder drittbesten Lösungen. Am besten wäre es, wenn wir nur so viele Nahrungsmittel produzierten, wie wir auch wirklich brauchen. Kann das überhaupt klappen bei einer landwirtschaftlichen Produktion im industriellen Maßstab, wie sie heute den Markt beherrscht?

Was mich am meisten beeindruckt hat auf meiner Reise rund um die Welt: Das Unbehagen angesichts der Industrialisierung der Landwirtschaft ist rund um den Globus verbreitet, in Deutschland und Frankreich ebenso wie in den USA, Japan und Kamerun. Ein Unbehagen, das die Menschen weltweit nach Alternativen suchen lässt.

So auch in Köln, vor meiner Haustür: Auf einem Acker am Stadtrand baut die Initiative »Gartenglück« Gemüse an. Die Idee hatten Evgeny Ivanov und seine Frau Katrin. Das Prinzip ist einfach: Sie pachten einen Acker und pflanzen darauf Gemüse, bunt gemischt – eine Reihe Buschbohnen, eine Reihe Brokkoli, eine Reihe Mangold und so weiter. Über das Internet suchen Sie Interessenten, denen Sie jeweils eine quer liegende Parzelle weiterverpachten.

Eine geniale Idee: So kann ich als unerfahrener Städter von April bis November Gemüse ernten, ohne mich selbst damit herumschlagen zu müssen, wo ich Biosaatgut herbekomme und wann genau der beste Zeitpunkt für die Aussaat ist. Und ich muss mich nicht mit Satzungsparagraphen von Schrebergartenvereinen herumschlagen: Wann und ob ich jäte, kann ich selbst entscheiden! Wer weniger jätet, erntet halt auch weniger.

Ein Samstagnachmittag im Juni. Fahrräder stehen auf dem einzigen Weg, der das Feld durchquert. Die einzelnen Parzellen sind nicht abgezäunt, nur um das ganze Feld herum ist Kaninchendraht gezogen. Mittendrin eine Wasserstelle mit Gießkannen und eine Kiste mit Gartenwerkzeugen, die sich alle teilen. Auf dem Feld treffe ich zwei Mütter, die ich schon aus unserem Kindergarten kenne: Anja Bierwirth und Steffi Thiele.

»Ich glaube, ich musste erwachsen werden, um zu wissen, wie Rosenkohl wächst«, gesteht Anja lachend. »Als Kind mochte ich den nicht. Aber heute weiß ich: In Butter geschwenkt, schmeckt er hervorragend.« Derweil versucht Steffi die Tomaten an ein kleines Holzgerüst zu binden, mangels Schnüren nimmt sie Grashalme. Eine abenteuerliche Konstruktion, aber sie hält.

Sie sind mit ihren Kindern Janne und Paula da. Die naschen schon die ganze Zeit die kleinen tiefroten Tomaten. Ich frage: Warum macht ihr das hier? Paula antwortet: »Weil man dann nicht alles kaufen muss. Außerdem weiß man so, dass das Gemüse nicht gespritzt ist.« Und ihre Mutter fügt hinzu: »Und weil es einfach schön ist, seine Freunde regelmäßig zu sehen. Manche Leute gehen samstags ins Kaufhaus und düsen da einmal durch die Regale, und wir gehen samstags aufs Feld und holen uns unseren Einkauf hier, brauchen auch nicht mehr Zeit dafür.«

»Ich zahle 115 Euro im Jahr für meine halbe Parzelle«, rechnet Steffi vor. »Dafür habe ich bestimmt drei Viertel des Jahres satt Gemüse. Und es schmeckt halt wirklich viel besser, wenn man es selber erntet.« Als Mutter sieht sie auch noch andere Vorteile: »Es ist auch schön zu sehen, dass die Kinder hier ganz ohne Spielsachen auskommen. Manchmal motzen sie die ersten fünf Minuten herum und haben keine Lust. Aber danach finden sie immer irgendwas, was sie machen können, und sind immer total glücklich und entspannt am Schluss.« In der Tat, während wir reden, haben Janne und Paula zwei Blumenkränze geflochten.

Anja freut sich: »Wie viele Gemüsesorten die Kinder inzwischen unterscheiden können! Zu wissen, dass man Bohnen nicht vom Strauch isst, die muss man erst kochen. Alles so Sachen, die sie halt nebenbei lernen.« Zum Abschied schenkt sie mir ein Bündel Mangold, mein Lieblingsgemüse, dessen rote Adern in der Nachmittagssonne hell vor den grünen Blättern leuchten.

Für die »Bäuerin« Katrin Ivanov-Below ist die Arbeit eigentlich längst beendet – einmal Aussäen im Frühjahr, das war's. Sie kommt jetzt eigentlich nur noch zur Beratung auf das Feld, wenn Neulinge mal das Gemüse nicht vom Unkraut unterscheiden können, oder um Saatgut zu verkaufen, viele haben zum Beispiel Erdbeeren gepflanzt.

Man merkt, dass sie ein Anliegen hat, das weit über die Produktion hinausgeht: »Unsere Gartenglückler haben eine große Begeisterung für jedes ihrer Gemüse, auch wenn es krumm und schief gewachsen ist oder etwas verschorft. Sie schauen ganz anders drauf, als wenn sie im Supermarkt einkaufen, wo sie alles in perfekter Form erwarten.«

Der Eigenanbau verändert die ganze Optik: Wer selbst einmal Gurken gezogen hat, weiß, dass sie nicht immer gleich wachsen, und begreift, dass die Einkaufspolitik der Supermärkte viel Müll verursacht. Die Formel ist einfach: Wenn wir mehr lernen und wissen über unser Essen, dann erzeugen wir auch weniger Müll. Das war auch der Gedanke von Jihyun Ryou, als sie ihr Kunstprojekt »Save food from the fridge« (Rettet das Essen aus dem Kühlschrank) startete: »Ich esse gern. Das bedeutet, dass ich auf die Lebensmittel achtgebe, sie ungern wegwerfe.«

In einer Kunstgalerie hat die koreanische Designerin ihre rätselhaften Objekte an eine weiße Wand gehängt. »Das ist nicht l'art pour l'art: Sie sind für den täglichen Gebrauch in der Küche bestimmt«, erklärt Jihyun Ryou. Alles fing mit der Frage an: Wie haben die Menschen eigentlich das Gemüse aufbewahrt, als es noch keine Kühlschränke gab? Sie befragte die ältere Generation, vor allem auf dem Land, wo das Wissen der Bauern noch mündlich überliefert wird.

»Dieses traditionelle Wissen habe ich von Wissenschaftlern überprüfen lassen und schließlich in modernes Design umgesetzt«, so die Koreanerin. »Wir haben in unseren Großstadtwohnungen keinen kühlen, dunklen Keller mehr. Also musste ich einen Raum entwerfen, in dem das Gemüse ohne Kühlschrank aufbewahrt werden kann.«

Karotten, die sonst achtlos in der unteren Schublade des Kühlschranks landen, steckt sie liebevoll in einen Behälter mit Sand, ebenso wie Lauch: »Wir bewahren die Karotten oder den Lauch üblicherweise liegend auf. Aber wenn sie waagrecht liegen, verlieren sie viel Energie, denn sie streben in den Zustand zurück, in dem sie gewachsen sind, nämlich senkrecht. Ich benutze den Sand, um sie aufrecht hinzustellen, aber gleichzeitig auch, um die Feuchtigkeit zu regulieren.«

So machten es auch die Bauern, die sie besucht hat. Sie halten dadurch das Wurzelgemüse für viele Wochen frisch. Jihyun Ryou steckt einen kleinen Glastrichter auf den Sand und gießt etwas Wasser hinein – so gelangt die Feuchtigkeit direkt an die Wurzeln und fließt nicht an den Rand des Behälters.

Ein schöner Anblick. Aber es geht ihr nicht nur um Ästhetik, sondern auch darum, das Gemüse sichtbar zu machen: »Man sieht nicht, was im Kühlschrank ist. So haben wir das Gemüse täglich im Blick und können leicht prüfen, was da ist, was noch reifen und was bald gegessen werden sollte.«

Einige Gemüsesorten, fand sie heraus, verderben im Kühlschrank deutlich schneller als draußen. Bei Zucchini und Auberginen zum Beispiel erfriert bei Temperaturen unter acht Grad die Haut und bekommt faulige Stellen. »Biologisch gesehen ist das kein Gemüse, sondern es sind Früchte. Dazu gehören auch Gurken oder Tomaten, sie alle halten besser ohne Kühlschrank.«

Sie brauchen nur etwas Feuchtigkeit, deshalb entwarf die Koreanerin einen Behälter mit einer großen, flachen Glasschale darunter. »Da gebe ich jeden Tag ein wenig Wasser hinein und gieße sie, wie meine Blumen.« Jihyun Ryou lebt in Amsterdam. Unser niederländischer Koproduzent, die

»Boeddhistische Omroep Stichting« – ein buddhistischer Fernsehkanal –, machte uns auf sie aufmerksam. Sie haben unser Filmprojekt von Anfang an unterstützt, weil die Wertschätzung unserer Lebensgrundlagen zu den wichtigsten Zielen der Buddhisten zählt.

Überhaupt findet man in den Büchern aller Weltreligionen – vom jüdischen Talmud über die christliche Bibel bis zum muslimischen Koran – Maximen für die Wertschätzung des Essens und gegen die Verschwendung von Lebensmitteln. Jihyun Ryou ist aber nicht religiös motiviert, für sie war es ein selbstverständliches Prinzip ihrer Erziehung.

Im Moment schreibt sie an einem Buch über ihre Recherchen bei holländischen, italienischen und koreanischen Bauern. Dadurch weiß sie, dass sich in unseren Küchen Gewohnheiten etabliert haben, die eigentlich völlig sinnlos sind: »Viele Leute bewahren Eier im Kühlschrank auf. Wenn ich frage, warum im Kühlschrank, antworten sie: Weil es dort einen Platz gibt für die Eier. Aber als ich auf dem Land war, hat dort niemand Eier im Kühlschrank aufbewahrt.«

Die moderne Wissenschaft bestätigt das uralte Wissen der Bauern: Die Eier halten im Kühlschrank nicht länger als draußen. Wenn die Eier salmonellenverseucht sind, dann sind die Bakterien nur auf der Schale und gelangen erst beim Aufschlagen der Eier in unsere Nahrung. Gefährlich werden sie erst dann, wenn sie nicht gekocht werden, also bei Speisen, die rohes Ei enthalten. Und wenn die Bakterien Zeit haben, sich zu vermehren – bei sommerlich warmen Temperaturen genügen wenige Stunden, völlig egal ob die Eier aus dem Kühlschrank kommen oder nicht.

Der Kühlschrank hat für die Eier sogar einen Nachteil: »Sie nehmen den Geruch an, der sie umgibt.« Egal ob kühl oder nicht kühl, kaum jemand weiß, wie lange Eier halten, das aufgedruckte Legedatum gibt leider nur einen groben Anhaltspunkt. Deshalb hat Jihyun Ryou für ihr Eierregal noch einen kleinen Wasserbehälter entworfen. Hier kann man die Eier testen: Sind sie noch gut, sinken sie zu Boden, schwimmen sie an der Wasseroberfläche, sollte man sie nicht mehr essen.

Meine Lieblingserfindung aber ist das kombinierte Apfel-Kartoffel-Regal: Äpfel dunsten ein Gas namens Äthylen aus. Das wusste ich schon, deshalb soll man ja auch Äpfel nicht in dieselbe Schale mit anderem Obst geben, weil dieses dadurch schneller reift und verdirbt.

Was ich nicht wusste: »Mit den Kartoffeln funktioniert es genau andersherum«, erklärt mir die pfiffige Koreanerin. »Wenn man sie zusammen mit Äpfeln aufbewahrt, verlangsamt das Äthylen das Keimen der Kartoffeln.« In ihrem Regal liegen deshalb die Äpfel direkt über den Kartoffeln, durch kleine Löcher fällt das Gas in die dunkle Kartoffelschublade und verhindert, dass die Knollen keimen.

Manche Bauern lagern Äpfel schon seit Jahrhunderten neben Kartoffeln – nur war dieses Wissen schon so gut wie ausgestorben. Mit ihrer genialen Verbindung von altem Wissen und neuem Design löste Jihyun Ryou nach der Ausstrahlung unseres Films in einigen Ländern regelrechte Begeisterungsstürme aus, wie die Nachrichten auf unserer Facebook-Seite belegen.

Das ist ja eigentlich nicht mein Job, aber ich fand, diese Erfindung verdient eine größere Verbreitung, und sprach einen Küchenhersteller an. Ohne Erfolg, vielleicht war das aber auch ein dummer Gedanke, schließlich verdienen die Fabrikanten doch viel mehr Geld mit ihren Kühlschränken. Kürzlich meldete sich eine schwedische Blumenhändlerin, die die Gemüseregale in großen Stückzahlen fertigen lassen und vermarkten will.

Die Zeit ist reif für einen Wandel. Ein Wandel, der durch das Verhalten von vielen einzelnen Verbrauchern ausgelöst wird. Von Verbrauchern, die begriffen haben, dass für unser verschwenderisches System die Summe aller Kaufentscheidungen verantwortlich ist. Immer mehr Initiativen beschäftigen sich deshalb mit unserem Konsumstil. Die wohl jüngste dieser Bewegungen ist der »Carrotmob« – eine Mischung aus den Worten Flashmob und Karotte. Flashmobs sind spontane, übers Internet organisierte Proteste, und die Karotte ist das Symbol der Belohnung. In dem Fall soll ein Laden belohnt werden, der Vorbildliches verspricht.

Eigentlich auch eine schöne Sache, um das Thema Überproduktion zu thematisieren, dachte ich mir, und sprach die Kölner Carrotmob-Gruppe an. Die hatte gerade mit Erfolg ihre erste Aktion absolviert, in einem Gemüseladen. Über 200 Leute stürmten den Laden an einem Samstag und kauften, was das Zeug hielt – der Inhaber hatte versprochen, den gesamten Umsatz dieses Tages in Energiesparmaßnahmen zu stecken.

Kaufen für das Klima, das passt doch auch perfekt zur Lebensmittelverschwendung: Ich hatte die Carrotmobber schnell vom Thema überzeugt. Doch wie finden wir einen Laden, der Vorbildliches in Sachen Müllvermeidung leistet? Einen innovativen Supermarkt hatte ich ja schon zuvor vergeblich gesucht, bei der Recherche für den Film. Eine Runde Brainstorming im Biergarten und unsere Wahl war klar: Es soll eine Bäckerei sein, schließlich wird beim Brotwegwerfen am meisten Energie vergeudet.

Die Carrotmobber schwärmten aus und befragten Bäckermeister in der ganzen Stadt. Am überzeugendsten wirkte Karl-Heinz Schweitzer, Inhaber von zwei Filialen in Köln-Ehrenfeld, und am ehrlichsten: »Wir werfen eine Menge weg, aber ich versuche dem entgegenzusteuern, indem ich eher ein bisschen knapp plane und lieber am Nachmittag noch mal nachbacke.« Geschickt legt er den Brötchenteig auf einem langen Brett aus: »Es ist in den letzten Jahren immer schlimmer geworden, weil wir ein immer größeres Angebot im Regal haben.«

»Vorsicht«, ruft er, hebt das Brett plötzlich an und schiebt es in den Ofen. Für die Carrotmobber gab es den Ausschlag, dass er versprach, den Umsatz des Tages in neue Backöfen zu stecken: »Backöfen sind große Energiefresser«, erklärt Fabian Huber von der Kölner Carrotmob-Gruppe, »und Bäcker Schweitzer hat von allen befragten Bäckern die größten Investitionen zugesagt, die letztendlich dem Klima zugutekommen.«

Dreimal befragten die Carrotmobber den Bäcker, bis die Entscheidung fiel: »Uns ist die Bäckerei dadurch aufgefallen, dass sie schon zum Abend hin ihr Produktsortiment ausdifferenziert und eben nicht mehr alles anbietet. Und dass auch die Verkäufer, wenn einmal ein Produkt nicht mehr da sein sollte, den Kunden ähnliche Produkte aktiv anbieten.« Fabian Huber ergänzt: »Wir haben auch die Filialen größerer Ketten befragt, die wissen selbst nicht, was mit den Resten passiert. Die Reste dürfen nicht zum reduzierten Preis verkauft werden. Sie müssen es in die Zentrale zurückgeben, und was die damit machen, weiß keiner.«

Bäcker Schweitzer kennt die Zwänge: »Man kann die Abfälle knapp halten, aber dann kann man auch kaum mehr den Umsatz steigern, denn neue Kunden kann man nur mit neuen Produkten gewinnen. Das ist die Kehrseite der Medaille.« Der rundliche Mann mit dem freundlichen Gesicht freut sich über die jungen Leute, die seinen Laden füllen und sich auch vor der Tür mit Plakaten und einem Infostand ausbreiten: »Das ist gut für das Klima, aber auch gut für den Geschäftsinhaber.«

Die Aktion entwickelt sich zur Party. Viele bleiben, setzen sich auf die Bank vor der Tür und lauschen der Liedermacherin Katy Sedna, die mit Gitarre und Glockenstimme gegen den an- und abschwellenden Verkehrslärm antritt. Die Schlange an der Kasse wird immer länger, der Karottenkuchen entwickelt sich zum Hit des Tages.

Die meisten Kunden wurden über das Internet hierhergelockt, junge Leute aus der Facebook-Generation, die sich nicht an Organisationen binden, aber dennoch politisch aktiv sein wollen. Aber es kommen auch Stammkunden, die sich über die Ziele des Carrotmob freuen: »Früher haben wir oft das Brot vom Vortag gegessen, aber heute macht das doch kaum einer mehr«, meint eine ältere Frau mit schlohweißen Haaren. »Also mein Vater sagte immer: Wer Lebensmittel wegwirft, begeht eine Sünde. So habe ich auch meine Kinder erzogen.«

Um den Müllberg geringer zu halten, braucht es tatsächlich oft keine aufwendigen technischen Lösungen. Meist reicht es, wenn man sich auf früher Selbstverständliches zurückbesinnt. Zum Beispiel wurden in vielen Restaurants noch bis vor Kurzem die Beilagen in einer Schüssel serviert. Wer Nachschlag wollte, konnte nachholen. Das ist längst vorbei, auch auf dem Land wird heute vom Wirt vorportioniert. Und das meist in einer Menge, die nur Menschen mit großen Mägen essen können. Wie groß unsere Mägen sind, wurde mir vor ein paar Jahren deutlich, als mich mein Freund Mourad aus Tunis besuchte.

Tunesien ist kein Land, in dem Hunger herrscht. Aber als ich mit Mourad ein kölsches Brauhaus besuchte, wurde dieser ganz fassungslos, als er die Essensberge auf den Tellern sah. »So viel! Wie könnt ihr das alles aufessen?« Ich erinnerte mich an meinen New-York-Besuch einige Monate zuvor, da ging es mir ähnlich, nur dass da ich derjenige war, der sich über die gigantischen Portionen wunderte.

Aber ich habe die Hoffnung, dass sich der Trend mit den immer üppigeren Mengen umdreht. Ein gutes Beispiel ist das Weisse Bräuhaus in München. Wer an die traditionelle bayerische Gastronomie denkt, erwartet eher deftige Portionen, auf Landarbeiter und Handwerker abgestimmte Mengen. Auch das traditionsreiche Brauhaus, aus dem die berühmte »Schneider Weisse« stammt, folgte lange Jahre diesem Konzept. »Dann haben wir die Portionsgrößen den modernen Essgewohnheiten angepasst«, so Geschäftsführer Otmar Mutzenbach. »Im gleichen Zug wurden die Preise auf die geringeren Mengen umgerechnet und entsprechend gesenkt.« Das bedeutet, dass bei gleicher Essensanzahl pro Tag zwei Spanferkel weniger geschlachtet werden müssen.

Die Reduzierung der Essensabfälle nutzt nicht nur der Umwelt, sondern bedeutet auch weniger Entsorgungskosten für das Unternehmen: Die Speisereste gingen um über 30 Prozent zurück. 2010 wurde das Brauhaus dafür mit dem 1. Ökoprofit-Preis der Stadt München ausgezeichnet.

Solange das Beispiel nicht überall in Deutschland Schule macht, verfahre ich persönlich nach der Devise: Teilen kann man mit jedem. Wenn man weiß, dass die Portionen ordentlich sind, kann man zu zweit ein Gericht mit zwei Tellern bestellen oder sich die Reste einpacken lassen. In amerikanischen Restaurants ist das »doggy bag« selbstverständlich, auch wenn es meist gar nicht für den Hund bestimmt ist. Warum sollten wir uns dafür schämen, die Reste vom Wirt einpacken zu lassen? Schließlich haben wir sie bezahlt.

Die einen finden es ganz normal, die anderen igitt. Warum reagieren die Menschen so unterschiedlich darauf? Die einen sehen einen Joghurt mit einem abgelaufenen Datum und werfen ihn sofort in die Tonne. Die anderen machen erst einmal den Deckel auf, schauen rein, riechen oder probieren. Vor dem Kühlschrank zanken sich viele Ehepaare: Was ist Abfall, was ist noch gut – die unterschiedliche Haltung trennt Menschen, die sich sonst gut verstehen.

Die innere Einstellung zum Essen wird durch die Erziehung weitergegeben. Sie sitzt so tief in uns, dass sie sich im Erwachsenenalter kaum mehr ändern lässt. Die Berliner Tafel, bisher eher bekannt dafür, Bedürftige zu versorgen, hat deshalb Kinderkochkurse ins Leben gerufen. Nicht nur für die Kinder von Hartz-IV-Empfängern, sondern für alle, »weil das Wissen fehlt, in allen Schichten«, so die Tafel-Gründerin Sabine Werth.

Die Kurse leitet Timo Schmitt. Heute ist er in einer Grundschule in Berlin-Kreuzberg. »Das Ziel unserer Kochkurse ist es, den Kindern ein Bewusstsein für gesunde Lebensmittel zu geben. Wir nutzen die Lebensmittel, die eigentlich für die Vernichtung bestimmt waren, vom Handel oder den Herstellern, weil damit nichts mehr verdient werden kann.«

Die Schüler einer dritten Klasse wuseln durcheinander, jeder hat eine Aufgabe, Gemüse muss gewaschen werden, Wasser zum Kochen gebracht oder Quark angerührt. »Kochen macht Spaß, wollt' ich nur mal sagen«, meint die achtjährige Selina, »und ich hab' schon ganz großen Hunger. Wir bereiten jetzt gerade den Quark vor. Wir machen Pellkartoffeln, und ich schneide gerade das Gemüse zu kleinen Sticks.«

»Kinder kriegen eher den Zugang, wenn sie es selber machen«, weiß Timo Schmitt. »Das Kochen kennen sie oft nur als Sache der Erwachsenen. So entwickeln sie natürlich kein Interesse dafür. Sie möchten selbst ausprobieren. Hier sehen sie, dass es gar nicht so schwer ist.« Die Kinder haben einen kleinen Aufkleber mit ihrem Namen auf der Brust. Ein Junge namens Can probiert den Quark und verschmiert sich dabei die Nase. Alle lachen.

Selbst kochen – für viele Kinder ein außergewöhnliches Erlebnis. Das Nudelwasser kocht, Timo Schmitt dreht das Gas kleiner und bittet Can, die Nudeln ins Wasser zu schütten. »In vielen Familien wird nur noch Fertigessen aufgewärmt. Zu Hause kriegen es die Kinder also oft nicht mehr mit, wie man mit frischen Zutaten kocht. Hier in Berlin haben wir schon die zweite Generation, die es nicht gelernt hat. Schon die Eltern dieser Kinder wissen es nicht mehr.« Timo Schmitt unterbricht kurz, bittet Can, die Nudeln umzurühren. »Wenn ich zurückdenke, meine Eltern haben mir so viel beigebracht in der Küche. Aber diese Kinder haben im Elternhaus gar keine Möglichkeit mehr, das Wissen zu bekommen.«

Ein Junge schneidet Zucchini. Er heißt Ali, acht Jahre. Ich mache mal die Probe aufs Exempel: Wie heißt das noch mal? »Habe ich vergessen.« Sind das Zucchini? »Ja, Zucchini.« Hast du das schon mal gegessen? »Nein, noch nie.« Ich frage weiter: Was isst du denn zu Hause? »Ich esse Nudelauflauf. Oder Kartoffeln.« Lange Pause, Ali denkt nach. »Und Pommes.«

Eines steht fest: Ali hat großen Spaß bei der Kochaktion. Und großen Hunger: Gleich zweimal fordert er Nachschub, obwohl sein Teller gut gefüllt ist. Am Ende bleibt dennoch etwas übrig, bei einer Schulklasse von 25 Kindern kaum zu vermeiden. »Wir achten darauf, dass wir wirklich alles komplett verarbeiten«, erklärt Timo Schmitt. »Das, was am Ende übrig bleibt, geht wieder zurück in die Verteilung. Ich komme auf dem Weg nach Hause an so vielen Obdachlosen und Punkern vorbei, und die freuen sich jedes Mal, wenn ich ihnen unsere Reste gebe, denn die sind ja noch einwandfrei.«

Das Ziel der Kochkurse ist es, dass die Kinder lernen, »dass Ernährung etwas Essenzielles für uns Menschen ist«. Damit geht die Berliner Tafel weiter als die meisten anderen Tafeln, bei denen der karitative Gedanke im Vordergrund steht. »Die klassische Idee von ›City Harvest‹ – dem Vorläufer der Tafeln in den USA – war es doch, den Kampf gegen die Überproduktion mit der Hilfe für Bedürftige zu verknüpfen«, erklärt Sabine Werth, Gründerin und Vorsitzende der Berliner Tafel.

Doch sägen die Tafeln damit nicht an dem Ast, auf dem sie sitzen? Schließlich leben sie doch von der Überproduktion. Sabine Werth lacht: »Es gibt so viel Überschuss, da bleibt schon noch genug für uns übrig.« Viele Fabriken und Supermärkte sind erst durch die Zahlen der Tafel darauf aufmerksam geworden, wie viel sie überhaupt wegwerfen: »Vorstandsmitglieder großer Unternehmen erzählten mir, dass sie zuvor dachten, der Ausschuss sei unbedeutend klein. Erst als sie unsere Rückmeldungen bekamen, wie viele Tonnen wir abgeholt haben, fingen sie an sich zu überlegen, wie sie diese Mengen reduzieren können. Es handelt sich schließlich um bares Geld.«

Gemeinsam pflanzen und ernten

Einen eigenen Bauern pachten

Die Community Supported Agriculture (CSA), auf Deutsch »gemeinschaftsunterstützte Landwirtschaft«, in den USA geht noch einen Schritt weiter als die deutschen Gemüsekisten. Hierbei steht der Aufbau einer langfristigen Partnerschaft zwischen Nutzer und Erzeuger im Vordergrund. CSA ist eine kooperative Form der bäuerlichen Direktvermarktung, die komplett auf den Zwischenhandel verzichtet. Das Modell ist simpel, aber clever: Die Verbrauchergemeinschaft – meistens in Form eines Vereins oder einer Konsumgenossenschaft – trägt mit einem festen Monatsbeitrag die Löhne und die laufenden Kosten eines Hofes ihrer Region für ein ganzes Wirtschaftsjahr und wird dafür vom Hof mit Lebensmitteln versorgt. Dadurch entsteht ein geschlossener Wirtschaftskreislauf, der für alle Beteiligten Vorteile bringt und zusätzlich gut für die Umwelt ist. Der Landwirt spart sich die Vermarktungskosten. Da seine Existenz gesichert ist, ist er unabhängig vom Marktgeschehen und kann ohne finanzielles Risiko nachhaltig und ökologisch wirtschaften. Im Gegenzug erhalten die Verbraucher die dort erzeugten Lebensmittel wöchentlich frisch präsentiert. Sie können so viele Lebensmittel mitnehmen, wie sie benötigen – ohne abwiegen und rechnen –, da sie sich durch einen monatlichen Beitrag von 15 bis 20 Euro einen Anspruch auf ihren Anteil der Ernte erworben haben. Die Genossenschaftler stehen in direktem Kontakt zum Erzeuger und können auf die Produktion Einfluss nehmen. Beide sprechen ab, welche Sorten Obst und Gemüse angebaut werden. Es wird nur so viel angepflanzt und geerntet, wie gebraucht wird, sodass auch hier keine Lebensmittelabfälle entstehen und kaum Verpackungen benötigt werden.

Ihren Ursprung hat die gemeinschaftsunterstützte Landwirtschaft in den 1960er-Jahren im anthroposophisch orientierten biodynamischen Anbau in Deutschland und der Schweiz.[208] Das heutige Konzept der CSA entwickelte sich Mitte der 1980er-Jahre in den USA, im Kreis um den deutschen Trauger Groh und den aus der Schweiz eingewanderten Jan Vander Tuin, zwei biodynamische Landwirte, die von den Ideen der assoziativen Wirtschaft Rudolf Steiners beeinflusst waren. In den USA gibt es mittlerweile über 2500 solcher Kooperativen.

Der erste CSA in Deutschland war der Demeter-Betrieb Buschberghof in Fuhlenhagen, in der Nähe von Hamburg. Im Jahr 1988 gründete sich dort eine Wirtschaftsgemeinschaft nach dem amerikanischen Vorbild. Der Hof kann bis zu 350 Menschen bzw. 90 Haushalte versorgen. Er beliefert die Verbraucher nicht nur mit Obst und Gemüse, sondern auch mit Getreide, Brot, Milch und Molkereiprodukten, Fleisch und Wurst. Die Teilnehmer entscheiden selbst, welche Lebensmittel sie benötigen. Sie finanzieren die Landwirtschaft für jeweils ein Wirtschaftsjahr über Anteile nach Selbsteinschätzung ihrer finanziellen Möglichkeiten. Das Konzept sieht vor, dass einkommensstärkere Mitglieder die einkommensschwächeren mittragen, damit sich auch Haushalte mit wenig Geld hochwertige ökologische Ernährung leisten können. Die Einzahlung der Teilnehmer wird als Beitrag zur Förderung der Landwirtschaft betrachtet und nicht als Preis für die einzelnen Lebensmittel. »Die Lebensmittel sind gratis. Sie verlieren ihren Preis und bekommen ihren Wert zurück«, heißt es in der Vorstellung des Projektes.[209]

Im gesamten deutschsprachigen Raum sind die CSA nicht so weit verbreitet wie in den USA, allerdings erfreuen sie sich wachsender Aufmerksamkeit. In Deutschland gibt es neben dem Buschberghof nur wenige gemeinschaftsunterstützte Landwirtschaftsbetriebe unterschiedlicher Größe, die zwischen 7 und 200 Haushalte versorgen. Bekannt sind die Hofgemeinschaft Land-Gut Lübnitz in Brandenburg, der Kattendorfer Hof im südlichen Schleswig-Holstein, der Hof Tangsehl im Landkreis Lüneburg, der Gärtnerhof Entrup im Münsterland, der Schmitthof in Kaiserslautern, die Junge GbR/Löwengarten und der Karlshof in Berlin, Hof Hollergraben in Lübeck, die Gastwerke in Kassel und der Hof Pente in Osnabrück.

In den USA ist die CSA-Bewegung mittlerweile so erfolgreich, dass sie in den letzten Jahren die Entstehung von »Community Supported Fisheries« (gemeinschaftlich unterstützte Fischereien) inspiriert hat. In Maine und Massachusetts haben sich Gruppen von Fischern organisiert und werden von Verbrauchergemeinschaften dafür unterstützt, dass sie nachhaltige Fischerei betreiben.

Selbsternteprojekte entdecken

Die ständig steigende Anzahl von Selbsternteprojekten wie »Gartenglück«, »Bauerngarten« oder »Meine Ernte«[210] zeigt ein wachsendes Bedürfnis vieler Menschen, die Wege noch mehr zu verkürzen und einen stärkeren Bezug zu den eigenen Lebensmitteln zu gewinnen. Sie mieten eine Saison lang ein Beet oder ein Stück Acker vor der Stadt von einem Biobauern. In der Regel bereitet der Landwirt das Land vor, pflanzt verschiedene Gemüsesorten in 20 bis 30 Reihen an und teilt das Land in Parzellen auf. Die Mieter kümmern sich zwischen Mai und Oktober darum, den Acker zu gießen, zu mulchen, abzudecken, Unkraut zu jäten und Schädlinge zu entsorgen: alles nach den Regeln der biologischen Landwirtschaft. Später können die Mieter dann selbst über 20 Sorten Biogemüse ernten.

Die Vorteile liegen auf der Hand: Die Konsumenten lernen durch die eigene Arbeit Lebensmittel wertzuschätzen. Man erntet immer nur nach Bedarf – Lebensmittelverluste und Verpackung fallen komplett weg. Das selbst Geerntete ist den Hobbygärtnern so viel wert, dass sie nie etwas davon wegwerfen würden. Viel eher machen sie sich vertraut mit oft in Vergessenheit geratenen Methoden wie Einlegen, Einkochen, Tieffrieren von frischem Obst und Gemüse oder verschenken Teile der Ernte an Freunde und Nachbarn. In kleineren Projekten wie Gartenglück in Köln werden an einem letzten Erntetag zum Ende der Saison die Parzellen für alle Teilnehmer freigegeben, damit nichts auf den Feldern verkommt. Wenn danach immer noch ungeerntetes Gemüse auf den Feldern bleibt, wird der Zaun abgebaut und der Acker für spontane Sammler freigegeben.

Urbane Gärten schaffen

Vielen ernährungsbewussten Menschen reicht es nicht mehr aus, sich Bioprodukte im Supermarkt zu kaufen. Sie suchen den unmittelbaren Bezug: Der ökologische Anbau eigener Nutzpflanzen hat auch innerhalb der Städte angefangen. Immer mehr Gruppen erschließen sich grüne Räume in Hinterhöfen, auf Dächern und in stillgelegten Industriegebieten, um Obst und Gemüse zu züchten. Ein Beispiel dafür ist der »Prinzessinnengarten« am Moritzplatz in Berlin-Kreuzberg. Was einst eine Brache mitten im Beton war, hat sich in eine 6000 qm große Ackerfläche verwandelt. Wo es nicht genügend Erde gibt, werden Plastikkisten, Container und große Säcke voller Erde als Beete und halbierte Plastikflaschen zum Pflanzen und Keimen benutzt. Durch die gezielte Kultivierung von alten und seltenen Sorten – von blauen Kartoffeln bis hin zu essbaren Blüten – soll die biologische Vielfalt gefördert werden.

Die Selbstversorgung ist nur ein Aspekt des Projektes: »Wenn wir von einer sozialen urbanen Landwirtschaft sprechen, dann meinen wir nicht nur einen lokalen und damit klimafreundlichen Anbau von frischem und gesundem Gemüse. Vielmehr verstehen wir unser alternatives städtisches Grün als einen Bildungsgarten und als Instrument, um die Nachbarschaft in dem sozial schwachen Quartier zu stärken und zu aktivieren«[211], heißt es in der Selbstdarstellung. Die Prinzessinnengärten werden von zwei fest angestellten Gärtnern und bis zu 150 Freiwilligen aus der Nachbarschaft bearbeitet. Finanziell unterstützt wird das Projekt durch individuelle Beetpatenschaften von Förderern.

Die Idee der urbanen Landwirtschaft brachten die Initiatoren des Projektes aus Kuba mit, wo unter dem Namen »agricultura urbana« bereits in den 1990er-Jahren der Gemüseanbau in die Stadt zurückgeholt wurde, um die Folgen der Wirtschaftskrise zu mildern. Aber auch an vielen anderen Orten breitet sich die Idee der gemeinschaftlichen städtischen Gärten aus. In den USA und Kanada existieren die »community gardens« seit den 1970er-Jahren, als die ersten Aktivisten grüne Flächen in vernachlässigten Stadtteilen von New York, Toronto oder Seattle einrichteten.[212] Auf den Dächern von Hochhäusern in New York wachsen Kartoffeln und Stangenbohnen, hoppeln Kaninchen im Stall und geht ein Imker der Aufzucht von Bienenvölkern nach. In Paris werden Nachbarschaftsgärten (»jardins partagés«) sogar von der Stadtverwaltung unterstützt. Die Stadt stellt die Grundstücke pachtfrei zur Verfügung und kümmert sich um die nötigen Rahmenbedingungen, wie Zäune oder Wasseranschlüsse. Dafür verpflichten sich die Nutzer dazu, nach biologischen Kriterien anzubauen und anderen Bürgern freien Zugang zu den Gärten zu gewähren.

Auch die ansonsten etwas verschnarcht wirkenden deutschen Schrebergarten-Kolonien in den Städten erfahren seit ein paar Jahren regen Zulauf durch junge Paare und Familien. In deutschen Großstädten gedeihen interkulturelle Gartenprojekte, in denen Deutsche mit Migranten und Migrantinnen gemeinsam den Boden bearbeiten, Kaffee trinken und Feste feiern. Viele Schulen richten wieder einen eigenen Schulgarten ein, geben Kochkurse und vermitteln globale Ernährungszusammenhänge. Projekte wie der »Kid's Garden« in Berlin-Neukölln[213] richten sich gezielt an Kinder des Stadtteils und bringen ihnen bei, woher ihre Lebensmittel kommen und mit wie viel Arbeit und Pflege diese angebaut und hergestellt werden.

Konsum als Feld der politischen Einflussnahme begreifen

Der Gedanke des politischen oder kritischen Konsums basiert auf der Überzeugung, dass jeder Einzelne durch seine Kaufentscheidungen die Macht hat, Dinge zu verändern. Als Konsumenten stehen wir am Ende einer globalen Produktions- und Vermarktungskette, die in vielen Fällen mit Menschenrechtsverletzungen und Umweltzerstörung verbunden ist. Die Herstellung unserer Konsumgüter hat weitreichende ökologische und soziale Folgen. Durch Veränderungen unseres Kauf- und Konsumverhaltens können wir sowohl unseren ökologischen Fußabdruck verkleinern als auch die sozialen Bedingungen der in der Landwirtschaft Beschäftigten verbessern helfen. Konsum wird also zu einer politischen Aktion. Ziel des kritischen Konsums ist es, »so zu leben, zu wohnen, einzukaufen und sich fortzubewegen, dass der Rest der Welt darunter nicht zu leiden hat. Oder sogar davon profitiert.«[214]

Der Gedanke ist nicht neu. Er stammt aus den Anfängen der Umweltbewegung in den 1970er- und 1980er-Jahren und manifestierte sich in den ersten Bio- und Dritte-Welt-Läden. Prägend für die Entwicklung des politischen Konsums war vor allem das Konzept des »Fairtrade«, mit dem man ungerechten Welthandelsstrukturen entgegenwirken wollte. In Deutschland entwickelte sich der Faire Handel aus dem Umfeld der kirchlichen Jugendverbände, die 1970 mit Hungermärschen ihre Kritik gegenüber der offiziellen Entwicklungspolitik äußerten. In diesem Kontext entstand 1971 die Bewegung »Aktion Dritte Welt Handel«, und 1975 wurde in Frankfurt am Main die »Arbeitsgemeinschaft der 3. Welt Läden« (AG3WL) als Dachorganisation der damals zehn deutschen Weltläden gegründet. Heute gibt es über 500 Weltläden, die großen Fairhandels-Importhäuser gepa, dwp, El Puente sowie die Siegelinitiative TransFair mit Sitz in Köln. In rund 30000 Supermärkten, Bioläden, Kaufhäusern, Drogeriemärkten, Weltläden sowie in Fachgeschäften sind inzwischen

Produkte mit dem Fairtrade-Siegel erhältlich. Das Handelsvolumen der fairen Waren betrug im Jahr 2010 mehr als 300 Millionen Euro. Das ist sechsmal so viel wie noch 2003.

Der Faire Handel baut partnerschaftliche Strukturen auf, die gewährleisten, dass Produkte zu fairen Bedingungen hergestellt und importiert werden. Er sichert die sozialen Rechte der Produzenten in den Ländern des Südens. Dazu führte man beispielsweise bei Kaffee eine Mindestpreis-Garantie ein, die unabhängig von den Schwankungen des Weltmarktpreises stabil bleibt und stets über diesem liegt. Zusätzlich wird den in Genossenschaften organisierten Produzenten eine Fairtrade-Prämie gezahlt. Die Produzenten entscheiden selbst darüber, für welche Projekte diese Prämie verwendet wird. Meistens geht es dabei um den Aufbau einer Wasserversorgung, Schulen und Kindergärten oder um die Verbesserung der gesundheitlichen Versorgung.

Mit der bewussten Entscheidung zum Kauf von Fairtrade-Produkten kann der Verbraucher in Deutschland einen positiven Einfluss auf die Lebens- und Arbeitsbedingungen der Produzenten nehmen. Dies ist der Grundgedanke des Fairtrade-Konzepts: »Alle Konsumenten entscheiden durch ihr Einkaufsverhalten mit, welchen Stellenwert faire Arbeits- und Lebensbedingungen im weltweiten Handel haben. Nur dank ihnen ist der Faire Handel möglich. Je mehr Menschen den Fairen Handel auch mit dem Kauf fair gehandelter Produkte unterstützen, desto gerechter geht es im weltweiten Handel zu.«[215]

Beim Fairen Handel geht es aber nicht nur um eine finanzielle Hilfe, sondern auch darum, auf politischer Ebene für mehr Gerechtigkeit einzutreten und das Bewusstsein dafür zu schärfen, dass unser Konsumverhalten Auswirkungen auf die Lebensbedingungen anderer Menschen hat. Der Faire Handel legte somit den Grundstein für das Konzept des politischen, kritischen oder strategischen Konsums. »In vielen Bereichen hat der Faire Handel Pionierarbeit geleistet und in der Bevölkerung ein Bewusstsein für kritischen Konsum geschaffen. Seit es vielen Menschen nicht mehr egal ist, wie ein Produkt entsteht, achten zunehmend mehr Firmen auf die Einhaltung von Sozialstandards.«[216]

Tatsächlich hat der kritische Konsum längst die Nische der studentischen oder kirchlichen Weltläden und der entwicklungspolitischen Organisationen verlassen. In Supermärkten und Warenhäusern sind fair gehandelte Lebensmittel wie Kaffee, Tee, Schokolade, Rohrzucker, Bananen und Orangensaft keine Seltenheit mehr. Zu über 60 Prozent haben sie auch Ökoqualität. Junge Modedesigner und Labels setzen auf ökofaire Kleidung und Schmuckdesigner auf fair gehandeltes Gold und Edelsteine. Die Gruppe der kritischen Konsumenten, die wissen, dass sie mit bewusster Ernährung und beim sozial verantwortlichen Kauf von Kleidung, Möbeln oder Elektronik die Welt verbessern können, wird in Deutschland auf 12 bis 20 Prozent der Bundesbürger geschätzt.[217] »Strategische Konsumenten erheben denselben Anspruch, für den die Öko-Aktivisten der ersten Stunde noch verspottet wurden: Sie wollen, allen Ernstes, die Welt retten. Allerdings, und das unterscheidet sie von den ›Müslis‹, gehen sie dabei pragmatisch vor. Sie versuchen, ihre politisch-moralischen Anliegen mit den Sachzwängen des Alltags zu vereinbaren – und mit ihren Vorstellungen von einem angenehmen Leben.«[218]

Initiativ werden

Manche Initiativen und Kampagnen haben besonders interessante Ansätze für den Übergang von der Überflussgesellschaft zum verantwortlichen Konsum gefunden. Hier eine Auswahl:

Die Supermarktinitiative

Die Supermarktinitiative ist ein Bündnis aus 24 Gewerkschaften und Nichtregierungsorganisationen aus den Bereichen Entwicklung, Umwelt und bäuerliche Landwirtschaft. Sie haben sich mit dem erklärten Ziel zusammengeschlossen, dass »der Missbrauch der Einkaufsmacht von Supermarktketten aufgedeckt und begrenzt wird«.[219] Laut Selbstdarstellung der Initiative ergibt sich die »Supermarktmacht« daraus, dass in Deutschland und in der EU der Einzelhandel zunehmend von immer weniger Supermarktketten dominiert wird. Mit der zunehmenden Marktkonzentration steigt auch die Abhängigkeit der Lieferanten, und unfaire Einkaufspraktiken nehmen zu. In Deutschland teilen sich die sechs größten Ketten Edeka, Rewe, Lidl, Aldi, Metro und Tengelmann 90 Prozent des Marktes. Die Hälfte davon wird von den Discountern dominiert.

Das macht den deutschen Lebensmittelmarkt zum härtesten der Welt, mit einem extrem niedrigen Preisniveau. Der Kampf um zusätzliche Marktanteile und der starke Wettbewerbsdruck führen dazu, dass die Supermarktketten sich ständig im Preis unterbieten. Dafür drücken sie Lieferanten und Erzeuger im Preis und diktieren ihnen unfaire Konditionen in die Verträge. Zum Beispiel müssen Lieferanten Listungsgebühren zahlen, damit sie die Handelsketten überhaupt beliefern dürfen. Auch für einen guten Regalplatz ihrer Produkte müssen Lieferanten zusätzliche Regalmieten zahlen. Wenn Lieferanten die Preis- und Lieferbedingungen nicht erfüllen, kann es dazu führen, dass sie ausgelistet werden, was im Zweifelsfall das Aus bedeutet, auch für die Erzeuger hierzulande und in den Entwicklungsländern. »Lebensmittel sind nicht mehr preiswert, sie sind billig. Und Billiges wird auch billig produziert. Möglich sind die Billigpreise nur, weil die Einkaufspreise auf Kosten der Produzenten, Lieferanten und schließlich der Arbeiter/Innen gedrückt werden«, lautet das Fazit der Supermarktinitiative. »Selbst der Verbraucher hat auf diesen Prozess kaum Einfluss – denn wie Studien belegen, wären viele durchaus bereit, etwas mehr für bestimmte Produkte zu bezahlen.«[220]

Seit 2010 macht sich die Supermarktinitiative dafür stark, dass die Politik Verantwortung übernimmt und die Konsumenten vor den negativen Auswirkungen der Einkaufsmacht der Supermärkte schützt. Außerdem fordert die Initiative politische Maßnahmen, die dafür sorgen, dass soziale und ökologische Standards in der gesamten Lieferkette, in Deutschland, innerhalb der EU und in den Produktionsländern, durchgesetzt werden. Im Unterschied zum Fairtrade-Konzept verschiebt sich der Ansatz von der Verantwortung des Konsumenten hin zu den politischen Entscheidungsträgern. Sie werden aufgefordert, gesetzliche Maßnahmen zu ergreifen.

Im April 2011 hat die Supermarktinitiative in Kooperation mit dem CorA-Netzwerk[221] dazu eine Transparenzkampagne gestartet. Der Auftakt war eine an Bundeskanzlerin Angela Merkel gerichtete Unterschriftenaktion. Die Unterzeichner fordern die Bundesregierung dazu auf, Unternehmen zu verpflichten, Informationen zu den Herstellungsbedingungen ihrer Produkte zu veröffentlichen. Diese Berichte sollen Informationen zur Unternehmensstruktur, zu den Lieferanten und Produktionsstandorten und zur Einhaltung von Arbeits- und Menschenrechten, wie Tariflöhne, Einhaltung von Arbeitszeiten und des Mutterschutzes, enthalten. Im Bereich Umwelt geht es um Informationen über den Ressourcen- und Energieverbrauch, den CO_2-Ausstoß, die Verwendung gefährlicher Stoffe sowie über Abfallvermeidungskonzepte. In der gesamten Lieferkette sollen per Gesetz ökologische und soziale Mindeststandards eingeführt werden.

Kampagne »Meine Landwirtschaft«

»Wir haben es satt«, riefen Ende Januar 2011 in Berlin rund 22 000 Menschen auf der bislang größten Demonstration gegen die europäische Agrarpolitik. Sie forderten einen Richtungswechsel bei den aktuellen Verhandlungen zur Reform der gemeinsamen Agrarmarktverordnung – konkret die Abkehr von Gentechnik, Tierfabriken und Lebensmittelexporten zu Dumpingpreisen. Stattdessen forderten sie die Unterstützung und den Ausbau einer ressourcenschonenden bäuerlich-ökologischen Landwirtschaft. Über 120 Verbände, Bürgerinitiativen und Eine-Welt-Gruppen hatten zu diesem Protest aufgerufen.

Viele dieser Organisationen wie die ökologischen Anbauverbände Bioland und Demeter, die AG bäuerliche Landwirtschaft und der Bund Ökologische Lebensmittelwirtschaft haben sich nun mit attac, Oxfam, Brot für die Welt, dem EED, dem Weltladen-Dachverband, dem Nabu, dem WWF und auch dem Kampagnennetzwerk campact zusammengetan und die Internetkampagne Meine-Landwirtschaft.de ins Leben gerufen. In der Selbstdarstellung heißt es: »Die Reform der EU-Agrarpolitik geht uns alle an. Wir wollen dafür gemeinsam Verantwortung übernehmen, Ziele formulieren und durchsetzen, praktische Alternativen finden. Wir wollen mehr Demokratie wagen, in der Landwirtschaft und beim Essen. Die Entscheidungen sind zu wichtig, um sie Lobbyisten zu überlassen. Machen Sie mit!«[222]

Zum Auftakt startete die Kampagne die Mitmachaktion »Meine Wahl« im Internet. Hier können die rund 100 Euro, die jeder Steuerzahler pro Jahr für die Finanzierung der EU-Agrarpolitik beisteuert, neu verteilt werden. Beispielsweise für regionale Vielfalt und Vermarktung, für fairen Handel und faire Preise und gesunde und hochwertige Lebensmittel.

Einen fleischfreien Tag einlegen

Die Idee zu einem stadtweiten fleischfreien Tag in der Woche entstand 2008 in der belgischen Stadt Gent. Der indische Klimaexperte, Friedensnobelpreisträger und Vorsitzende des Weltklimarats IPCC, Rachendra Pachauri, war von der Vegetarierorganisation EVA nach Gent eingeladen worden, um über das Thema Fleischkonsum und Klima zu referieren. Pachauris Motto »Less meat, less heat« – weniger Fleisch, weniger Klimaerwärmung – überzeugte die Zuhörer.[223] »Würden alle Belgier innerhalb eines Jahres an nur einem Tag in der Woche kein Fleisch essen, hätte das denselben positiven Effekt auf den Treibhausgasausstoß wie eine Million Autos weniger auf den Straßen Belgiens für die Dauer eines Jahres«, erläuterte Pachauri.[224] Dieser Rechnung zufolge könnte man allein in Gent das Äquivalent zum CO_2-Ausstoß von 18 000 Autos pro Jahr einsparen, wenn die 240 000 Einwohner der Stadt einen Tag in der Woche gänzlich auf Fleisch und Fleischprodukte verzichten würden.

Im Mai 2009 wurde dann offiziell ein Gemüsetag in Gent eingeführt: »Donderdag – Veggiedag«. Dies bedeutet nicht, dass der Konsum von Fleisch verboten wäre oder dass am Donnerstag keine Fleischprodukte verkauft oder serviert werden dürften; vielmehr ist der Veggiday eine Aufforderung dazu, regelmäßig an einem Tag in der Woche auf Fleisch zu verzichten. In der Praxis bieten an diesem Tag alle öffentlichen Kantinen, Kindergärten und Schulmensen ein vegetarisches Hauptgericht an. Restaurants beteiligen sich freiwillig an der Kampagne, indem sie vegetarische Angebote in den Vordergrund stellen.

Als erste Stadt in Deutschland ist Bremen dem Beispiel von Gent gefolgt und hat – auf Anregung der Bürgerstiftung Bremen – ebenfalls den Donnerstag zum Veggiday erklärt. Durch die Kooperation mit verschiedenen Institutionen, dank der Schirmherrschaft des Bürgermeisters Jens Böhrnsen und einer Anschubfinanzierung von 5000 Euro vom Bremer Umweltsenator gelang es der Bürgerstiftung, den Veggiday auf eine breite Basis zu stellen. Neben Stiftungen und Organisationen wie dem BUND, dem Bremer Energiekonsens, der Diakonie und Slow Food Bremen hat die Initiative schnell Schulen, Kitas, Krankenhäuser, Kantinen und Jugendherbergen erreicht, die den vegetarischen Tag in ihren wöchentlichen Speiseplan aufgenommen haben. Die Volkshochschule beteiligt sich mit vegetarischen Kochkursen.

Der Veggiday soll eingefahrene Ernährungs- und Konsumgewohnheiten hinterfragen und in der Folge langfristig zu einem nachhaltigen und (klima)bewussten Konsumverhalten führen. Würde ganz Deutschland einmal die Woche auf Fleisch verzichten, würde das rechnerisch die Klimagase von rund sechs Millionen Autos im Jahr einsparen. Der feste Tag soll eine regelmäßige Erinnerung an den Einfluss unserer Ernährung auf den Klimawandel sein: »Die Regelmäßigkeit will Öffentlichkeit schaffen, bewusstes Essen mit Genuss und Verstand zelebrieren und eine Art bürgerschaftliches Gemeinschaftsgefühl beim ›Klimaschutz der kleinen Schritte‹ bewirken. Rituale prägen sich bekanntlich ein und schaffen Gewohnheiten – neue, gesunde, klimaschützende Gewohnheiten. Mit positiven Nebeneffekten für Vegetarier, Tier- und Umweltschützer.«[225]

Außerdem sorgt der regelmäßige Termin für ein zuverlässiges Angebot an vegetarischen Gerichten in Kantinen, Mensen oder Restaurants, auf das sich die Gäste verlassen können. Der regelmäßige wöchentliche Verzicht auf Fleisch soll auch gezielt den Konsum von regionalen Produkten fördern, indem die Bremer dazu aufgefordert werden, sich vorwiegend mit Gemüse, Kartoffeln, Getreide und Obst von Erzeugern aus der Region zu ernähren. Auch artgerechte Tierhaltung und biologische Landwirtschaft, die deutlich weniger CO_2 produziert als konventionelle Methoden, sollen durch die öffentliche Auseinandersetzung mit dem Thema gefördert werden. »Der Trend zu Biolebensmitteln zeugt von einer Rückbesinnung auf regionale und saisonale Produkte und fördert eine kulinarische Philosophie der kurzen Wege, die zugleich klimaschützend, gesundheitsfördernd und nachhaltig ist.«[226]

Der Start in Bremen war gut. Allerdings ist das Engagement im Folgejahr deutlich abgeflaut. Nach Bremen haben die Städte Wiesbaden, Schweinfurt und Hannover den Veggiday eingeführt. Erfahrungsberichte liegen noch nicht vor. Freiburg wird es nun nach längerer Vorbereitung im Jahr 2011 tun, und auch in Köln gibt es eine Veggiday-Initiative.[227]

Mit Möhren belohnen

Eine neue originelle Form des strategischen Konsums ist der »Carrotmob«. Die Bewegung entstand 2008 in San Francisco. Während beim Flashmob eine Massenansammlung von Menschen, die sich gegenseitig nicht kennen, an einem öffentlichen Ort ungewöhnliche Dinge tut, kommen beim Carrotmob hingegen Menschen gezielt zusammen, um mit ihrem Einkauf etwas zu bewirken. Die Einzelhändler geben, wie bei einer Auktion, ein

Gebot darüber ab, welchen Anteil des Tagesumsatzes sie etwa in energiesparende Maßnahmen investieren wollen. Der Laden, der am meisten bietet, wird Gastgeber des Carrotmob. Die Initiatoren der Aktion rufen über Netzwerke im Internet (E-Mail, Facebook oder Twitter) dazu auf, an einem bestimmten Tag zu einer vorgegebenen Zeit genau in diesem Geschäft möglichst viel einzukaufen. In der Regel kommen dann spontan Hunderte Käufer zusammen, begleitet von Musikern, Fernsehteams und Journalisten.

Die erfolgreiche Aktionsform dreht den Ansatz um: Statt sich als Konsument für Produzenten oder Geschäfte zu entscheiden, die bereits sozial- und umweltverantwortlich handeln, schafft man einen finanziellen Anreiz, Ladenbesitzer zu motivieren, sich umweltverträglicher zu verhalten. Auch das Prinzip des Boykotts wird umgedreht: Statt Geschäfte zu meiden, die den eigenen Prinzipien nicht entsprechen, werden solche belohnt, die bereit sind, sich zu ändern. »Der Carrotmob gibt dem Ladenbesitzer die Chance, sein Image und seine Bekanntheit zu steigern und außerdem an dem Tag eine Menge Bargeld mehr zu machen! Für ihn heißt das ganz klar: ein Wettbewerbsvorteil gegenüber der Konkurrenz! Für uns heißt das, unser Ziel, den ›Erfolg und Misserfolg am Markt‹ mit sozialer und ökologischer Verantwortung zu verbinden, zu erreichen!«[228], schreiben die Carrotmobber aus Berlin.

In Deutschland fand der erste Carrotmob am 13. Juni 2009 in Berlin statt – im Spätkauf MultiKulti in der Wienerstraße. Der Betreiber verpflichtete sich dazu, 35 Prozent des erzielten Tagesumsatzes in den energieeffizienteren Umbau seines Ladens zu investieren. Für diesen Umbau stellten die Carrotmob-Aktivisten ihm einen Energieberater zur Seite. In drei Stunden erzielte der Laden dank 400 Käufern das Dreifache seines normalen Umsatzes: 2000 Euro. Davon investierte der Ladenbetreiber 700 Euro in Zeitschaltuhren, Wärmeschutzfolien, Energiesparlampen und fünf Jahre Energiebezug von einem Ökostromanbieter.

Bald folgten Carrotmobs in Basel, Bielefeld, München, Wien, Bonn, Zürich, Frankfurt, Köln und vielen weiteren Städten in

Deutschland, Österreich und der Schweiz. Abgesehen von den konkreten energiesparenden Maßnahmen ist ein Carrotmob eine sehr medienwirksame Aktionsform. Das Thema Nachhaltigkeit erscheint lokal fassbar im Fernsehen und der örtlichen Presse. Die Aktion schafft ein Bewusstsein für nachhaltigen Konsum und zeigt anschaulich, dass jeder Verbraucher durch sein Kaufverhalten positive Veränderungen herbeiführen kann.

Containern gehen

Beim Thema politischer Konsum darf man die politisch motivierte Konsumverweigerung nicht vergessen. In Europa und Nordamerika sehen viele Menschen im Sammeln von aussortierten Lebensmitteln aus Supermarktcontainern eine Möglichkeit, sich den Mechanismen der Wegwerfgesellschaft zu entziehen. »Containern« oder »dumpstern« ist in der linksalternativen Szene Deutschlands und Österreichs weit verbreitet. In sogenannten Volx-Küchen werden häufig aus Mülltonnen gesammelte Lebensmittel verarbeitet.

Mülltaucher können durch das Suchen nach aussortierten Lebensmitteln mehrere Hundert Euro im Monat sparen. Dennoch ist die Motivation für die nächtlichen Streifzüge in den Hinterhöfen der Supermärkte selten finanzieller Natur. Vielmehr wird das Containern als Protest gegen die Verschwendung von Lebensmitteln gesehen und als eine Möglichkeit, im Kleinen dieser Verschwendung entgegenzuwirken. Die »Vollzeitaktivistin« Hanna Poddig schildert es so: »Ich mache das nicht aus Armut, ich mache das, weil es mich ankotzt – Entschuldigung, aber es verhungern verdammt noch mal Menschen auf dieser Welt –, wie viele Lebensmittel aus Profitgründen weggeschmissen werden ... Aktiv etwas gegen den Hunger habe ich natürlich nicht getan, indem ich den Container des Supermarktes plünderte. Aber umgekehrt hätte ich ja ansonsten Essen einkaufen müssen. Und dieser Vorgang wiederum hätte etwas bewirkt ... durch meinen Kauf hätte ich eine Nachfrage nach neuen Waren geschaffen.«[229]

Vermutlich schwappte das »Dumpster Diving« (Englisch für »Tauchen in Müllcontainern«) aus den USA nach Europa über. 1980 machte die Organisation »Food not Bombs« in Massachusetts zum ersten Mal das öffentliche Zubereiten von aussortierten Lebensmitteln zu einer politischen Aktion. Damit wollten die Friedensaktivisten auf die Widersprüche einer Gesellschaft aufmerksam machen, die auf der einen Seite Überfluss und auf der anderen Krieg und Hunger produziert. Mittlerweile gibt es über 1000 lokale Gruppen von Food not Bombs in fünf Kontinenten – eine weltweite Bewegung, die nicht verkaufsfähige Waren von Märkten und Herstellern abholt, daraus veganes oder vegetarisches Essen zubereitet und es an öffentlichen Plätzen kostenlos verteilt.

Auch die Freegan-Bewegung entwickelte sich in den USA als Gegenbewegung gegen den Konsumwahn. Regelmäßig werden zum Beispiel in Manhattan öffentliche nächtliche »Trash Tours« (Mülltouren) organisiert, in denen Neulinge in die Kunst des Dumpster Diving eingeführt werden.

Freeganismus ist mittlerweile auch in Europa verbreitet. Das Containern ist dabei die häufigste Praxis eines konsumkritischen Lebensstils, in dem der Versuch, kostenlos zu leben, als Boykott gegen die Überfluss- und Wegwerfgesellschaft gilt. Freegans versuchen, möglichst ohne Geld zu leben, und bauen geldfreie Alternativen zum Konsum auf. Dazu gehören neben Containern auch Tauschbörsen oder freie Wohnprojekte.

Die Mülltaucherszene organisiert sich zunehmend über das Internet. Seiten wie containern.de oder dumpstern.de in Deutschland oder freegan.at in Österreich helfen mit praktischen Tipps für das Containern, veröffentlichen Artikel mit politischen Hintergründen und bieten Foren und andere Möglichkeiten der Kontaktaufnahme und der Organisation von Gruppen für nächtliche Streifzüge in verschiedenen Städten an.[230]

Viele Mülltaucher leben fast ausschließlich von aussortierten Lebensmitteln, dies bedarf aber einer großen Flexibilität, da oft viel von einem Lebensmittel und wenig von anderen in den Mülltonnen zu finden ist. Daher organisieren sich in einigen Städten

Mülltaucher zum Austausch von gefundenen Waren. In Berlin gibt es seit 2007 eine Mailingliste, die zusätzlich zur Absprache von gemeinsamen Streifzügen dem Aufbau von Gemeinschaften zum Aufteilen von Waren dient. In Wien gründete sich 1998 das »Gemüse- und Obstkollektiv« (GeOb), mit dem Ziel, Straßen und Stadtteile aufzuteilen und die gesammelte vielfältige Ausbeute an einem zentralen Ort zu sammeln und zu verteilen.

In Deutschland gilt das Wühlen in fremden Tonnen als Diebstahl. Nach deutschem Recht gehört der Müll so lange dem Supermarkt, bis er von der Müllabfuhr abgeholt wird, danach dem Abfallbetrieb. Abgesehen von der rechtlichen Situation sehen es viele Supermarktbetreiber nicht gern, wenn Fremde sich von ihren Mülltonnen bedienen. Immer häufiger werden Mülltonnen von Supermärkten in Höfen oder hinter hohen Gittern abgeschlossen.

In Österreich und auch in der Schweiz ist die rechtliche Lage anders: Abfall gilt hier als »herrenlose Sache« und darf mitgenommen werden, solange dafür kein Schloss aufgebrochen oder abgeschlossenes Gelände betreten und solange keine Sachbeschädigung oder Hausfriedensbruch begangen wird.[231] Dies begünstigt es, dass in Österreich das Containern als öffentliche Protestaktion verstanden wird. Die Ausbeute wird öffentlich gekocht und verteilt, um auf die Problematik der Lebensmittelverschwendung aufmerksam zu machen. In Deutschland wird hingegen das Containern eher als »stiller Protest«[232] geführt.

Essen wertschätzen und genießen – Slow Food

Die Darstellung beispielhafter Initiativen endet bewusst mit einer Gruppe von Menschen, die sich dem Genuss von Lebensmitteln verschrieben haben und eine Schnecke als Markenzeichen tragen. Als Geburtsstunde von Slow Food gilt ein Protestessen mit Spaghetti vor der ersten McDonald's-Filiale in Italien im Jahr 1986: Slow Food statt Fast Food – eine Bewegung war entstanden, die heute in über 100 Ländern für die Pflege regionaler Produkte und Esskulturen und den Erhalt der Artenvielfalt eintritt. Slow Food fördert eine verantwortliche Landwirtschaft und Fischerei, eine artgerechte Viehzucht, das traditionelle Lebensmittelhandwerk und die Bewahrung der regionalen Geschmacksvielfalt. Die 80 lokalen Gruppen in Deutschland – Convivien genannt – bringen Produzenten, Händler und Verbraucher miteinander in Kontakt und vermitteln Wissen über die Qualität von Nahrungsmitteln.

Geistiger Vater und langjähriger Präsident ist der 62-jährige italienische Politologe Carlo Petrini. Seine Intention beschreibt er folgendermaßen: »Ich möchte die Geschichte einer Speise kennen. Ich möchte wissen, woher die Nahrung kommt. Ich stelle mir gerne die Hände derer vor, die das, was ich esse, angebaut, verarbeitet und gekocht haben.«[233] Im Gründungsdokument der internationalen Slow-Food-Bewegung vom 9. Dezember 1989 in Paris heißt es: »Wir sind alle von einem Virus befallen: ›Fast Life!‹ Unsere Lebensformen sind umgestürzt, unser häusliches Dasein betroffen – nichts kann sich der ›Fastfood-Bewegung‹ entziehen. Aber der Homo sapiens muss sich von einer ihn vernichtenden Beschleunigung befreien und zu einer ihm gemäßen Lebensführung zurückkehren. Es geht darum, das Geruhsame, Sinnliche gegen die universelle Bedrohung durch das ›Fast Life‹ zu verteidigen. Gegen diejenigen – sie sind noch die schweigende Mehrheit –, die die Effizienz mit Hektik verwechseln, setzen wir den Bazillus des Genusses und der Gemütlichkeit, was sich in einer geruhsamen und ausgedehnten Lebensfreude manifestiert. Fangen wir gleich bei Tisch mit Slow Food an. Als Antwort auf die Verflachung durch Fastfood entdecken wir die geschmackliche Vielfalt der lokalen Gerichte.«[234]

Die Slow-Food-Mitglieder werden gern als unpolitische, gut verdienende Gourmets oder betuchte Pensionäre hingestellt, die es nicht nötig haben, im Supermarkt einkaufen zu gehen. Lecker Essen gehe ihnen vor gesellschaftlicher Verantwortung, Überfluss und Verschwendung seien für sie kein Thema. Dem widerspricht Petrini klar, wenn er schreibt: »Der Kampf gegen die Verschwendung sollte eines unserer wichtigsten Ziele werden ... Das

Essen nicht zu verschwenden heißt, die Erde, die wir bewohnen, zu schätzen und die Menschen zu respektieren. Nicht verschwenden ist die Voraussetzung für eine Gesellschaft, in der man großzügig ist, aber nicht zu wohltätigen Zwecken, sondern, weil man sich darüber bewusst ist, dass das Ganze auf Gegenseitigkeit beruhen soll ... Qualität soll es für alle geben, und wenn sie wirklich geteilt wird, ist sie auch nicht teuer.«[235]

Dem ist nichts mehr hinzuzufügen.

»Taste The Waste« – vom Film zur Bewegung

Wenn ein Film etwas bewegt, dann spürt man dies zuerst bei der Crew. Der Effekt war wirklich unglaublich: Vom Kamerateam bis zur Praktikantin – alle erzählten, dass sich durch die Beschäftigung mit »Taste The Waste« auch das eigene Verhalten veränderte. Wie zum Beispiel das unserer Cutterin Birgit Köster, einer temperamentvollen Kollegin mit scharfer Zunge. Kürzlich beim Gemüsehändler erregte ein Bündel Weintrauben, das an einem Ende schon etwas angefault war, ihr Mitleid. Sie fragte, ob sie die Trauben etwas billiger haben könne. Die Verkäuferin verneinte. Birgit fragte, was sie denn jetzt mit den Trauben mache. Als sie die Antwort hörte – wegwerfen –, war Birgits Zorn erst richtig entfacht. Sie verlangte nach der Chefin und protestierte lauthals.

Von den meisten Kollegen aber hörte ich, dass sie ihr Verhalten in der Küche änderten. Ich persönlich finde die vorausschauende Einkaufsplanung am schwierigsten. Und dann die Entscheidung vor dem Kühlschrank: Was kochen wir heute? Weil es dann nicht heißt: Wozu habe ich heute Lust? Sondern: Was muss als Erstes weg? Daraus erwächst aber bald schon eine neue Lust an der Kreativität. Gute Anregungen für neue Kombinationen gaben mir dabei die Resterezepte, die unsere Produzentin Astrid auf unserer Webseite veröffentlicht hatte.

Resterezept – das klingt ein wenig nach Notverwertung und nicht sehr genussvoll. Aber wenn ich so zurückschaue, dann muss ich sagen: Das Gegenteil war der Fall. Weil meine Frau und ich uns mehr mit der Einkaufsplanung beschäftigt haben, stiegen auch die Qualität der eingekauften Lebensmittel und das Interesse an Konservierungsmethoden. Genial sind zum

Beispiel getrocknete Steinpilze vom Italiener, so hat man immer eine Beilage für ein Risotto.

Ich liebe gute Weine, wir trinken aber selten eine ganze Flasche zum Essen. Ich habe deshalb einen Gummipfropfen mit einer Vakuumpumpe gekauft – so hält der Wein wesentlich länger. Beim Sekt kann man übrigens genau andersherum Luft hineinpumpen und so Partyreste für längere Zeit prickelnd halten – der allgemein verbreitete Löffel im Flaschenhals ist ja leider nur ein Mythos und bringt gar nichts.

So einige Dinge in unserer Küche sind anders als zuvor: Da steht der Lauch aufrecht in einem Töpfchen außerhalb des Kühlschranks (so hält er länger). Anstatt Müsli zu kaufen, haben wir uns eine Getreidemühle angeschafft. Und: Im Gefrierfach finden sich mehrere Restetüten. Die Herausforderung ist es, den Überblick zu behalten, und ich muss zugeben, so ganz meistern wir diese Herausforderung noch nicht.

Was hingegen immer besser klappt, ist das Frisch-Kochen, auch und nicht zuletzt, weil mein ältester Sohn Leo eine zunehmende Leidenschaft fürs Kochen entwickelt und sogar unsere Jüngste, Selina, anzustecken droht. Die Kinder bremsen allerdings mein jüngstes Projekt: weniger Fleisch zu essen. Also kaufe ich einfach weniger: 500 Gramm Hackfleisch für eine Bolognese sind für eine fünfköpfige Familie zu viel, die Hälfte tut es auch. Und immer öfter gibt es auch die fleischlose Variante. Wenn eines der Kinder mitgekocht hat, dann probieren die anderen viel lieber davon. Leo mag zum Beispiel Gemüse aus dem Wok, also habe ich ihm ein Wok-Kochbuch gekauft. Für mich ist die Lust auf gutes Essen die wichtigste Triebkraft, wenn wir lieb gewonnene Ernährungsgewohnheiten ändern wollen.

»Taste The Waste« war von Anfang an mehr als ein Filmprojekt. Die Internetplattform ging bereits zwei Jahre vor dem Kinostart online: www.tastethewaste.com – die Endung »de« gehörte damals noch einem Musikverlag, der sogenannte Bad-taste-Partys veranstaltete, bei denen Menschen fröhlich schlechte Schlager grölen. Inzwischen hat er die Domain www.tastethewaste.de an uns verkauft, der Musikspaß ist wohl nicht mehr so angesagt.

Während zu Beginn die meisten Artikel auf der Webseite noch von den Mitarbeitern unseres Teams geschrieben wurden, änderte sich das schlagartig nach den ersten TV-Ausstrahlungen im Oktober 2010, als plötzlich Beiträge aus den Niederlanden, Deutschland und Skandinavien eintrudelten – das waren die ersten Länder, in denen »Frisch auf den Müll« gesendet wurde, die erste Staffel unseres Projekts, ein Vorläufer unseres Kinofilms, überall mit weit überdurchschnittlichen Zuschauerzahlen.

Obwohl der Film in der ARD zu einer äußerst späten Zeit gesendet wurde, um 23.30 Uhr, schauten ihn 1,2 Millionen, und die Mundpropaganda sorgte dafür, dass ihn über 130 000 Menschen im Internet anschauten, wo er eine Woche lang über die ARD-Mediathek verfügbar war. Zum Vergleich: Der »Tatort« hatte in dieser Woche 180 000 Klicks. Unser Internetrekord führte auch dazu, dass die ARD vier Tage später spontan einen Sendeplatz am Sonntagnachmittag frei räumte, um den Film zu wiederholen, und noch einmal 1,2 Millionen schalteten ein, obwohl die Entscheidung so kurzfristig fiel, dass der Film gar nicht angekündigt werden konnte.

Wir haben parallel dazu ein eigenes Internetangebot gestartet, der Filmtrailer wurde auf unserem YouTube-Channel 20 000-mal geschaut und, was mich besonders freut, auch auf Tausenden von weiteren Webseiten kopiert. Unsere Webseite www.tastethewaste.de entwickelt sich zunehmend zu einer internationalen Diskussionsplattform mit über 100 000 Seitenaufrufen in den sieben Monaten seit der Erstausstrahlung.

Das Thema zündete – aber was mich als Filmemacher besonders freute, waren die emotionalen Antworten der Zuschauer, die sich per E-Mail und Telefon meldeten. Am lebhaftesten aber war die Diskussion in unserer Facebook-Gruppe, an der inzwischen über 1000 aktive Nutzer aus aller Welt teilnehmen. Keine einzige negative Meinung, nur Lob, auch von Profis, die qua Beruf täglich wegwerfen müssen, aber dies äußerst ungern tun. So meldeten sich mehrere Köche, sogar der Leiter eines Supermarkts, und erzählten, wie schwer es ist, die Verschwendung zu stoppen.

Andere berichteten von vorbildlichen Ideen. So meldete sich auch ein Bäcker, dessen Abfallbrote bisher in der Müllverbrennung landeten und der den Kontakt zu einer Tierfutterfabrik suchte. Oder eine Hausfrau, die uns um Tipps bat, wie sie am besten den Container des nächsten Supermarkts plündern kann. Der sei allerdings mit einem Vorhängeschloss gesichert. Für solche Fälle gibt es zwar ganz gute Tipps auf den Webseiten der Mülltaucher, allerdings sind sie allesamt illegal.

Den Mülltauchern ist das egal – sie nehmen juristische Auseinandersetzungen in Kauf. Zu meiner eigenen Überraschung gelang es mir sogar, die seriöse ARD an einer solchen Aktion zu beteiligen. Der Film »Frisch auf den Müll« sollte auf einer bundesweiten Pressekonferenz beim NDR in Hamburg vorgestellt werden, im Rahmen der ARD-Themenwoche »Essen ist Leben«. Für die Pressevertreter hatte ich mir eine besondere Überraschung überlegt: ein »Müllbuffet«. Der Koch der NDR-Kantine verweigerte seine Mitwirkung – das sei gegen das Lebensmittelrecht, meinte er.

Ich bat Frederik um Hilfe (den Mülltaucher, von dem ich zu Anfang des Buches erzählt habe) und den Spitzenkoch Milenko Gavrilovic – die Hamburger kennen ihn als Inhaber der Restaurants »Eisenstein« und »Marseille«. Frederik sollte Gemüse aus den Tonnen eines Altonaer Supermarkts fischen und es nach Dienstschluss in die Küche des »Marseille« bringen. Dort säuberte der Spitzenkoch die Beute zunächst. Am nächsten Tag bereitete er daraus ein Buffet vom Feinsten: einen Blumenkohl-Kartoffel-Salat, einen Tomaten-Schafskäse-Salat und einen Pflaumenkuchen. Mein Lieblingsgericht aber war: Topfenstrudel mit Mandarinenpüree. In der Mülltonne waren an dem Tag einfach viele Mandarinen gewesen, die Milenko Gavrilovic auf geniale Art und Weise zu einer Fruchtcreme verarbeitet hatte.

Optisch sah das Essen zum Reinbeißen lecker aus. Damit keiner an der Herkunft des Essens zweifelte, ließen wir neben dem Buffet auf einem Bildschirm ein Video laufen, das die nächtliche Mülltonnenaktion zeigte. Provokativ, aber keiner ließ sich davon abschrecken: Alle kamen sie und probierten von unserem Müllbuffet, auch TV-Koch Tim Mälzer.

Bald darauf hatte ich ein zweites Mal Gelegenheit, Mülltaucher und Gourmets zusammenzubringen: beim »Terra-Madre-Tag« von Slow Food in Berlin. Eine Kochaktion sollte vorbereitet werden. Ich fragte Pirkko, mit der wir zwei Jahre zuvor schon einmal gedreht hatten, und sie sagte zu, das »Youth Food Movement« in die Geheimnisse des Mülltauchens einzuweihen. Noch besser: Der nächtlichen »Tour de Container« schloss sich sogar Ursula Hudson an, Vorsitzende von Slow Food Deutschland.

Am nächsten Tag kam Wam Kat hinzu, sein schwarzes T-Shirt trägt die Aufschrift: »Essen ist eine politische Handlung«. Mit seinen riesigen Töpfen bekochte er schon Tausende von Demonstranten, von Gorleben bis Heiligendamm. Im Berliner Schulumweltzentrum gab es für den »Aktionskoch« nur ein logistisches Problem: Der Gasherd war nicht groß genug für seine Töpfe. Wam ließ sich davon nicht beirren, schließlich gibt es einen Garten, und dort kann man ein Lagerfeuer machen – auch mitten im Dezemberschnee.

Die Schulklasse war von seiner lockeren Art begeistert. Obwohl er schon lange in Deutschland lebt, hat sich Wam seinen holländischen Akzent bewahrt. Stets einen Scherz auf den Lippen, zeigte er den Schülern, wie man das Gemüse vorbereitet. Zwischendurch prüfte er das Grundwissen der 17-Jährigen: Was ist das? Er hielt eine Knolle in die Höhe. Von den 30 Berliner Schülern wusste nur ein einziger, dass es sich um Sellerie handelte.

Wam war davon nicht geschockt: »So ist es heute in der Großstadt – woher sollen es die jungen Leute auch wissen?« Mit seiner unvermeidlichen Wollmütze auf dem Kopf sieht Wam aus wie ein Freak. Aber das Ergebnis seiner Kochkünste ist phänomenal: Ich verdanke Wam das Wissen, wie man übergroße Eintöpfe oder Salate spannend würzt.

Nach der Vorführung meines Films erstaunten mich die Schüler mit ihren Fragen: Sie wollten wissen, ob die Szenen unverfälscht oder inszeniert seien, echt oder gefakt, und zeigten sich damit als kritische Beobachter der heutigen TV-Dokus. Am Nachmittag dann das Kontrastprogramm: Slow Food rief zum Dinner im noblen Hotel InterContinental. Dort ist Küchenchef Alf Wagenzink für das Essen von mehreren Tausend Gästen täglich zuständig.

Hier werden täglich Tonnen von Lebensmitteln verarbeitet. Wie vermeidet man in so einer Großküche Müll? Der Chefkoch brillierte mit raffinierten Erfindungen: Brokkolistrünke, die man gewöhnlich wegwirft, verarbeitete er zu einem Gemüsecarpaccio. Und mit den Käseresten des Frühstücksbuffets zauberte er einen Käsebrunnen: Zunächst jagte er den Käse durch einen Emulgator (»es muss doch auch Vorteile geben, wenn man eine Großküche zur Verfügung hat«), und die so entstandene dicke Flüssigkeit präsentierte er dann mithilfe eines Schokoladenbrunnens, wie er auf Kindergeburtstagen Einsatz findet.

»Am wichtigsten aber bei der Müllvermeidung«, erklärt Alf Wagenzink, »ist unser Logistiker. Wir haben eine Stelle geschaffen nur für die Planung, wie viel und wann eingekauft werden soll. Und schon rein von den Einsparungen betrachtet hat es sich gelohnt.«

Der Interconti-Küchendirektor half auch mit, unsere Botschaft in den Bundestag zu tragen. Gemeinsam mit der österreichischen Abfallforscherin Felicitas Schneider und mir trat er bei einem »Parlamentarischen Abend« auf, den Greenpeace veranstaltete. Mit einer Geruchsprobe überzeugte er seine Gäste. Ein Apfel mit kleinen Schorfflecken kann besser schmecken als ein makelloser, aber auch geschmackloser Granny Smith. Zum Vergleich brachte er Rubinetten mit, eine alte Apfelsorte aus dem 18. Jahrhundert. Und eine violette Urkarotte, die er jederzeit der orangefarbenen Normalkarotte vorzieht.

Der Mix »harte Fakten und Genuss« sorgte für Interesse, der Saal war voll von Abgeordneten und wissenschaftlichen Mitarbeitern. Eröffnet wurde der Abend vom Vorsitzenden des Bundestagsausschusses für Ernährung, Landwirtschaft und Verbraucherschutz Hans-Michael Goldmann (FDP) und der Vorsitzenden des Ausschusses für Umwelt, Naturschutz und Reaktorsicherheit Eva Bulling-Schröter (Linke). Auch wenn sie aus ganz unterschiedlichen politischen Lagern stammen, waren sie doch einig, dass das Thema wichtig ist und im Bundestag behandelt werden soll.

Die Tatsache, dass es in Deutschland noch keine Forschung über die Mengen und die Ursachen der Lebensmittelverschwendung gibt, führte schon wenige Tage darauf zum ersten Schritt: einer parlamentarischen Anfrage beim Bundesministerium für Ernährung, Landwirtschaft und Verbraucherschutz.

Schneller noch als Ministerin Aigner reagierte die rotgrüne Landesregierung in Düsseldorf. Im November 2010, nur wenige Wochen nach der Ausstrahlung von »Frisch auf den Müll«, berief der nordrhein-westfälische Verbraucherminister Johannes Remmel einen runden Tisch ein: Gemeinsam mit Handel und Bauern beriet er darüber, wie man die Müllberge verringern kann. Der runde Tisch soll mindestens zweimal im Jahr tagen.

Mich freut, dass unser Film politische Initiativen im Bund und in den Ländern angestoßen hat. Doch wirkliche Veränderungen wird es nur geben, wenn der öffentliche Druck kontinuierlich aufrechterhalten wird. Deshalb haben wir versucht, ein Bündnis von Entwicklungs- und Umweltverbänden zu schmieden. Greenpeace und Slow Food waren schon von Anfang an dabei. Die Berliner Tafel, die Welthungerhilfe und der Evangelische Entwicklungsdienst kamen bald dazu.

Die Berlinale 2011 schenkte uns einen Anlass, weitere Bündnispartner einzuladen. Das »Kulinarische Kino« hatte »Taste The Waste« ausgewählt, und diese besondere Ehre, unseren Film auf der Berlinale zu präsentieren, wollten wir nutzen.

Dieter Kosslick, der Leiter der Berlinale, und Thomas Struck, der Leiter des »Kulinarischen Kinos«, hatten für diese Reihe ohnehin von Anfang an einen politischen Ansatz: »Genuss und Lebensfreude gehen einher mit der Verantwortung für Umwelt und faire Arbeits- und Handelsbedingungen.«

Unser Werk wurde zweimal im offiziellen Programm gezeigt. Die Uraufführung war am 18. Februar im Gropius-Bau vor drei Schulklassen und Pressevertretern. Nach dem Screening ging es auf die andere Straßenseite ins historische Spiegelzelt. Die Tische waren bereits festlich eingedeckt, ein Teil der Schüler hatte während der Vorführung bereits in der Küche gewirkt – unterstützt von Michael Hoffmann, der vom *Feinschmecker*-Magazin gewählte »Koch des Jahres 2011«.

Für sein Berliner Restaurant »Margaux« baut er das Gemüse selbst an. Und Gemüse stand auch diesmal auf der Karte – welches allerdings, wussten die jungen Köche nicht, denn es wurde von der Berliner Tafel angeliefert, und die ist abhängig von der Restelage ihrer Spender. Fantasievoll dichteten sie auf der Speisekarte: »Glückspiralen mit Sugo aus Zufallgemüse«, und beim Nachtisch: »Süße Überraschung«. Flexibel muss der Restekoch sein!

Bei der anschließenden Diskussion suchten die 13-jährigen Schüler nach Alternativen. Und fanden heraus, dass sich unser Filmtitel »Taste The Waste« nicht so ohne Weiteres übersetzen lässt, die doppelte Bedeutung des englischen »waste« – Abfall, aber auch Verschwendung – gibt es so im Deutschen nicht. Für einen Lacher sorgte der Vorschlag meines Sohnes Oskar: »Schmeck den Dreck«.

Der *Tagesspiegel* nannte unseren Film einen »Abfallthriller«, die *BZ* titelte: »Ein Sterne-Menü aus Weggeworfenem«, und die *taz* schrieb: »Es sind Bilder, die haften bleiben. Beim Anschauen schlägt der Ekel, den das Wühlen in Mülltonnen auslöst, in Wut um.«

Das zweite offizielle Screening fand in dem über 1000 Zuschauer fassenden Kinosaal des Hauses der Kulturen der Welt statt, von den Berlinern kess »schwangere Auster« genannt.

Eine Zuschauerin drückte mir nach der Vorstellung zehn Euro in die Hand: »Bitte geben Sie das Véronique, ich möchte sie gerne unterstützen.« In mir reifte der Plan, ein Spendenkonto für unsere Abfallheldin aus Paris einzurichten.

Das dritte Screening schließlich veranstalteten wir selbst, um all die Verbände einzuladen, die an einer Kampagne gegen Lebensmittelverschwendung interessiert sind. Wir mieteten dafür die beiden Säle des Kreuzberger Eiszeitkinos.

Nach der Filmvorführung zogen wir mit den über 100 Gästen in die nahe gelegene Markthalle 9. In dem historischen Gebäude starteten wir zunächst mit einer Podiumsdiskussion, moderiert von Andrea Ernst vom Westdeutschen Rundfunk. Das Interesse war groß, auf der übervollen Bühne drängten sich Jürgen Knirsch von Greenpeace, Ursula Hudson von Slow Food, Stephan Buchheim von der Berliner Tafel, Kai Falk vom Handelsverband Deutschland, Wolfgang Jamann von der Welthungerhilfe, Stig Tanzmann vom Evangelischen Entwicklungsdienst, Laura Gross von der Verbraucherinitiative und Bäckermeister Roland Schüren, Protagonist unseres Films.

Für die besondere Stimmung sorgten unzählige Pflanzkübel, meist recycelt, große Kisten ebenso wie gebrauchte Milchtüten: In solchen mobilen Gefäßen halten die »Prinzessinnengärten« ihre Pflanzen. Robert Shaw und Marco Clausen besetzen mit ihrem Grün während der warmen Jahreszeit Freiflächen in der Stadt. Heute unterstützten die Pioniere des »urban gardening« in der Küche »Aktionskoch« Wam Kat, der uns Kartoffelstampf mit Gemüsecarpaccio und Kräuterpesto präsentierte.

Einen Teil der Zutaten lieferte die Berliner Tafel, einen anderen Teil brachte Wam Kat selbst mit – Erntereste seiner Landwirtschafts-Kooperative im Berliner Umland, die wegen leichter optischer Fehler nicht vermarktet werden konnten und ansonsten vernichtet worden wären. Später sorgte dann DJane Grace Kelly für heiße Rhythmen, unterbrochen durch zwei Musiker der Band The Beez, die uns einen überraschenden Live-Act boten.

Diese »Kick-off-Party« während der Berlinale kann als Geburtsstunde unseres Bündnisses gegen Lebensmittelverschwendung gelten. Einen Monat später trafen sich die Verbände zu einem ersten Koordinationstreffen in Bonn bei der Welthungerhilfe, per Videokonferenz mit Berlin verbunden. Neue Bündnispartner kamen hinzu: der Deutsche Naturschutzring, die Verbraucherzentrale, Brot für die Welt, die Vereinigung deutscher Wissenschaftler, der Bundesverband der Tafeln und gleich mehrere Mitarbeiter aus den zuständigen Ministerien in Berlin und Düsseldorf.

In Österreich gibt es bereits mehrere erfolgreiche Kampagnen gegen Lebensmittelverschwendung – dort werden sie nicht selten von lokalen Abfallversorgungsbetrieben getragen. In Deutschland hatte ich bisher erfolglos nach ähnlichen Initiativen gesucht. Umso erfreuter war ich, als ich auf der »Messe des guten Geschmacks«, die Slow Food jedes Jahr in Stuttgart veranstaltet, auf die Abfallverwertungsgesellschaft des Landkreises Ludwigsburg (AVL) stieß. Die Abteilungsleiterin Annette Ponton startete ein Pilotprojekt, das zunächst mit 15, später 45 Haushalten auslotet, wie man die Mengen an Lebensmittelmüll in der Küche verringern kann. Sie arbeitet dabei mit der Initiative »Green Cook« der Europäischen Union zusammen.

International zieht das Thema immer größere Kreise. Im Mai 2011 stellte die UN-Welternährungsorganisation FAO eine Studie vor, nach der die weltweite Verschwendung je nach Lebensmittel zwischen 20 und 75 Prozent liegt. Den weltweiten Berg an Lebensmittelabfällen schätzen die FAO-Forscher auf unvorstellbare 1,2 Milliarden Tonnen im Jahr. Während in den Industrieländern am meisten von den Konsumenten vergeudet wird, verderben in den Entwicklungsländern die Lebensmittel oft schon direkt nach der Ernte. Hier fehlt es an Lagermöglichkeiten und Infrastruktur. Die Verpackungsindustrie hat dies als neues Geschäftsfeld erkannt und auf der Messe »interpack« in Düsseldorf die Initiative »SAVE FOOD« gegründet. Denn wo bei uns oft mit Verpackung übertrieben wird, ist bei den Produzenten ärmerer Länder oft fehlende oder schlechte Verpackung daran schuld, dass Lebensmittel verderben.

Ich bin mir sicher, bald werden auch die Supermärkte in Deutschland Kampagnen gegen die Verschwendung von Lebensmitteln starten. Und zu Erntedank vielleicht auch die Kirchen – eines der ureigensten Themen des Christentums ist ja die Wertschätzung von Lebensmitteln. Es würde mich jedenfalls freuen, wenn all diese gesellschaftlichen Kräfte mitwirken, um eine breite Öffentlichkeit zu erreichen.

Ich hoffe, dass »Taste The Waste« – wie auch dieses Buch – betroffen macht. Aber ich hoffe auch, dass niemand das Buch resigniert zuklappt oder das Kino mit einem hilflosen Gefühl verlässt. Denn jeder kann sein Verhalten im Haushalt verändern, kleine Schritte sind schon hilfreich. Niemand verliert dabei auch nur ein Quäntchen Lebensstandard. Auf diese Weise hoffe ich auch Menschen zu erreichen, die sich ansonsten bei den großen globalen Problemen wie Klima und Hunger resigniert abwenden, mit dem Gedanken: Was kann ich schon tun? Das Schöne ist doch: Jeder kann etwas tun.

Es tut sich was: Film und Buch haben eine Bewegung ausgelöst

Am 25. August 2011 erschien die erste Ausgabe dieses Buches, und kurze Zeit später folgte der Kinofilm »Taste The Waste« von Valentin Thurn. Am 2. September veranstaltete der WDR eine Kochaktion samt Podiumsdiskussion anlässlich der Premiere in Köln, und ab 8. September tourte der Film mit anfangs gerade mal sieben Filmkopien und zwei Dutzend digitalen Festplatten-Kopien durch die Kinosäle der Republik. Der Kölner Kinoverleih W-Film hatte vorsichtig kalkuliert, denn das Potenzial wurde allgemein als beschränkt angesehen: Schließlich war der Vorläuferfilm »Frisch auf den Müll« bereits im Oktober 2010 im Fernsehen gelaufen, was normalerweise als frühzeitiger Tod einer späteren Kinoauswertung gilt.

Doch bei »Taste The Waste« war alles anders. Die Zuschauerkurve in den Kinos wollte nicht abflachen, und der Verleih ließ ein weiteres Dutzend Filmkopien in Auftrag geben, auch weil der österreichische Kinostart unmittelbar bevorstand. Das Interesse in Deutschland blieb ungebrochen hoch. Nach über zwei Monaten tourte »Taste The Waste« weiterhin durch kleinere Orte, in denen üblicherweise nur die Blockbuster zu sehen sind, und Valentin Thurn und Stefan Kreutzberger informierten fast täglich auf zahlreichen Veranstaltungen zu den Hintergründen und diskutierten mit dem Kinopublikum und den Lesern des Buches. Mit über 120 000 Zuschauern ist »Taste The Waste« der zuschauerstärkste deutsche Dokumentarfilm der Kinosaison 2011/2012 geworden. In Österreich zog er bislang 25 000 Zuschauer ins Kino. Er soll auch in japanischen Kinos zu sehen sein und weitere Länder haben angefragt.

Premieren in Österreich und der Schweiz
Die österreichische Premiere fand am 11.11.11 statt. Die Schnapszahl hätte ja eher zu meiner Wahlheimat Köln gepasst. Unser österreichischer Kinoverleih Poool pokerte hoch und lud Umweltminister Niki Berlakovich ein. Der mit rund 300 Personen übervolle Saal bekam ein Kontrastprogramm zu sehen: Neben der Rede des Ministers gab es auch Beiträge von Wiener Mülltauchern, die sichtlich irritiert waren von diesem Rahmen.

Als der Film begann, raunte mir Peter Drössler vom Kinoverleih zu: »Der Minister bleibt üblicherweise nur die ersten fünf bis zehn Minuten.« Wir standen währenddessen vor dem Eingang des Saales und bereiteten das »Taste-The-Waste-Buffet« vor. Erstaunt bemerkte Peter kurz vor Ende: »Der Minister ist ja immer noch drin.« Als er dann kam, hörte ich: Ihr Film hat mich sehr beeindruckt, da müssen wir politisch handeln.

Man muss dazu wissen: Anders als in Deutschland wird in Österreich seit fünf Jahren über die Lebensmittelverschwendung diskutiert. Allerdings noch ohne greifbaren Erfolg. Jüngst erst belegte eine Studie, dass der Müllberg weiter angewachsen ist. Gegenstrategien tun Not, besonders die für die Müllentsorgung zuständigen Kommunen und Bundesländer luden mich deshalb zu Diskussionen und Filmvorführungen ein, grüne Politiker ebenso wie konservative von der ÖVP.

Unter dem Strich war »Taste The Waste« in Österreich mit 25 000 Zuschauern sogar doppelt so erfolgreich wie in Deutschland, wenn man die jeweilige Einwohnerzahl berücksichtigt. Da dachten wir, es sei doch nur logisch, diesen Kinoerfolg auch in die deutschsprachige Schweiz zu bringen. Während sich die Suche nach einem Verleih etwas mühsam gestaltete, nutzte ich die Rückreise von einem Vortrag bei der Welternährungsorganisation (FAO) in Rom für ein Treffen mit einer Mitarbeiterin der Schweizer Organisation »Tischleindeckdich«.

Ich traf Caroline Schneider in einem Restaurant am Bahnhof Zürich, sie sprühte nur so vor Ideen: Die Premiere des Films wollte sie in eine Konferenz einbetten, an der hochrangige Teilnehmer aus Politik und Wirtschaft teilnehmen. Und noch mehr: Daraus sollte ein Schweizer Institut entstehen, das sich mit der Erforschung und Bekämpfung der Lebensmittelverschwendung beschäftigt. Ich war sehr angetan, sagte meine Hilfe zu, und war noch begeisterter, als ich erfuhr, dass auch ein Mitglied der Schweizer Bundesregierung und der Vorstandsvorsitzende des Weltkonzerns Nestlé kommen würden.

Es ging bereits an die Detailplanung, als ich plötzlich eine knappe Absage erhielt: Der Hauptsponsor habe sein Veto eingelegt, und deshalb müssten leider alle Planungen auf Eis gelegt werden. Beim Hauptsponsor musste man nicht lange suchen, es ist Coop, das größte Schweizer Handelsunternehmen – eigentlich ein Unternehmen, das die Nachhaltigkeit groß auf seine Fahnen schreibt.

Kurz danach konnte ich auf einer Tagung des Zeitarbeitsunternehmens Manpower mit Personalern der Schweizer Lebensmittelindustrie diskutieren. Das hat mich wieder beruhigt: So zurückhaltend die Unternehmensführungen auf das Thema Lebensmittelabfälle reagieren, so engagiert suchten hier die Mitarbeiter der mittleren Managementebene nach Lösungen. Unterm Strich aber ist allen klar: Das Wegwerfen rentiert sich zwar oft aus betriebswirtschaftlichen Gründen, aber volkswirtschaftlich und umweltpolitisch ist es eine Katastrophe.

Besonders viel Aufmerksamkeit erregten auch die Kochaktionen und Eat-Ins, die zusammen mit vielen Organisationen wie Slow Food Deutschland, dem Evangelischen Entwicklungsdienst EED, Brot für die Welt und dem Bundesverband der Tafeln stattfanden. In den Fußgängerzonen und auf Marktplätzen von über 20 Städten wurden den Passanten unter dem Motto »Teller statt Tonne« Lebensmittel angeboten, die eigentlich zur Vernichtung bestimmt waren. Ein halbes Jahr lang koordinierte unsere Mitarbeiterin Yvonne Miehlke die Termine von Köln aus: Wann hat der Koch Zeit? Wer besorgt die Genehmigungen beim Ordnungsamt? Welche Redner kommen auf welche Bühne etc.? Und das alles ohne große Budgets, meist mit lokalen Mitteln und vielen Freiwilligen, die beim Gemüseschnippeln und Tellerspülen halfen. Das Gemüse sammelten oftmals Schulklassen bei den Bauern der Umgebung ein. Unter der Leitung des Aktionskochs Wam Kat wurden insgesamt über 10 000 Essen ausgegeben.

Das Medienecho auf Buch und Kinofilm war riesig – größer noch als zur Fernsehausstrahlung 2010. Das Thema Essensvernichtung war plötzlich in aller Munde: Die großen überregionalen Zeitungen wie *Frankfurter Rundschau, Die Zeit, Süddeutsche Zeitung, Financial Times Deutschland* und der *Freitag* machten es zum Titelthema, und fast alle überregionalen Tageszeitungen und viele regionale Blätter brachten ganzseitige Beiträge, Rezensionen und Interviews mit den Buchautoren. Im Hörfunk griffen alle öffentlich-rechtlichen Sender das Thema auf und dann kam auch das Fernsehen auf den Geschmack, erst der WDR und das ZDF und dann die Talkshows: Valentin Thurn war zusammen mit Ministerin Aigner bei Günter Jauch in der ARD und Stefan Kreutzberger bei Markus Lanz im ZDF.

»Taste The Waste« gewann bislang zehn Filmpreise: UmweltMedienpreis der Deutschen Umwelthilfe, erster Preis des Atlantis Natur- und Umweltfilmfests, Dokumentarfilmpreis von Ekofilm (Tschechien), Grand Prix Ekotopfilm (Slowakei), Plakette des International Scientific Film Festival Szolnok (Ungarn), Grand Prix Marele Premiu Eco Fest Oradea (Rumänien), Hoimar-von-Ditfurth-Preis der Ökofilmtour Brandenburg, erster Preis der Umweltsektion von ImagéSanté in Liège (Belgien), eine Anerkennung beim Sun Child Festival (Armenien), eine »Gold Panda«-Nominierung beim Sichuan TV Festival (China) sowie den Publikumspreis »Goldene Zwiebel« des Kommunalen Kinos in Esslingen (das Symbol der Stadt ist die Zwiebel). Die internationale TV-Fassung (55 Minuten) wurde zudem von 17 ausländischen Fernsehsendern ausgestrahlt: in Belgien, Dänemark, Finnland, Frankreich, Griechenland, Japan, Kanada, den Niederlanden, in Norwegen, Österreich, Polen, Schweden, der französischsprachigen Schweiz, der Slowakei, in Slowenien, Spanien (Katalonien) und Taiwan.

»Die Essensvernichter« schaffte den Sprung auf Platz 18 der *Spiegel*-Bestsellerliste Sachbuch und hielt sich dort zwei Wochen. Beim Buchversand amazon war es bereits nach zwei Wochen auf Platz 1 der Bestseller in der Kategorie Lebensmittel und lag im Bereich Politik & Geschichte auf Platz 16. Das Buch verkaufte sich in vier Auflagen bislang rund 30.000 Mal und wurde ins Griechische, Koreanische und Japanische übersetzt. Und es gewann den Leserpreis 2011 von »Lovelybooks«. Die vorliegende Taschenbuchversion wurde nun aktualisiert und ergänzt.

Ist der Verbraucher der Hauptschuldige?

Die politische Debatte, die das Buch und der Film angestoßen haben, geht – auch emotional geführt – weiter. Eine Studie der Uni Stuttgart, die Bundesministerin Ilse Aigner in Auftrag gegeben hatte, wurde schließlich am 27. März 2012 der Öffentlichkeit vorgestellt. In der Pressemitteilung des Ministeriums hieß es: »Für 61 Prozent der Lebensmittelabfälle sind die Verbraucher verantwortlich«, und diese Zahl wurde auch kritiklos in vielen Presseartikeln übernommen.

Man muss nur in die Studie schauen, um zu erkennen,

warum diese 61 Prozent eine unzulässige Verkürzung sind: Zum einen sollten die Wissenschaftler von vornherein die Landwirtschaft aussparen, so der Auftrag des Ministeriums. Damit ist ein wesentlicher Bereich gar nicht erfasst. Dazu kommt, dass weder der Handel noch die Industrie die Forscher in ihre Tonnen schauen ließen. In der Studie werden deshalb nur »Schätzwerte« genannt. Beim Handel etwa halten die Wissenschaftler eine Bandbreite von 450 000 bis 4,5 Millionen Tonnen möglich, und diese Unschärfe ist im Fall der Lebensmittelindustrie sogar noch größer. Die Forscher trifft kein Vorwurf – sie hatten gerade mal vier Monate Zeit, und sie sollten nur bereits vorhandene Statistiken und Studien auswerten. Sie hatten nicht den Auftrag, den Müll selbst in die Hand zu nehmen und zu wiegen und zu zählen, wie das in Österreich oder Großbritannien gemacht wurde. Genau das wäre aber nötig, um eine valide Datengrundlage zu erhalten.

Vor diesem Hintergrund ist es kontraproduktiv, wenn das Ministerium eine Zusammenfassung formuliert, die dem Verbraucher die prozentuale Hauptschuld zuschiebt. Die vorhandenen Studien aus unseren Nachbarländern oder der EU kamen auf Werte um 40 bis 45 Prozent für die Verbraucher. Ein ähnlicher Wert wäre auch für Deutschland zu erwarten, wenn man denn die Landwirtschaft einbezieht. 40 Prozent sind natürlich nicht wenig, aber es ändert die Optik, denn dann muss man sagen: »Das meiste wird weggeworfen, bevor es die Verbraucher erreicht.« Und damit wäre auch klar, dass Anstrengungen in allen Bereichen der Produktionskette notwendig sind.

Doch das Ministerium hat sich entschieden, bei seiner Kampagne »Zu gut für die Tonne« vorrangig den Verbraucher anzusprechen: Als erste Aktion ließ das Ministerium in Kooperation mit dem Einzelhandel Flugblätter in Supermärkten verteilen, die darüber informieren, dass das Mindesthaltbarkeitsdatum kein Wegwerfdatum ist. So weit, so gut. Dabei zeigen aber die Studien, dass die meisten Lebensmittel, die weggeworfen werden – wie Obst, Gemüse und frisches Brot –, gar kein Datum tragen. Und wenn man sich um missverständliche Datenangaben kümmern will, dann wäre es doch viel sinnvoller, die Verbraucher direkt auf den Produkten zu informieren. Die beiden Angaben sind verwirrend ähnlich, der relevante Unterschied wird in nur zwei Millimeter großen Lettern darübergeschrieben: »zu verbrauchen bis« (= Gesundheitsgefahr) oder »mindestens haltbar bis« (= keine Gesundheitsgefahr). Warum macht man es dem Verbraucher nicht einfacher und hebt das gesundheitsrelevante Datum deutlicher hervor, farblich oder grafisch?

Bei der zweiten bundesweiten Aktion des Ministeriums warb Ilse Aigner gemeinsam mit dem Gaststättenverband Dehoga für kleinere Portionen in den Restaurants. Doch auch hier steht wieder der Verbraucher am Pranger. Die Kampagnen von Ilse Aigner haben bislang eine deutliche Schlagseite. Ihre Bemühungen werden erst dann wieder glaubwürdig, wenn sie die einseitige Schuldzuweisung an den Verbraucher korrigiert und auch konkrete Schritte von Lebensmittelindustrie und Handel einfordert.

Das Ergebnis der Studie, genauer gesagt die Zusammenfassung, wurde denn auch prompt von Handel und Industrie genutzt, um sich wegzuducken, nach dem Motto: Wir sind nicht schuld. »Die Studie ergab, dass die größte Menge die Verbraucher wegwerfen, daher ist es sicher richtig, mit Gegenmaßnahmen beim Verbraucher anzusetzen«, sagte Franz-Martin Rausch vom Bundesverband des deutschen Lebensmittelhandels. Ins gleiche Horn blies Klaus-Peter Feller von der Bundesvereinigung der Deutschen Ernährungsindustrie: »In unseren Unternehmen wird nichts weggeworfen, was nicht vermeidbar wäre.« Diese Aussagen fielen im Agrarausschuss des Bundestages am 23. April 2012, zu dem beide Autoren dieses Buches als Experten geladen waren (Dokumentation der Fragen und Antworten im Anhang).

Ebenfalls geladen war Prof. Petra Teitscheid von der FH Münster. Sie hat die zweite Studie zum Thema veröffentlicht, im Auftrag von NRW-Ernährungsminister Johannes Remmel.

Auch diese Studie kann keine bessere Datenlage als die der Uni Stuttgart vorweisen, auch hier sind die Zahlen eher Schätzwerte, die umso ungenauer werden, je weiter man an den Anfang der Produktionskette zurückgeht. Zielführend ist hingegen, dass die Münsteraner Studie in allen Bereichen nach Handlungsalternativen sucht – und nach möglichen Hindernissen ökonomischer oder technischer Art. Auch die Stuttgarter Studie bietet in ihrem zweiten Teil eine hochinteressante Sammlung von Lösungsmodellen aus ganz Europa. Denn der Blick ins europäische Ausland zeigt, dass in einigen Staaten die Diskussion bereits sehr viel weiter gediehen ist als in Deutschland. Allen voran Großbritannien, wo die Regierung mit den Wirtschaftsverbänden bereits Zielvereinbarungen über die Müllreduzierung getroffen hat. Ein ökonomischer Anreiz, der es für die Unternehmen rentabel macht, weniger Lebensmittel zu verschwenden. Ohne staatliche Regulierung wird auch Deutschland nicht weiterkommen. Die politische Begründung hierfür lautet: Lebensmittelverschwendung ist in unserer Gesellschaft nicht erwünscht, weil sie Kosten verursacht (Müllentsorgung, Umwelt, Klima, Welthunger), die die Allgemeinheit tragen muss. Deshalb muss die Politik die aktuelle Situation umdrehen, in der das Wegwerfen billiger ist als das Vermeiden von Müll.

Die EU-Kommission will das Jahr 2014 zum »Europäischen Jahr gegen Lebensmittelverschwendung« ausrufen. Und das EU-Parlament forderte im Januar 2012, dass die Mitgliedsländer ihre Lebensmittelabfälle bis 2025 halbieren sollen. Ilse Aigner hat dieses ehrgeizige Ziel für Deutschland sogar auf 2020 verkürzt. Wie sie das in nur acht Jahren erreichen will, sagt sie aber nicht und hat bisher auch keine entsprechend wirkungsvollen Konzepte vorgelegt.

»Wir fangen schon mal an«: Gute Beispiele aus der Praxis

Seit rund zwei Jahren entsteht eine Graswurzelbewegung für einen verantwortlichen Esskonsum und gegen Lebensmittelvernichtung, die nicht mehr auf die Politik warten will, sondern hier und jetzt und bei sich selbst anfängt. In ganz Deutschland entwickeln sich zahlreiche Initiativen von Köchen und Mülltauchern, Designern, Landwirten und Food-Aktivisten: beispielsweise das »Projekt Umdenken« in Berlin, die Münchener Initiative »Kartoffelkombinat«, die »Genussgemeinschaft Städter und Bauern« von Slow Food Deutschland und viele neue Initiativen der »Solidarischen Landwirtschaft« (CSA), die sich bereits in einem gemeinsamen Dachverband zusammengeschlossen haben. Besonders genannt sei auch die »Transition-Town«-Bewegung, die die Ideen und Ansätze des »urban gardening« und der Permakultur in die Metropolen trägt. Einige weitere schöne Beispiele der Bewegung gegen Lebensmittelverschwendung finden sich auch im neuen »Taste The Waste«-Buch der Ideen und Rezepte« wieder: Das »Exchange Dinner« etwa, oder die »Culinary Misfits« aus Berlin und die Mainzer »Food Fighters«, die Reste aus der Landwirtschaft zu schmackhaften Gerichten verarbeiten und in Restaurants, auf Wochenmärkten, bei Veranstaltungen oder in Tauschbörsen anbieten.

Wir stellen beispielhafte Initiativen, engagierte Betriebe, Schulmaterialien und Kampagnen für einen nachhaltigen Konsum und zur Reduzierung von Lebensmittelmüll vor und nennen Kontaktmöglichkeiten:

Foodsharing e.V.

Der im Juni 2012 in Köln ins Leben gerufene Verein Foodsharing entwickelt eine Internetplattform, die Privatpersonen, Händlern und Produzenten die Möglichkeit bietet, überschüssige Lebensmittel kostenlos anzubieten oder abzuholen. Über Foodsharing kann man sich auch zum gemeinsamen Kochen verabreden, um Lebensmittel mit anderen zu teilen, anstatt sie wegzuwerfen. Dabei soll kein Geld fließen, denn Teilen hat auch eine ethische Dimension. »Wir wollen den Lebensmitteln damit wieder einen ideellen Wert geben, denn sie sind mehr als bloß eine Ware«, betont Mitinitiator Valentin Thurn. Mit Foodsharing soll daher eine Community entstehen, die Lebensmitteln wieder die Wertschätzung verschafft, die sie verdient haben. Liebe geht durch den Magen: »sharing is caring«.

Herzstück des Internetprojekts ist eine interaktive Datenbank und ein Web-Interface, denn die Kommunikation soll auch schnell und direkt über ein Handy-App ermöglicht werden. Jeder, der Lebensmittel übrig hat, zu viel eingekauft hat, unerwartet zum Essen eingeladen wurde, die Früchte seiner Obstbäume nicht alle verwerten kann oder in den Urlaub fährt usw., trägt den Überschuss in die Datenbank ein. Man kann von seinem jeweiligen Standort aus umgehend erkennen, wer in der Umgebung Lebensmittel im Angebot hat, und diese dann abholen oder sich zu einer gemeinsamen Kochaktion verabreden. Interessierte erhalten hierzu ein elektronisches Ticket. »Derjenige, der das erste Ticket hat, vereinbart einen Abholtermin direkt mit dem Geber«, erklärt Thurn. Bleiben Lebensmittel über, kommt der jeweils nächste Interessent an die Reihe. Darüber hinaus wird es Funktionen zur Bewertung der Transaktion und des Spenders geben. Auch Bauern, Bäcker und Lebensmittelhändler können hier Kontakt zur nächsten Tafel oder anderen Abnehmern finden, die sich über ihre Reste freuen. Händler erhalten dann eine Plakette, die sie als »Lebensmittelretter« auszeichnet.

Finanziert wird das Projekt durch »Crowdfunding«, eine Schwarmfinanzierung im Internet. Als einer der Ersten hat NRW-Verbraucherminister Johannes Remmel privates Geld zur Umsetzung eingelegt. Alle beteiligten Programmierer, Designer und Projektmanager haben sich bereit erklärt, für dieses ›Pro-bono‹-Projekt zu vergünstigten Honorarsätzen zu arbeiten.

www.foodsharing.de

TASTE THE WASTE

Die Social-media-Plattform der Macher des Buches und des Films ist eine Community für alle, die sich gegen die Verschwendung von Lebensmitteln einsetzen: eine zentrale Anlaufstelle für Information, Vernetzung, Austausch und gemeinsame Aktion, um zu zeigen, wie viele Lebensmittel weggeworfen werden und wie Wirtschaftskreisläufe nachhaltig umgestaltet werden können. Valentin Thurn und Stefan Kreutzberger haben nun eine Transparenzkampagne über die gesamte Lebensmittelkette vom Acker bis zum Teller angeregt: Unter dem Motto »Macht die Tonnen auf!« soll sie 2013 starten und sich in erster Linie an die Produktion und den Handel wenden. Ein Trägerbündnis von Deutscher Welthungerhilfe, Verbraucherzentrale NRW, dem WWF Deutschland und dem Bundesverband der Tafeln prüft aktuell Möglichkeiten der Umsetzung.

www.tastethewaste.de
www.essensvernichter.de
www.facebook.com/tastethewaste.de
www.twitter.com/taste_the_Waste
www.youtube.com/user/foodwastetv
http://blog.tastethewaste.com/

Engagierte Menschen und Betriebe

Die »Food Fighters«

Sie haben »Taste The Waste« wörtlich genommen, als ganz persönliche Aufforderung: In Mainz, auf dem traditionsreichen Wochenmarkt, sind die vier Köche Uwe Becker, Michael Schieferstein, Ralph E. Schüller und Peter Becker dienstags, freitags und samstags mit einem Stand vertreten. Ihre fein abgestimmten Resteprodukte kann man mitnehmen oder als vegetarischen Gemüseimbiss direkt am Stand genießen. Bei der Mainzer Tafel geben die vier Food Fighter ehrenamtlich Kochkurse für Bedürftige, damit »die Lust auf frisch zubereitete Lebensmittel steigt und die Menschen aus der Lethargie erwachen«. Sie vermitteln Kochen als Lebensfreude und räumen Lebensmitteln wieder den Stellenwert ein, den sie haben sollten.
www.pagewizz.com/food-fighters-1
www.foodfighters.eu

Second Bäck

Seit November 2000 verkauft Vesta Heyn am Prenzlauer Berg in Berlin Backwaren vom Vortag von rund zwölf konventionellen und Bio-Bäckern zum halben Preis. Die Kunden des nur rund 10 qm großen Ladens schätzen das Brot von gestern und gehen mit dem guten Gewissen nach Hause, etwas gegen die Vernichtung von Backwaren zu tun. Der persönliche Kontakt zu den Produzenten ist Vesta Heyn wichtig, daher holt sie die Waren jeden Morgen um fünf Uhr selbst ab. Ihr Berufsstart war nicht einfach, da sie nie wusste, wie viel Brot und andere Backwaren sie von den anfänglich zwei konventionellen und zwei Bio-Bäckern bekommen würde. Inzwischen gibt es eine weitere Filiale, und sie beschäftigt acht Mitarbeiter auf 400-Euro-Basis. Pro Tag bedient Vesta Heyn in ihren Geschäften etwa 100 bis 150 Kunden.
Second Bäck, Raumerstraße 38, 10437 Berlin

BackPosten

Ähnlich wie Second Bäck verkauft die Franchisekette BackPosten in ihren Filialen ausschließlich Backwaren vom Vortag. Alle die Produkte, die in den regionalen Meisterbäckereien nicht verkauft werden konnten, werden einen Tag später in den Vortagsläden zu günstigen Preisen angeboten. Das Motto des

Unternehmens lautet: »Gute Lebensmittel gehören in den Mund«. Die Back-Posten-Idee wurde 2008 von Victoria Hamm entwickelt, die sich während ihres betriebswirtschaftlichen Studiums auch mit dem Problem der Lebensmittelvernichtung beschäftigt hat. Mit 26 Jahren eröffnete sie die erste Filiale in Langenhagen bei Hannover. Mittlerweile führt die Jungunternehmerin drei eigene Filialen und vergibt Lizenzen im Franchisesystem an Existenzgründer. Alle sollen bei diesem Modell gewinnen: die Bäcker durch die Abnahme der Restwaren zu guten Konditionen, der Existenzgründer mit einem möglichst sicheren Gewinn, die Kunden mit Produkten zu günstigen Preisen und die Mitarbeiter mit einem sicheren Arbeitsplatz und einem stabilen Einkommen. Mittlerweile gibt es Filialen in Laatzen, Lehrte, Köln, Berlin und Mainz. BackPosten rühmt sich, eine Verwertungskette entwickelt zu haben, die für 98 Prozent der Lebensmittel eine bestimmungsgerechte Nutzung garantiert. Was noch übrig bleibt, wird in die Drittverwertung an Hilfsorganisationen, wie zum Beispiel die »Tafeln«, Frauenhäuser und Wohnheime gegeben.
www.backposten.de

Hofpfisterei München
1970 übernahm Siegfried Stocker das Familienunternehmen von seinem Vater und baute es zu einem ökologischen Betrieb um. 1988 übernahm die Hofpfisterei auch die Mehrheitsbeteiligung an der Meyermühle in Landshut, einer der größten ökologischen Mühlen in Deutschland. Die Öko-Metzgerei Landfrau wurde 1992 gegründet und 1998 von der Hofpfisterei übernommen. Alle Betriebe arbeiten nach den Bestimmungen des Naturland-Verbandes. Um Lebensmittelmüll zu vermeiden, gibt es in den Hofpfisterei-Filialen eine Happy Hour: die Stunde vor Ladenschluss. In den ersten 30 Minuten wird das Brot mit 25 Prozent Nachlass auf den aktuellen Tagespreis verkauft, anschließend mit 40 Prozent. Was dann noch übrig bleibt, wird am nächsten Tag in einem speziellen Resteladen am Münchener Viktualienmarkt verkauft.
Kreittmayrstraße 5, 80335 München
www.hofpfisterei.de

Verbraucherzentrale Hamburg
Die Verbraucherzentrale Hamburg hat eine pdf-Liste von Supermärkten ins Netz gestellt, die eine »Wühlkiste« mit Lebensmitteln anbieten, deren MHD abgelaufen ist. Auf der Homepage der Verbraucherzentrale finden sich auch Buchangebote zum Thema Resteverwertung oder Konservieren von Lebensmitteln.
www.vzhh.de/ernaehrung/159130/vzhh_Marktcheck_EndstationMuelltonne.pdf
www.vzhh.de

Markthalle Neun

Bewusstes Einkaufen ermöglicht die Markthalle Neun in Berlin-Kreuzberg, die 1891 als Eisenbahnmarkthalle eröffnet wurde und heute zu den letzten drei von ehemals 14 historischen Markthallen zählt. Die dortige Projektgruppe arbeitet seit Anfang 2009 im offenen Dialog mit den AnwohnerInnen, dem Bezirk und dem Senat an der Entwicklung eines nachhaltigen Nutzungskonzepts für die alte Halle – im Sinne einer verantwortungsvollen Stadtentwicklung und der Interessen der Nachbarschaft – und erreichte, dass sie nicht durch den Höchstbietenden in eine weitere »Supermarkthalle« umgewandelt, sondern Gegenstand einer qualitätsbezogenen Ausschreibung wurde. 2011 konnte der Markt in dem historischen Baudenkmal wieder eröffnet werden, in dem zuvor jahrelang ein Discounter und ein Billigbekleidungsgeschäft für ein trostloses Ambiente sorgten. Die neuen Betreiber der Markthalle Neun greifen nach eigener Aussage »den wirtschaftlichen Gedanken eines überdachten Marktplatzes als Verkaufsplattform für regionale Händler und Produzenten auf, um ihn vor dem Hintergrund veränderter Einzelhandelsstrukturen und moderner Ernährungstrends neu zu interpretieren«. Die Halle soll den kleinteiligen, qualitätsbezogenen Einzelhandel sowie die regionale Lebensmittelproduktion und -verarbeitung fördern. Da Qualität nicht teuer sein muss und auf eine ausgewogene Preisstruktur Wert gelegt wird, passt dies auch zur angestrebten integrativen Funktion. Zum umfassenden Sortiment zählen auch einfache gute Speisen und kieztypische Gastronomie. Regelmäßig wird der »handmade supermarket« veranstaltet, bei dem selbst hergestellte sowie Fairtrade-Produkte verkauft werden. Sein Motto lautet: »Buy local – think global!«. Der ebenfalls regelmäßig stattfindende »Naschmarkt« wird von Slow Food veranstaltet.

Markthalle Neun GmbH, Eisenbahnstraße 42/43, 10997 Berlin-Kreuzberg
www.markthalle9.de

Weisses Bräuhaus

Das traditionelle Münchner Gasthaus samt Brauerei war für seine »Holzfäller«-Portionen bekannt. Doch viele konnten die Menge gar nicht aufessen. Deshalb hat Geschäftsführer Otmar Mutzenbach die Portionsgrößen um 30 Prozent reduziert – und auch die Preise entsprechend gesenkt. Folge: Auch die Mülltonnen sind um 30 Prozent leerer! Die Kundschaft hat es akzeptiert; wer dennoch die alten XL-Portionen will, bekommt sie gegen Aufpreis. Weitere Besonderheit: Man will die alte Münchener Kronfleisch-Tradition beleben – Innereien, die sonst oft weggeworfen werden, in der traditionellen Küche jedoch als Spezialitäten gelten.

Tal 7, 80331 München
www.weisses-brauhaus.de

Bildungsprojekte und -materialien

Der **Schulwettbewerb »Vernetzte Erde«** steht im Schuljahr 2012/13 unter dem Motto: Weltweite Rohstoffe und Ressourcen. Das Projekt will Jugendliche an eine komplexer werdende Welt mit ihren globalen Herausforderungen heranführen. Im Internetauftritt und in einem neuen Materialband beschreibt das Projektteam Themen aus den Bereichen »Umwelt«, »Entwicklung«, »Wirtschaft« und »Unser Lebensstil« mit Texten, Fotos und Videos. Schwerpunkte sind dabei Lebensmittelverschwendung und Fleischkonsum. Im Wettbewerb ist es Aufgabe der Schülerinnen und Schüler, zwischen Einzelthemen aus diesen Bereichen Querbezüge herzustellen.
www.vernetzte-er.de

FACE HUNGER ist eine Initiative der Deutschen Welthungerhilfe in Kooperation mit »ZEIT für die Schule«. Das Projekt richtet sich an junge Menschen und mobilisiert gegen den Hunger in der Welt. Neben Mitmachaktionen werden auch konkrete Projekte in Afrika, Asien und Lateinamerika und aus der Bildungsarbeit in Deutschland vorgestellt. Die Internetseite bietet Lehrmaterial für den Unterricht und problematisiert die Themen Lebensmittelvernichtung und Ressourcenverschwendung.
www.face-hunger.de

Das Ministerium für Klimaschutz, Umwelt, Landwirtschaft, Natur- und Verbraucherschutz des Landes Nordrhein-Westfalen hat einen **Runden Tisch »Neue Wertschätzung für Lebensmittel«** einberufen.
http://bit.ly/iP5jFS

Unter dem Titel **»Zu gut für die Tonne«** setzt sich das Bundesministerium für Ernährung, Landwirtschaft und Verbraucherschutz (BMELV) unter Leitung von Ministerin Ilse Aigner mit einer Informationskampagne gegen das Wegwerfen von Lebensmitteln ein. Den Auftakt bildete eine Fachkonferenz mit Experten aus Industrie, Handel, Gastronomie und Landwirtschaft sowie Verbraucherschützern, Vertretern von Kirchen und NGOs am 27. März 2012 in Berlin. Das Ministerium hat auch eine spezielle Internetseite mit Tipps und Hinweisen für Verbraucher erstellt. Hier finden Bürgerinnen und Bürger Wissenswertes zum Vermeiden von Lebensmittelabfällen, Einkaufshinweise, Rezepte zur Resteverwertung und Tipps zur richtigen Lagerung von Lebensmitteln.
http://bit.ly/mMTrul
www.zugutfuerdietonne.de
www.bmelv.de

Die **Universität für Bodenkultur** in Wien hat Informationen zum Forschungsthema Lebensmittel im Abfall zusammengestellt:
http://bit.ly/kqWFxP

Solidarische Landwirtschaft und Urban Gardening

Im Rahmen der **Transition-Town**-Bewegung (etwa »Stadt im Wandel«) proben seit 2006 Umwelt- und Nachhaltigkeitsinitiativen in vielen Städten und Gemeinden der Welt den geplanten Übergang in eine postfossile, relokalisierte Wirtschaft. Die Bewegung, initiiert von dem irischen Permakulturalisten Rob Hopkins, verfolgt den Umweltgedanken des »Eco-Communalism«. Angesichts schwindender Rohstoffe und negativer ökologischer Auswirkungen der Globalisierung propagiert die Initiative Ideen des regionalen bzw. lokalen Wirtschaftens sowie der Nachhaltigkeit und der wirtschaftlichen Selbstversorgung. Eine wichtige Rolle spielen dabei die Gestaltungsprinzipien der Permakultur, die es insbesondere landwirtschaftlichen, aber auch allgemeingesellschaftlichen Systemen ermöglichen sollen, so effizient und energiesparend zu funktionieren wie ein natürliches Ökosystem. 2012 umfasst die Bewegung 1000 Kommunen, Dörfer und Städte in 35 Ländern. Schwerpunkte sind: Deutschland, Österreich, Schweiz, Australien, Brasilien, Großbritannien, Irland, Kanada und USA. Der Film »Voices of Transition« von Nils Aguilar porträtiert die Bewegung.
www.transition-initiativen.de
www.transitionnetwork.org
www.voiceoftransition.org

Selbsternteprojekte und urbane Gärten schießen wie Pilze aus dem Boden. Unter »Urban Gardening« versteht man das Gärtnern auf öffentlichen Flächen inmitten der Großstadt. Bekanntestes Beispiel ist der Prinzessinengarten in Berlin-Kreuzberg. Mehr als 150 Freiwillige verwandeln seit 2009 eine ehemalige industrielle Brachfläche von über 6.000 Quadratmetern in einen blühenden Stadtgarten und produzieren Bio-Gemüse. Der Garten ist dabei mehr als nur ein Ort des Säens und Erntens, sondern auch ein Ort des kollektiven kommunalpolitischen Handelns. Die Wiederentdeckung des Nahraums und ein gemeinschaftlicher Anbau von regionalen Saisonfrüchten tritt in Widerspruch zu Vermarktungsnormen und Fast-Food-Mentalität. Die Aktivisten wollen zusammen mit Menschen aus der Nachbarschaft etwas mit ihren eigenen Händen schaffen, bewusst einen tristen Ort verändern und freie Zeit sinnvoll verbringen.
www.urbanacker.net
www.gartenpiraten.net
www.neuland-koeln.de

www.pflanzstelle.tk, Köln
www.meine-ernte.de, Bonn
www.bauerngarten.net, Berlin
www.gartenglueck.info, Overath, Rheinisch-Bergischer Kreis
www.muenchen.de/Rathaus/plan/projekte/grueng/155578/krautgaerten.html
www.sofar-d.de, Werra-Meißner-Kreis
http://prinzessinnengarten.net, Berlin
http://kidsgardenberlin.wordpress.com/garten, Berlin
www.cityfarmer.info/category/roof-garden, Vancouver, Kanada
www.cityfarmer.org, Vancouver, Kanada
www.communitygarden.org, USA & Canada
www.lebendigeerde.de, Zeitschrift für Biologisch-dynamische Landwirtschaft
www.windowfarms.org, ein System der Hydrokultur, um Pflanzen auf engem Raum, z.B. in einem Fenster, zu züchten.

Unter dem Namen **Community-supported Agriculture (CSA)** existieren seit vielen Jahren in Japan, den USA und Europa Modelle der direkten Zusammenarbeit zwischen Landwirten und Verbrauchern. Die Idee hinter CSA soll Landwirtschaft in Freiheit ohne ökonomischen Zwang ermöglichen und löst sich auch von der Geldwirtschaft: Man kauft keine einzelnen Produkte mehr, die Mitglieder der Kooperative finanzieren vielmehr den Bauern, organisieren den Wirtschaftsprozess selbstständig und verteilen die Produkte untereinander nach ihrem Bedarf. Es fallen lediglich jährliche Mitgliedsgebühren an.
www.tangsehl.de, Nahrendorf, Kreis Lüneburg, Niedersachsen
www.hofgemeinschaft-lübnitz.de, Bad Belzig, Brandenburg
www.buschberghof.de, Fuhlenhagen, Schleswig-Holstein
www.kattendorfer-hof.de, Kattendorf, Schleswig-Holstein
www.entrup119.de, Münsterland, Nordrhein-Westfalen
www.hofpente.de, Kreis Osnabrück, Niedersachsen
www.gartencoop.org/freiburg, Baden-Württemberg
www.hof-hollergraben.de, Landkreis Havelland im Land Brandenburg
www.land-und-leute.com, Landkreis Dahme-Spreewald in Brandenburg
www.gastwerke.de, Landkreis Göttingen, Niedersachsen
www.gegenseitig.de/unsere-pag/projektgruppe-karlshof.html, Landkreis Barnim, Brandenburg
www.waldgaertner.de, München, Bayern
www.solidarische-landwirtschaft.org

International:
www.csa-europe.org
www.urgenci.net, International Network URGENCI, Frankreich
www.csacenter.org, Wilson College, Pennsylvania, USA
http://newfarm.rodaleinstitute.org, Pennsylvania, USA
www.ecobusinesslinks.com/community_supported_agriculture.htm
www.localharvest.org/csa, mit Suchfunktion für USA

Kritischer Konsum

Die **Supermarkt-Initiative** ist ein Zusammenschluss von 23 Organisationen und Gewerkschaften, die sich dafür einsetzen, dass der Missbrauch der Einkaufsmacht von Lebensmittelketten aufgedeckt und begrenzt wird.
www.supermarktmacht.de

Die Initiative **»Meine Landwirtschaft – unsere Wahl«** wird von 20 Organisationen getragen, die sich mit Landwirtschaft, Ernährung, Umwelt, Naturschutz, Tierschutz, Verbraucherschutz, Gesundheit, regionaler und internationaler Entwicklung befassen. Unter dem Motto »Wir haben es satt! – Bauernhöfe statt Agrarindustrie« mobilisierte das Bündnis am 21. Januar 2012 rund 23.000 Menschen, die in Berlin gegen Lebensmittelskandale, Gentechnik im Essen und Tierquälerei in Megaställen und für eine bäuerliche ökologische Zukunftslandwirtschaft demonstrierten. Die Initiative beschäftigt sich mit den Fragen: Welche konkreten Auswirkungen hat die Gemeinsame Agrarpolitik der EU auf unser Leben? Und was hat das mit Ernährungs-Souveränität zu tun? Das Bündnis unterstützt dazu auch den Good Food March 2012, eine europaweite Aktion für eine faire und nachhaltige Lebensmittel- und Landwirtschaftspolitik.
www.meine-landwirtschaft.de

Slow Food ist eine weltweite Nonprofitorganisation von bewussten Genießern und mündigen Konsumenten, die es sich zur Aufgabe gemacht haben, die Kultur des Essens und Trinkens zu pflegen und lebendig zu halten. Dabei fördert Slow Food eine verantwortliche Landwirtschaft und Fischerei, eine artgerechte Viehzucht, das traditionelle Lebensmittelhandwerk und die Bewahrung der regionalen Geschmacksvielfalt. So bringt die Organisation Produzenten, Händler und Verbraucher miteinander in Kontakt, vermittelt Wissen über die Qualität von Nahrungsmitteln und macht auf die Weise den Ernährungsmarkt transparent. Seit Herbst 2011 macht Slow Food Deutschland gemeinsam mit dem Evangelischen Entwicklungsdienst (eed) und Brot

für die Welt unter dem Motto »Teller statt Tonne« durch Aktionen gezielt auf das Problem der Lebensmittelverschwendung aufmerksam.
www.slowfood.de

Veggiday: Die Idee eines stadtweiten fleischlosen Donnerstags kommt aus dem belgischen Gent. Einmal die Woche werden in allen öffentlichen Kantinen und Schulmensen nur fleischlose Speisen angeboten. Auch viele Restaurants beteiligen sich an der Aktion. Deutsche Veggiday-Initiativen starteten zunächst in Bremen und sind nun in mehreren Großstädten aktiv. Es geht dabei nicht nur um vegetarische Ernährung, sondern gerade auch um kommunalen Klimaschutz und Fragen einer nachhaltigen Ernährung, Gesundheit und Esskultur. Die Webseite nennt Kontakte und bietet vegetarische Rezepte, Buchtipps und Veranstaltungshinweise.
www.veggiday.de

Der **CARROTMOB** ist eine besondere Form des Smart Mobs, der klimabewusstes Verhalten positiv sanktioniert. Über Facebook und andere Social Media werden Unterstützer mobilisiert, an einem Tag bei einem vorher ausgesuchten Geschäft massenhaft einzukaufen. Der Ladenbesitzer hat zuvor seinen Willen erklärt, einen Teil seines Tagesgewinnes in eine klimagerechte Sanierung seines Betriebes zu investieren. In Köln gab es 2011 den ersten Carrotmob gegen Lebensmittelverschwendung.
www.carrotmob.org
www.berlin.carrotmob.de
www.carrotmobkoeln.org

www.utopia.de will Menschen und Unternehmen dazu bewegen, ökologisch und sozial nachhaltig zu handeln. Das 2008 gestartete Projekt gilt als größte deutsche Internetplattform im Bereich nachhaltiger Konsum.
www.bit.ly/N4YCrA »Lob der krummen Möhren«, Bausteine für Erntedank-Gottesdienste der Katholischen Landvolk-Bewegung.
www.karmakonsum.de gehört zu den bekanntesten deutschen Trendscouts für die Themen »gesunde und nachhaltige Lebensstile« und »neues Wirtschaften (CSR)«.
www.lohas.de ist eine Plattform für den ökologisch bewussten Verbraucher, der hier Angebote, Informationen und Kontakte findet.
www.bdkj.de/kritischerkonsum Die Seite Kritischer Konsum des Portals des Bundes der Deutschen Katholischen Jugend (BDKJ) bietet Infos für junge Menschen und Möglichkeiten der Vernetzung für die Jugendarbeit.
www.nabu.de/oekologischleben/essenundtrinken Der Bereich Essen & Trinken auf dem Portal des Naturschutzbund Deutschland e.V. (NABU) bietet Re-

zepte und Tipps zum Verarbeiten von Pflanzen aus der heimischen Natur sowie Infos zur Lebensmittelqualität.

www.dpsg.de/aktionen/kritischerkonsum.html Der Bereich Kritischer Konsum auf den Seiten der Deutschen Pfadfinderschaft Sankt Georg (DPSG) bietet Informationen, Arbeitshilfen und Broschüren mit praktischen Tipps.

www.halbzeitvegetarier.de Unter dem Motto »Zwei halbe Vegetarier sind auch ein ganzer!« ruft das Projekt dazu auf, sich in Paaren zusammenzuschließen und gemeinsam den Fleisch- und Fischkonsum zu halbieren – und das ohne Dogmen oder Verzicht zu predigen.

www.marmelade-fuer-alle.de ist eine Kampagne der evangelischen Landjugend für mehr Wertschätzung von Lebensmitteln.

www.oekoluege.de In seinem Buch »Die Ökolüge. Wie Sie den grünen Etikettenschwindel durchschauen« deckt Autor Stefan Kreutzberger unbequeme Wahrheiten über Ökosiegel, Sozialzertifikate und Selbstverpflichtungen der globalisierten Wirtschaft auf.

www.oeko-fair.de ist das Informationsportal der Verbraucher Initiative e.V. zum Fairen Handel. Die Initiative betreibt auch die informativen Webseiten **www.label-online.de** und **www.zusatzstoffe-online.de** sowie **www.nachhaltig-einkaufen.de.**

www.reste-essen.de hat eine Suchfunktion, um für Speisereste die passenden Rezepte zu finden.

Fairer Handel

www.forum-fairer-handel.de Das Netzwerk des Fairen Handels in Deutschland mit den vier Arbeitsbereichen: Bildungsarbeit, Grundlagen und Kriterien, Kampagnen- und Öffentlichkeitsarbeit sowie politische Arbeit.

www.transfair.org Die Seiten des Siegel-Vereins TransFair in Köln bieten Informationen zu Produzenten, Produkten und teilnehmenden Unternehmen.

www.gepa.de Die »Gesellschaft zur Förderung der Partnerschaft mit der Dritten Welt mbH« (gepa) ist der größte europäische Importeur fair gehandelter Lebensmittel und Handwerksprodukte aus den südlichen Ländern der Welt. Die Website bietet ein Verzeichnis mit regionalen Verkaufsstellen, eine Mediathek mit Filmen und ein Onlinekochbuch.

www.fairtrade.de ist das Portal der gepa und des von ihr getragenen Fairtrade e.V. zur Erläuterung des Fairen Handels und seiner Akteure.

www.weltladen.de ist das Portal des Weltladen-Dachverbandes, in dem rund 1000 unabhängige Weltläden in Deutschland zusammengeschlossen sind.

Freeganismus, Containern und Konsumverweigerung

www.containern.de ist ein Internetforum für Meinungsaustausch, Diskussionen, Tipps und Anregungen rund um das Thema »Mülltauchen« bzw. »Dumpster Diving« oder auch »Containern«.
www.dumpstern.de ist ein Blog mit Beiträgen zum Thema Lebensmittelverschwendung.
www.autoorganisation.org ist ein Wiki mit Sammlung zu Projekten und Ideen rund um Selbstorganisation und die damit verbundenen Vorstellungen einer anderen Welt – ohne Lohnarbeit und andere von Zwang geprägte Umgangsweisen miteinander.
www.freegan.at erklärt Freeganismus als Absicht, den negativen Einfluss des Einzelnen auf die Umwelt, die Tierwelt und das menschliche Leben durch eine weitgehende Verweigerung der Teilnahme an einer kapitalistischen Volkswirtschaft zu verringern.
www.foodnotbombs.net ist das »Internet-Hauptquartier« der internationalen Bewegung FOOD NOT BOMBS. Die Gruppen sammeln weltweit Nahrung von Märkten und Produzenten ein, die nicht mehr zum Verkauf geeignet ist. Daraus wird in der Regel vegetarisches und veganes Essen bereitet, das an öffentlichen Plätzen an Passanten, Obdachlose, Touristen etc. verteilt wird.
www.trashwiki.org ist ein englischsprachiges Wiki von und für »Mülltaucher« und Freeganer mit Artikeln, Veranstaltungshinweisen und praktischen Tipps. Für Dresden findet man hier sogar eine Landkarte mit Markierungen für die besten Gelegenheiten zum »Containern«: **http://trashwiki.org/en/Dresden.**
http://groups.yahoo.com/group/container_berlin ist ein E-Mail-Verteiler, um sich zum gemeinsamen »Containern« in Berlin zu verabreden und Tipps auszutauschen.
www.de.freecycle.org ist ein weltweites Netzwerk, das den Austausch kostenlos abzugebender Gegenstände organisiert. Was für den einen wertlos geworden ist, kann ein anderer vielleicht noch gut gebrauchen. Mit Freecycle kann man zu verschenkende Sachen anbieten oder suchen.

Regionale Wirtschaftskreisläufe und Gemüsekisten

www.tag-der-regionen.de Der Aktionstag findet seit über zehn Jahren bundesweit am Erntedanksonntag statt, mit Unterstützung der beiden großen Kirchen.
www.marketingverein-metropolregion.de/index.php?id=2047 Der Marketingverein der Metropolregion Nürnberg unterstützt die Vermarktung regionaler Produkte.
www.raum-energie.de Das »Institut Raum & Energie« plant die nachhaltige Entwicklung für Städte und Regionen.

Gemüseabos beliefern Haushalte mit frischem Obst und Gemüse direkt von Erzeugern aus der nahen Umgebung:
www.gemuesekiste.de mit Suchfunktion für jedes Bundesland
www.gemuesekiste.com, Region Hannover/Hildesheim
www.gemuesetuete.de, Region Rhein/Ruhr und Rhein/Sieg
www.diegemuesekiste.de, Großraum Frankfurt a.M.
www.rollende-gemuesekiste.de, Großraum Ulm, Augsburg, München

Ein Blick über den Tellerrand: Was tut sich in Europa?

In **Großbritannien** wird seit etwa 2007 intensiv über das Thema Lebensmittelverschwendung diskutiert. Der Ursprung der Debatte ist ein Programm der Regierung: »**Waste & Resources Action Programme« (WRAP),** das nicht nur Studien durchführt, sondern auch Kampagnen lanciert, die bis in die Dörfer hineinwirken. Wettbewerbe mit dem »Women's Institute« (dem britischen Landfrauenbund) oder die iPhone-App »Love food hate waste« haben das Thema landesweit bekannt gemacht. So erreichten die Briten in fünf Jahren, dass die Verbraucher 15 Prozent weniger Lebensmittel wegwerfen. Doch damit will sich die britische Regierung nicht zufriedengeben: Sie verfolgt jetzt die Strategie, mittels »freiwilliger« Vereinbarungen die Wirtschaft zu Anstrengungen zu zwingen: Wird die Zielmarke bei der Müllreduzierung verfehlt, drohen Strafzahlungen.
www.wrap.org.uk

FUSIONS (Food Use for Social Innovation by Optimising Waste Prevention Strategies) ist ein Netzwerk, das vorhandenes Wissen gegen Lebensmittelverschwendung zusammentragen will. Beteiligte Einrichtungen sind u.a.: die niederländische Universität Wageningen, Universität Bologna, FAO (Food and Agriculture Organization) der Vereinten Nationen, INRA (Institut national de la recherche agronomique) in Frankreich, SIK (Schwedisches Institut für Lebensmittel- und Biotechnologie), BOKU (Universität für Bodenkultur) Wien, die türkische Hacettepe-Universität. Den deutschen Beitrag liefert das Life Science Center der Universität Hohenheim.
https://klimawandel.uni-hohenheim.de/projekt/fusions

Das irische **Cork Institute of Technology** unterhält eine Website mit vielen praktischen Tipps und Informationen rund um die Abfallvermeidung der epa (Environmental Protection Agency).
www.greenhome.ie
www.stopfoodwaste.ie

Stop Wasting Food ist Dänemarks größte private Bewegung gegen Lebensmittelmüll. Es handelt sich um eine gemeinnützige NGO, die von Verbrau-

chern für Verbraucher geschaffen wurde. Sie will das öffentliche Bewusstsein über Lebensmittelmüll durch Kampagnen, Öffentlichkeitsarbeit, Presseveröffentlichungen, Diskussionen, Debatten, Veranstaltungen und andere Informationskanäle erhöhen. Unterstützt wird die Bewegung von mehreren Tausend dänischen Verbrauchern, den Mitgliedern des dänischen Parlaments, Mitgliedern des Europäischen Parlaments, Prominenten und Spitzenköchen.
www.stopspildafmad.dk/inenglish.html

Die europäische Kampagne **Green Cook** gegen Lebensmittelabfälle vernetzt in einem breit gefassten Ansatz die Themen Gesundheit, soziale Aktionen und wirtschaftliche Entwicklung miteinander. Ziel ist es, eine neue Dynamik unter allen Lebensmittelakteuren zu schaffen und Nordwesteuropa zum Vorreiter gegen Lebensmittelverschwendung zu machen. Beteiligt sind u.a. Gastronomieverbände wie Eurotoques und De Proeftuinen, die Region Nord-Pas-de-Calais, die Brüsseler Organisation CRIOC (Centre de recherche et d'information des organisations de consommateurs), die Universität Wageningen und das Institut für Siedlungswasserbau, Wassergüte- und Abfallwirtschaft der Universität Stuttgart.
www.green-cook.org

Das niederländische **Studio Baan** will »hässlichen« Lebensmitteln eine zweite Chance geben. Die Initiative bringt Obst und Gemüse, die nicht in Form und Farbe der Norm entsprechen, auf den Markt und vernetzt dazu Erzeuger, Logistikpartner und Kunden wie Kindertagesstätten, Krankenhäuser, Einrichtungen der Gemeinschaftsverpflegung und große Supermarktketten.
www.uglyfood.nl

The People's Supermarket wurde 2010 in London nach einem Galadiner des Kochs Arthur Potts Dawson gegründet. Die Bestandteile des Diners stammten ausschließlich aus dem Müll von Supermärkten. The People's Supermarket wird von den Kunden selbst verwaltet und verarbeitet Reste im angeschlossenen Bistro. Mittlerweile gehören rund 1.000 Mitglieder der Kooperative an.
www.thepeoplessupermarket.org

Approved Food ist ein Online-Shop, der auf den Verkauf von trockenen Lebensmitteln spezialisiert ist, die nahe dem Mindesthaltbarkeitsdatum sind oder es bereits überschritten haben.
www.approvedfood.co.uk

Bei **Prewaste** handelt es sich um eine Initiative der Europäischen Union zur Abfallvermeidung in Städten und Regionen. Sie liefert Richtlinien für die Planung, Umsetzung und Überwachung regionaler Abfallvermeidungsstrate-

gien. Die Initiative nennt 20 Good-practise-Beispiele der Abfallvermeidung und bietet ein Webtool »Effizienz und Kontrolle« zur Bewertung der Abfallvermeidung. Zu den guten Beispielen zählt auch eine mehrstufige Kampagne aus Schweden, die 2009 startete: In jeweils zwei- bis dreiwöchigen Perioden wurden die weggeworfenen Lebensmittel der Grund- und weiterführenden Schulen der Gemeinde Karlskrona gewogen. Basierend auf den Ergebnissen wurden die Lehrer und das Küchenpersonal durch Plakate, Broschüren, Medien und andere Informationen zum Thema: »gut essen – sich wohlfühlen, mehr Gemüse essen und nicht einfach Lebensmittel wegwerfen« unterstützt.
www.prewaste.eu

Appetite for Action betreibt eine kostenlose Website für Grundschulen in Großbritannien und Irland. Das angebotene Lehrmaterial, die Filme, Merkblätter über Aktivitäten und Ideen zur Vermeidung von Lebensmittelmüll und dem Selbstanbau von Obst und Gemüse fokussieren das Thema Nachhaltigkeit in Bezug auf Ernährung. Gesponsert wird die Seite vom Fernsehsender Sky und dem gemeinnützigen Verein Global Action Plan.
http://schools.appetieforaction.org.uk/about

Das niederländische **LEI Wageningen University & Research Centre** liefert vorbereitende Arbeiten zur Sensibilisierung zum Thema Lebensmittelabfall für einen Zwei-Jahres-Bildungsplan über alle Ebenen des Bildungswesens.
www.lei.wur.nl

Der **Plan de Prévention et de Gestion des Déchets** ist ein Wettbewerb für französische Schulen zum Thema Abfallvermeidung. Die Schulen entwerfen selbst einen Plan zur Abfallvermeidung. Veranstalter ist der Conseil général des Landes.
www.preventiondechets40.net/index.php/ppd/horizontal/Actualites

Taten statt warten – Nachwort von Brigitte Behrens, Geschäftsführerin Greenpeace e.V.

Entsetzlich? Ekelig? Gruselig? Man weiß gar nicht, welches Adjektiv am besten beschreibt, was in Buch und Film zu lesen und zu sehen ist. Sachlich zu bleiben erscheint kaum möglich. »Die Essensvernichter« ist eine Enzyklopädie der globalen Lebensmittelverschwendung – ein Kompendium des fehlenden Respekts vor unseren Lebensgrundlagen, des Raubbaus an Natur und Umwelt, der Auswirkungen des Lebens der globalen Mittel- und Oberschicht auf Kosten von Millionen Menschen in Schwellen- und Entwicklungsländern. Für diese engagierte Darstellung gebührt Valentin Thurn und Stefan Kreutzberger großer Dank!

Darstellungen von Lebensmittelskandalen, von den Negativseiten ihrer industriellen Produktion, von sinnloser Verschwendung rufen in aller Regel laute Empörung hervor – führen aber selten zu konsequenten Änderungen. Die Aufregung ist schnell verpufft. Naive Vorstellungen vom Schlaraffenland und Überangebote aller Art sorgen dafür, dass Verschwendung, Raubbau und Zerstörung weiterlaufen und Verfettung und Zivilisationskrankheiten zunehmen. Machen wir endlich Schluss damit nach der Greenpeace-Devise: Taten statt warten!

Mit den Lebensmitteln, die in Europa vernichtet werden, könnten die Hungernden der Welt zweimal ernährt werden. Allein das ist Wahnsinn. Wahnsinnig kann es auch machen, wenn man die Realität in den Entwicklungsländern selbst gesehen hat. Mitte der 1990er-Jahre war ich in Guatemala unterwegs. Das Land ist eine grüne Oase, in den fruchtbaren Tälern wird in großem Stil Gemüse angebaut – Edelgemüse für den Export in die USA. Und an den Berghängen Kaffeeplantagen –

ebenfalls für den Export. Das Gros der Bevölkerung aber lebt in Armut, bestellt die Felder barfuß und mit Pestizid-Sprühsäcken auf dem Rücken – und geht mit entzündeten Ausschlägen an Händen und Füßen nach unerbittlich langen Arbeitstagen hungrig nach Hause. Das von ihnen gezogene Gemüse wandert in die USA und dient dort nicht als Grundnahrungsmittel, sondern – wie z. B. die Zuckererbsen – lediglich als Dekoration. Kaffee gibt es in den ländlichen Gebieten von Guatemala nicht zu trinken – alles geht ins Ausland. Denken wir an dieses Elend, wenn wir das nächste Mal einen Latte macchiato trinken?

Wir Menschen in den Industrieländern sind nicht hilflos. Wir können uns informieren und unsere Kaufentscheidungen bewusst treffen. Wir haben die Möglichkeit, Druck auszuüben und damit Veränderungen herbeizuführen. Wie wir essen und wie wir mit Lebensmitteln umgehen, das sind zweifelsohne politische Handlungen geworden. Ob wir es wahrhaben wollen oder nicht – unsere privaten Entscheidungen haben gravierende Folgen, positive wie negative, für Mensch und Umwelt. Deshalb müssen wir unsere Ernährungsgewohnheiten rigoros überprüfen: Was ist wirklicher Genuss ohne Reue und ohne schlechtes Gewissen?

Ein angemessener Umgang mit Lebensmitteln hängt eng zusammen mit anderen globalen Umweltproblemen, an deren Beseitigung Greenpeace seit 40 Jahren mit weltweiten Kampagnen arbeitet. Der Kampf gegen den Klimawandel zum Beispiel: Für rund 17 bis 32 Prozent der Treibhausgase (Methan, Lachgas und CO_2) ist die Landwirtschaft verantwortlich. Industrielle Landwirtschaft mit hohem Einsatz von Düngemitteln sowie stetig steigender Fleischproduktion treiben den Klimawandel voran – von der Auslaugung der Böden, von Bodenerosion, Abholzung von Urwäldern für neue Anbau- und Weideflächen, Verseuchung von Trinkwasser ganz abgesehen. Wenn wir den weltweiten Temperaturanstieg unter zwei Grad Celsius halten wollen, dann muss der Treibhausgasausstoß ab 2015 weltweit real sinken! Der Ausbau ökologischer und nachhaltiger Landwirtschaft ist ein aktiver und notwendiger Beitrag zum Klimaschutz, genauso wie die individuelle Einschränkung unseres Fleischverzehrs.

Ein gewaltiges Problem ist unser Fischkonsum. Ist der Fisch erst einmal auf dem Ladentisch, landet der nicht mehr frische Rest ziemlich schnell auf dem Müll. Die Katastrophe nimmt aber schon vorher ihren Lauf: bis zu 80 Prozent Beifang, der tot wieder ins Meer geworfen wird. In Europa sind fast 90 Prozent der kommerziell genutzten Bestände überfischt. Neun von zehn Kabeljaus werden gefangen, bevor sie zum ersten Mal laichen. 30 Prozent der Fischarten werden sich nicht mehr erholen, selbst wenn jetzt die Jagd nach ihnen eingestellt würde. Wir aber haben uns daran gewöhnt, zu jeder Zeit Fisch essen zu können. Die Antwort der Industrie: Vergrößerung der Netze, stärkere Motorenleistung sowie der »Export« der Überfischung in die Gewässer von Entwicklungsländern, z. B. vor den Küsten Westafrikas. Und damit die Verschärfung des Hungers dort. Greenpeace fordert: 40 Prozent Meeresschutzgebiete weltweit. Dies erreichen wir nur durch internationale Vereinbarungen und Gesetze. Verstöße müssten aber auch geahndet werden, wenn die Vereinbarungen nicht umgesetzt werden. Unsere Kampagne gegen zerstörerische Fischereipraktiken, gegen zu hohe Fangquoten, gegen illegale Fischerei und für die Einrichtung von echten Meeresschutzgebieten läuft weltweit. Und für den Verbraucher zeigt unser Fischratgeber, welcher Fisch mit gutem Gewissen (noch) gegessen werden kann.

Unser Planet ist kein Discounter, in dem man sich nach Belieben bedienen kann, ohne auf die Konsequenzen zu achten. Jeder Mensch hat das Recht auf eine gesunde Umwelt, Zugang zu sauberem Trinkwasser und ausreichender gesunder Nahrung sowie auf Bildung und faire Lebenschancen. Wir können durch eine vernünftige Lebensführung dazu beitragen. Denken Sie daran, wenn Sie Ihre Einkäufe planen, in Ihr Brötchen beißen oder Ihren Joghurt umrühren. Und handeln Sie!

Danksagung

Unser besonderer Dank gilt:

Film und Fernsehen:
Angelika Wagner, Andrea Ernst und Jutta Krug (WDR),
Dirk Neuhoff und Patricia Schlesinger (NDR),
Babeth M. VanLoo (BOS), Axel Arnö (EBU), Peter Symes und
Amanda Theunissen (Documentary Campus Masterschool),
Stephan Winkler und Miriam Pflüger (W-Film Distribution)

Organisationen:
Marlis Lindecke und Julia Sievers (GIZ), Ursula Hudson und
Andrea Lenkert-Hörrmann (Slow Food Deutschland),
Francisco Mari und Stig Tanzmann (EED),
Jürgen Knirsch und Martin Hofstetter (Greenpeace),
Wolfgang Jamann (Welthungerhilfe), Dr. Helmut Röscheisen (DNR),
Gerd Häuser (Bundesverband Deutsche Tafel),
Sabine Werth und Stephan Buchheim (Berliner Tafel),
Johannes Küstner (Brot für die Welt),
Andrea Segrè (Last Minute Market)

Recherche und Texte zu Buch und Film:
Karin de Miguel Wessendorf, Daniela Baum, Britta Dombrowe,
Peter Dörrie, Thomas Hartmann, Lauren Mityorn, Caroline Nokel,
Sebastian Engbrocks, Yvonne Miehlke

Grafik:
Sylvia Kautz, Julia Kontor

Filmrecherche:
Pochi Tamba Nsoh (Kamerun), Susanne Steffen (Japan), Hans-Günther Krauth (Japan), Stephan Müller (USA), Raphaele Benisty (Frankreich)

Kulinarische Beratung:
Wam Kat, Alf Wagenzink, Milenko Gavrilovic

Kreative Unterstützung:
Petra Dziubek, Jörg Weber, Martin Block, Günter Wallraff

Mülltaucher:
Hanna Poddig, Pirkko Bell, Frederik und Christof, Robert und Gerhard

und allen Interviewpartnern, die uns mit ihren Erfahrungen und Einschätzungen geholfen haben.

Stellungnahmen der Einzelsachverständigen Stefan Kreutzberger und Valentin Thurn in der 68. Sitzung des Ausschusses für Ernährung, Landwirtschaft und Verbraucherschutz zur Öffentlichen Anhörung zum Thema »Lebensmittelverschwendung«

Montag, den 23.04.2012

Sitzungssaal: E.200, Paul-Löbe-Haus, Berlin

Fragenkatalog der fünf Fraktionen

Frage 1: Über den Umfang der Lebensmittelverschwendung im deutschen Einzelhandel bezieht sich die Bundesregierung weitgehend auf brancheneigene Daten. Diese geben eine sehr geringe Wegwerfrate an. Andere Ermittlungen ergeben deutlich höhere Abfallmengen. Wie erklären Sie das offenkundige Missverhältnis, und welche einzelnen Faktoren (Marktkonzept, Personaleinsatz, Wettbewerbsstrategien, technische und logistische Voraussetzungen, Werbung, Öffnungszeiten etc.) können im Einzelhandel zur Vernichtung bzw. Verschwendung von Lebensmitteln führen?

Frage 2: Nach Angaben der Bundesregierung fällt der größte Teil der Lebensmittelverschwendung bei den Verbraucherinnen und Verbrauchern an. Inwieweit muss Handel und Lebensmittelindustrie eine Mitverantwortung gegeben werden, wenn private Haushalte Kaufentscheidungen treffen, die zu unnötigen Lebensmittelabfällen führen, und wie kann verhindert werden, dass Verbraucherinnen und Verbraucher z.B. durch aggressive Werbung, XXL-Formate, geschickte Platzierung und Ausnutzung der Alltagssituation (Zeitmangel, Stress, Einkauf mit Kindern, etc.), zu unnötigen Einkäufen verleitet werden?

Frage 3: Welche Vorteile bzw. Nachteile erwarten Sie von der Abschaffung aller Güteklassen und Vermarktungsnormen und wie bewerten Sie diesbezüglich Vorgaben für landwirtschaftliche Erzeugnisse durch einzelne Unternehmen?

Frage 4: Welchen Anteil hat nach Ihrer Auffassung die Landwirtschaft an der Vernichtung bzw. Verschwendung von Lebensmitteln (bitte einzelne Ursachen erläutern) und welche Maßnahmen sowie Anbau- bzw. Erzeugungsformen können die Wegwerfrate vermindern?

Frage 5: Inwieweit ist die Studie der Bundesregierung über die Ermittlung der weggeworfenen Lebensmittelmengen tatsächlich geeignet, die Gründe der Lebensmittelverschwendung in den einzelnen Bereichen der Lebensmittelkette zu bewerten und wirksame Maßnahmen gegen die Vernichtung bzw. Verschwendung von Lebensmitteln zu entwickeln?

Frage 6: Worin sehen Sie die größten Schwierigkeiten bei der genauen Erfassung von Daten zur Menge von Lebensmittelabfällen?

Frage 7: Sehen Sie einen Unterschied zwischen dem Lebensmittelabfallaufkommen im städtischen und ländlichen Raum?

Frage 8: Halten Sie eine Modifizierung des Mindesthaltbarkeitsdatums oder dessen gesetzliche Vorgabe (z.B. für bestimmte Produktgruppen wie Dauerwaren) für geeignet, das Anfallen von Lebensmittelabfällen signifikant zu verringern?

Frage 9: Welchen Einfluss haben die Handelsnormen auf das Wegwerfen von Lebensmitteln, welche Auswirkung hatte die Abschaffung von Handelsnormen in den letzten Jahren und was geschieht mit Lebensmitteln, die nicht den vorgegebenen Normen entsprechen?

Frage 10: Wie bewerten Sie die Vorschläge, die in der Studie der Universität Stuttgart für die einzelnen Branchen vorgeschlagen werden, hinsichtlich ihrer Durchführbarkeit, Kosten für die Akteure und Auswirkung auf das Abfallaufkommen?

Frage 11: Da es auch in anderen Ländern vergleichbare Studien zur Ermittlung von Lebensmittelabfällen gab, welche Konsequenzen wurden dort gezogen und welche Maßnahmen zur Vermeidung von Lebensmittelabfällen eingeleitet und falls bereits vorhanden, mit welchen Ergebnissen?

Frage 12: Welche Konzepte zur Reduzierung von Lebensmittelabfällen in der Produktions- und Vertriebskette halten Sie für denkbar?

Frage 13: Was kann der Verbraucher zur Reduzierung von vermeidbaren Lebensmittelabfällen beitragen?

Frage 14: Sehen Sie einen Zusammenhang zwischen der Menge der Lebensmittelabfälle in Deutschland und der Hungerproblematik in Entwicklungsländern?

Frage 15: Gibt es Handlungsbedarf seitens des Gesetzgebers, um die Verwertung von Lebensmitteln in der Gastronomie zu optimieren?

Frage 16: Welche Vorschläge haben Sie, insbesondere unter Berücksichtigung von erfolgreichen Ansätzen in anderen Ländern und den Vorschlägen im Antrag der SPD-Fraktion auf der Bundestagsdrucksache 17/7458, um gegen die Lebensmittelverschwendung auf den verschiedenen Stufen der Produktionskette vorzugehen?

Frage 17: Wie könnte eine Gesamtstrategie gegen Lebensmittelverschwendung aussehen, die die Verlagerung der Verantwortlichkeit für die Verschwendung innerhalb der Kette (vom Handel auf die Zulieferer; von der Landwirtschaft auf den Handel; von der Lebensmittelindustrie auf den Handel sowie auf die Verbraucher usw.) verhindert und alle Beteiligten in eine systematische Problemlösung einbindet?

Frage 18: Was könnte eine gesetzliche Verpflichtung zur Reduzierung der Abfälle zur Problemlösung beitragen, und wie müsste sie – auch unter Berücksichtigung von Erfahrungen in anderen Ländern – ausgestaltet sein?

Frage 19: Welche Untersuchungen oder Erfahrungswerte zum Einfluss des Mindesthaltbarkeitsdatums auf das Wegwerfverhalten der Verbraucher sind Ihnen bekannt und wie bewerten Sie vor diesem Hintergrund die vom Ministerium gemeinsam mit dem Lebensmittelhandel gestartete Aufklärungskampagne zum MHD?

Frage 20: Welche gesetzlichen Auflagen stehen einer Weiterverwertung oder Weitergabe von Lebensmitteln an Dritte im Weg und könnten ohne Abstriche bei der Lebensmittelsicherheit gestrichen werden?

Frage 21: Welche Möglichkeiten und Potenziale sehen Sie, um das Wegwerfen von Lebensmitteln durch die Optimierung von Prozessen und Schnittstellen auf allen Stufen der Wertschöpfungskette zu minimieren, und welche Vorgaben und Anreize könnten hier durch die Politik gesetzt werden?

Frage 22: Welche Maßnahmen halten Sie für am geeignetsten, um die Wertschätzung für Lebensmittel in der gesamten Kette vom »Acker bis zum Teller« zu erhöhen, und welche Erwartungen und Forderungen haben Sie diesbezüglich an Politik und Wirtschaft?

Frage 23: Welche Chancen und Potenziale sehen Sie in einer Neuausrichtung der EU-Agrarpolitik, bei der die Stärkung regionaler Wirtschaftskreisläufe und nachhaltiger Lebensmittelerzeugung im Vordergrund stehen und nicht die Subventionierung von Intensivierung und Exportorientierung?

Frage 24: Halten Sie eine Überprüfung des Konzepts des Mindesthaltbarkeitsdatums und Regelungen zur Festlegung des Mindesthaltbarkeitsdatums anhand wissenschaftlicher Erkenntnisse und Leitlinien bezüglich des tatsächlich zu erwartenden Verfallsdatums der Lebensmittel für sinnvoll und notwendig?

Frage 25: Welche ökologischen, ökonomischen und sozialen Auswirkungen sind mit den Lebensmittelabfällen auf den verschiedenen Stufen der Wertschöpfungskette verbunden und welche Empfehlungen lassen sich daraus bezüglich des Managements von Lebensmitteln und Lebensmittelabfällen ableiten?

Stellungnahme des Einzelsachverständigen Stefan Kreutzberger (Politikwissenschaftler, Journalist, Autor)

I. Aspekt Einzelhandel

Antwort auf Fragen 1 und 2:

Der Lebensmitteleinzelhandel (LEH) in Deutschland teilt sich vom Absatz her hälftig in klassische Supermarktfilialen und Ketten nach dem Discountprinzip. In der Branche hat eine hohe Konzentration auf wenige Player stattgefunden, die in einem harten Konkurrenzkampf um Marktanteile stehen. Hieraus folgen Preisdumpingschlachten und ein Zwang zu hohem Warendurchsatz und immer wieder neuen Produktkreationen. Die Verbraucher werden dabei gezielt durch Billig- und Rabattangebote angesprochen und beworben und mittels ausgefeilter Marketingmethoden zu oftmals unnötigen Käufen verleitet. Hersteller und Handel entwerten unsere Lebensmittel seit Jahrzehnten durch solche Niedrigpreise, aggressive und irreführende Werbung und Warenverpackungen im ›XL-Format‹. Die Angebotsfülle von stark verarbeiteten Fast-Food- und Convenience-Produkten und eine völlig intransparente Warenherstellung tragen darüber hinaus zur Entfremdung gegenüber natürlichen Lebensmitteln und ihrer Verarbeitung bei.

Da die einzelnen Gewinnmargen im LEH gering sind, lassen sich die trotzdem hohen Erlöse der Branche nur durch ein strenges Kostendiktat beim Einkauf, Massenabsatz und Niedriglöhne erzielen. Makellose Qualität und Frische sowie ein großes Warensortiment mit immer vollen Regalen sind für die klassischen Supermärkte der entscheidende Wettbewerbsunterschied gegenüber den Discountern. Die Verlängerungen der Ladenöffnungszeiten in den letzten Jahren bis teilweise Mitternacht haben das Problem des ständig verfügbaren Warenangebotes noch weiter verschärft.

Das Image der Sauberkeit und Top-Qualität lässt keinen Platz für Gewelktes, nicht der gewohnten Norm Entsprechendes und für Abfälle. Daher wird dieser Bereich sehr wohl erfasst, aber systematisch ausgeblendet und kleingerechnet. Der Bundesverband des Deutschen Lebensmittelhandels und das von ihm beauftragte Marktforschungsinstitut behaupten durchweg, dass die Supermärkte nur rund ein Prozent des Warenwertes abschreiben müssten. In diese Gesamtbetrachtung geht aber auch Unverderbliches wie hochpreisige Alkoholika genauso ein wie Waschmittel, Zahnpasta und Zeitschriften etc. Ausgesonderte Lebensmittel, die nicht in der Tonne entsorgt und an karitative Einrichtungen wie die Tafeln weitergegeben werden, erscheinen in dieser Betrachtung nicht als Müll. Nach Angaben der Tafeln sind hiervon allerdings nur 30 bis 40 Prozent für die Verteilung geeignet, der größere Teil kann als Müll bezeichnet werden. Diesen müssen die Tafeln in vielen Fällen aber abnehmen und auf eigene Kosten entsorgen.

Ein weiterer, nicht zu unterschätzender Aspekt der Lebensmittelvernichtung bei Produktion, Transport und Handel betrifft einen erforderlichen Arbeitseinsatz zur Aussonderung und Neuverpackung bei Transport- oder Lagerschäden. In hochverdichteten und intensiven Arbeitsabläufen ist dies schlicht nicht vorgesehen und wäre viel zu aufwendig und kostentreibend. Das führt regelmäßig palettenweise zur kompletten Vernichtung von beispielsweise eingeschweißten Marmeladengläsern im Sechserpack, obwohl nur ein Glas defekt ist. Das Gleiche gilt analog für abgepacktes Obst und Gemüse.

Meines Erachtens sind daher die von der Branche selbst zugegebenen Zahlen nicht zutreffend, da viel zu niedrig angesetzt. Daher stimmen auch die Gewichtungen der vom BMELV in Auftrag gegebenen Studie nicht. Wenn man den gesamten – bislang in der Studie noch nicht untersuchten und erfassten – Bereich Landwirtschaft mit einbezieht und den tatsächlichen Anteil des Groß- und Einzelhandels in ähnlicher Größe wie die Industrie (17 Prozent) gewichtet, dann verschiebt sich das Bild in zweierlei Hinsicht: Die Gesamttonnenzahl der Lebensmittelabfälle wächst dann von unterstellten 11 Mio t/a auf realistische 15 Mio t/a und der größere Anteil an der Lebensmittelverschwendung fällt dann nicht mehr auf die privaten Haushalte. Er dürfte »nur noch« bei rund 45 Prozent liegen.

II. Aspekt Normen und Güteklassen

Antwort auf Fragen 3, 4 und 9: Fakt ist, dass bereits auf dem Feld vor der Ernte massenhaft gute Lebensmittel aufgrund nicht lukrativer Vermarktungsmöglichkeiten untergepflügt werden. Dieses Gemüse, Kartoffeln, Getreide und Obst gehen erst gar nicht in die Lebensmitteldefinition ein, da nicht geerntet. Nach der Ernte wird krummes und nicht einheitlich gewachsenes oder »falschfarbiges« Gemüse und Obst weiter fleißig ausgesondert. Vom Handel selbst gesetzte und erzwungene Normen sind zum großen Teil dafür verantwortlich. Seit der Streichung von (vom Handel und der Industrie einst geforderten) Normen für 26 landwirtschaftliche Erzeugnisse in der EU Mitte 2009 hat sich an dieser Praxis auch nicht viel geändert. Wenn jetzt für weitere zehn Erzeugnisse (die allerdings 75 Prozent des Handelswertes ausmachen) die Normen gestrichen werden sollten, ist das kein Garant dafür, dass sich grundsätzlich etwas ändert. Der Handel wird weitermachen wie gewohnt – es sei denn, der Verbraucher verlangt explizit danach.

Eine Einteilung in Güteklassen halte ich für sinnvoll, wenn allerdings die Kriterien geändert werden: Rein optische Gesichtspunkte sagen nichts über die wirkliche Güte eines Apfels oder einer Tomate aus. Hier sollten Kriterien wie Nährwerte, Inhaltsstoffe und Anbaukriterien (regional, biologisch etc.)

Berücksichtigung finden. Als gut und gesund empfundene Nahrungsmittel werden auch weniger weggeworfen.

III. Aspekt Studien und Erhebungen

Antwort auf Fragen 5 und 10: Wie bereits oben ausgeführt, sind die Zahlenangaben der Studie nur immanent zu verstehen und geben ein verzerrtes Bild der Realität wieder. Hauptgrund hierfür ist das Ausklammern des gesamten landwirtschaftlichen Bereichs mit geschätzten 15 bis 17 Prozent Anteil, der erst in Zukunft wissenschaftlich untersucht werden soll. Darüber hinaus verlässt sich die Studie größtenteils ungeprüft auf die eigenen – viel zu niedrig gerechneten – Angaben von Industrie und Handel.

Hilfreich ist hingegen die systematische Herausarbeitung der Hauptursachen für die Entstehung von Lebensmittelabfällen in den untersuchten Bereichen sowie die Aufstellung von vermeidbaren und teilweise vermeidbaren Lebensmittelabfällen auf der Ebene der privaten Haushalte. Die grundlegenden Empfehlungen der Studie zu den einzelnen Bereichen bergen darüber hinaus einige gute und rasch umsetzbare Vorschläge zur Reduzierung des Müllberges. Die Einrichtung von runden Tischen (wie bereits in NRW praktiziert) und überhaupt eine stärkere Transparenz und öffentliche Diskussionsmöglichkeiten können zu einer Versachlichung der Diskussion beitragen.

Antwort auf Frage 6: Die systematische Erfassung der Lebensmittelabfälle ist – anders als bspw. in England, den USA und Österreich – bislang in Deutschland nicht wissenschaftlich betrieben worden. Das rächt sich nun. Darüber hinaus verließ man sich auf Schätzungen und freiwillige Angaben von Verbänden und Interessengruppen. Da Überproduktion, Fehlplanung und folgende Vernichtung von Lebensmitteln und entsprechende Müllmengen bei keiner Gruppe ein beliebtes Thema darstellen und moralisch-ethisch negativ besetzt sind, wird bewusst ausgeblendet, negiert und schöngerechnet.

Antwort auf Frage 7: Mir bekannte Studien und Meinungsumfragen und eigene Recherchen belegen, dass bei privaten Haushalten in ländlichen Regionen und Kleinstädten weniger weggeworfen wird als in Mittel- und Großstädten. Der nähere Bezug zur landwirtschaftlichen Produktion, eigener Anbau im Garten und mehr familiär geprägte Traditionen sind hierfür ausschlaggebend. Eine Entfremdung gegenüber den ursprünglichen Nahrungsmitteln ist hier noch nicht so weit fortgeschritten.

IV. Aspekt MHD

Antwort auf Fragen 8, 19 und 24: Das von der Industrie in Absprache mit dem Handel unkontrolliert vergebene MHD wird vom größten Teil der Verbraucher missverstanden, bzw. ihm sind die Vergabekriterien und die damit zusammenhängenden haftungsrechtlichen Fragen nicht bekannt. Es wird in der Regel mit einem Verbrauchsdatum gleichgesetzt. Der Begriff »Haltbarkeit« im Wort ist irreführend und meint tatsächlich nur eine »Zustandsgarantie«. Die englische Bezeichnung »best before« trifft das eher. Das MHD darf laut Vorschrift eben nur für verpackte Produkte vergeben werden, die nach Erreichen noch länger haltbar sind und im Gegensatz zum Verbrauchsdatum nicht die Gesundheit gefährden. Das ist dem Verbraucher aber jahrelang nicht bekannt gemacht worden. Dies belegen Studien der Uni Wien ebenso wie vom WRAP-Institut in England. Die neuere NRW-Studie behauptet hingegen, dass der Verbraucher in Deutschland zum größten Teil richtig über das MHD und das Verbrauchsdatum aufgeklärt sei. Diese Befragungen sind allerdings erst nach den großen medialen Berichterstattungen zum Thema seit Herbst 2010 bis Ende 2011 erfolgt. Diese Studie belegt darüber hinaus aber auch, dass das MHD vom Handel als bewusstes Steuerungsinstrument im Warenumschlag verwendet wird. Hier ist Transparenz und Kontrolle gefordert.

Eine Verbraucheraufklärung halte ich immer für richtig und wichtig. Von daher begrüße ich die vom Ministerium und vom Handel Ende März gestartete Kampagne ausdrücklich. Allerdings darf damit nicht die Diskussion beendet werden und der Verbraucher als der (vermeintliche) Hauptverursacher angesehen werden. Die Industrie muss offenlegen, nach welchen Kriterien sie das MHD vergibt, und eine entsprechende öffentliche Kontrolle zulassen.

Zur besseren Unterscheidung für den Verbraucher sollte konsequenterweise das Verbrauchsdatum deutlich rot hervorgehoben werden und das MHD beispielsweise gelb.

Neuere und bessere Indikatoren wie »intelligente« Folien, die mit Farbveränderung einen Verderb anzeigen, oder RFID-Chips, die Auskunft über die Schwankungen der Kühlkette geben, sollten in Zukunft das MHD ersetzen. Sinnvoll ist m.E. auch die Angabe des Herstellungs- bzw. Abpackdatums.

V. Aspekt Vorschläge und Beispiele

Antwort auf Fragen 11 und 16: Die guten Beispiele aus England, Dänemark und Österreich belegen, dass durch eine gezielte Verbraucheraufklärung, Ideenwettbewerbe zur Resteverwertung und Verminderung von Abfällen auf Verbraucherebene viel erreicht werden kann. So konnten die Wegwürfe in England innerhalb von drei Jahren um 13 Prozent gesenkt werden.

Ähnlich wie in Großbritannien (WRAP) sollte auch in Deutschland ein staatliches Forschungs- und Aktionsprogramm gegen Lebensmittelverschwendung ins Leben gerufen werden. Um das erklärte Ziel der EU und des Bundesministeriums – bis zum Jahr 2020 die Lebensmittelverschwendung zu halbieren – zu erreichen, ist es dringend notwendig, umgehend einen nationalen Masterplan oder eine Roadmap zur konkreten Umsetzung dieses Ziels mit allen beteiligten Akteuren auszuarbeiten.

VI. Aspekt Gesamtstrategie

Antwort auf die Fragen 12, 17, 21 und 22: Das Grundproblem der Lebensmittelverschwendung ist eine Geringschätzung der Lebensmittel und eine Missachtung des besonderen Merkmals als »Mittel zum Leben« bei allen beteiligten Akteuren: Für Produzenten und Handel sind es Waren wie alle anderen Waren auch, beim Verbraucher angeblich billige Massenkost für zwischendurch. Produzenten und Handel haben ein ökonomisches Interesse daran, so schnell wie möglich und so viel wie möglich an Waren abzusetzen. Eine massenhafte Verschwendung und Vernichtung nehmen sie dabei billigend in Kauf. Die Kosten für die Aussortierung und Vernichtung derjenigen Waren, die nicht mehr verkauft werden können, sind bereits in die Warenpreise einkalkuliert. Es besteht also objektiv kein ökonomisches Interesse an einem Stopp von Überfluss und Verschwendung. Im Gegenteil muss die Befürchtung bestehen, dass ein gesellschaftliches Umdenken und eine Halbierung der Lebensmittelverschwendung auch zu einer Reduzierung der Absatzmöglichkeiten und damit zu ökonomischen Verlusten führt. Andererseits haben alle Akteure, vom Landwirt bis zum Einzelhandel, aber auch ein Interesse an qualitativ guten Produkten und einer angemessenen Honorierung ihrer investierten Arbeitskraft und Dienstleistungen.

Billige Massenproduktion zu Dumpingpreisen führt notgedrungen zur Abwertung der eigenen Wertschöpfungskraft und zu einer Geringschätzung der erzeugten Waren beim Verbraucher. Um diesen Zielkonflikt zu lösen, muss eine gesellschaftliche Gesamtstrategie alle Bereiche der Nahrungsmittelkette einbeziehen und eine Neubewertung von Qualität und (notwendig höherem) Preis zu erreichen versuchen. Davon profitieren letztendlich alle: Die Bauern erhalten eine faire Honorierung, die Lebensmittelindustrie kann naturschonend produzieren, der Handel angemessene Preise verlangen und der Verbraucher gesunde Nahrung erhalten.

Ein gesellschaftliches Umdenken hin zu einer erneuten Wertschätzung von Lebensmitteln muss gerade im Kindergarten und der Schule beginnen. Unabdingbar ist eine (Wieder-) Einführung des Faches Ernährungslehre in allen Schulformen der Länder, auch als Leistungskurs in der gymnasialen Oberstufe. Die Lehrerausbildung an den Universitäten und Hochschulen sollte dem Rechnung tragen. In Schulen sollten wieder generell Schulgärten entstehen, in denen Obst und Gemüse angepflanzt und die Schüler auch zur Geschichte und Herkunft der verschiedenen Sorten informiert werden.

In den Schulkantinen sollten Schülergruppen einmal die Woche selber vegetarisch und international kochen.

Darüber hinaus bieten viele neue Konzepte des regionalen »solidarischen Konsums«, wie CSA (Community Supported Agriculture), Transition Town und Urban Gardening, jede Menge Anregungen zu einer neuen Wertschätzung von Landwirtschaft und Lebensmitteln.

Antwort auf Frage 13: Eine verantwortungsbewusste ökologische Ernährung aus der Region ist notwendig. Will man nicht gleich zum Vegetarier werden, kann die Alternative nur heißen: Weniger und besseres Fleisch konsumieren, feste vegetarische Tage in der Woche einlegen und insgesamt gezielter einkaufen und Reste kreativ verwerten. Das bringt nicht nur Abwechslung auf dem Speiseplan, sondern spart auch noch bares Geld. Einmal im Monat mit Freunden zusammen ein überraschendes Drei-Gang-Menü aus Resten zaubern macht obendrein auch noch richtig Spaß. Wer darüber hinaus seine Einkäufe und Mahlzeiten bewusster plant und weniger wegwirft, kann viel bewirken: Er spart Ressourcen, reduziert CO_2-Emissionen und hilft, das Welternährungsproblem in den Griff zu bekommen.

VII. Aspekt Globale Auswirkungen

Antwort auf Fragen 14 und 25: Die wachsende Nachfrage in den Industrieländern an Getreide, exotischen Obstsorten, Kakao, Zucker und Ölen führt zu steigenden Preisen auf den Weltmärkten und eröffnet der Spekulation an Warenterminbörsen ein neues Betätigungsfeld, was die Preise auf hohem Niveau extrem schwanken lässt (zeitweise Verdoppelung der Preise bei Weizen und Mais in den letzten Jahren). Eine Verschwendung und Vernichtung von Lebensmitteln bei uns heizt die Nachfrage weiter an, lässt die Preise steigen und führt aus zwei Gründen zu Hunger im Rest der Welt: Zum einen sind Entwicklungsländer wegen fehlender eigener Produktion zu einem großen Teil gezwungen, viele Grundnahrungsmittel teuer auf den internationalen Märkten einzukaufen, und zum anderen führen importierte billige Fleischteile und Waren aus Überproduktion, die bei uns keiner mehr haben will, zur Zerstörung lokaler Produktion und Märkte. Die Verpachtung und der Verkauf großer fruchtbarer Landflächen in Entwicklungsländern an internationale Nahrungskonzerne (»land grabbing«) zum Anbau von Feldfrüchten zu Zwecken des Exports und folgender massenhaften Vernichtung in Industrieländern verschärft diesen Prozess weiter.

Mit jedem weggeworfenen Lebensmittel werfen wir auch ungenutzt alle hierfür zur Produktion benötigten ökologischen und sozialen Ressourcen weg: Wasser, Landfläche, Arbeitskraft und alle eingesetzte Energie für Düngung, Pflege, Ernte, Weiterverarbeitung und Distribution etc. Beispielhaft sei hier der enorme Wasserverbrauch angeführt: Jedes Kilo Weizen hat 1100 Liter Wasser verschluckt und ein Kilo Reis etwa 2700 Liter. Insgesamt sind bis zu 16000 Liter Wasser notwendig, um ein Kilo Rindfleisch zu erzeugen. In unseren ungegessenen und weggeworfenen Nahrungsmitteln ist also eine Wassermenge gebunden, die jährlich doppelt so hoch ist wie all das Wasser, welches wir zum Waschen und Trinken verbrauchen, insgesamt ein Viertel des weltweiten Wasserverbrauchs. Die eingesetzte Energie zur Erzeugung und zum Transport der »überflüssigen« Lebensmittel und die Entsorgung des späteren Lebensmittelmülls produzieren ungeheure Mengen von Klimagasemissionen, mehr als der gesamte Verkehrsbereich. Würden wir den Müll um die Hälfte reduzieren, wäre das, als wenn wir jedes zweite Auto stehen ließen.

VIII. Aspekt Lebensmittelsicherheit

Antwort auf Fragen 15 und 20: Eine durch Vorschriften und Qualitätsstandards gesetzte Verpflichtung der Gastronomie, bei der Speisezubereitung nur Produkte zu verwenden, die das MHD noch nicht erreicht haben, ist unsinnig und führt zu enormer Verschwendung. Köche als Fachleute können besser als jeder andere die Güte und Qualität von Lebensmitteln beurteilen. Unangetastete Reste von Büfetts und aus Kantinen und Mensen sollten weiterverwendet werden dürfen, wenn die normalen Hygienestandards gewährleistet sind. Darüber hinaus sollte das Verfütterungsverbot von Speiseresten an Schweine wieder aufgehoben werden, wenn eine ausreichende vorherige Erhitzung sichergestellt ist.

Eine nicht kommerzielle Weitergabe von nicht verbrauchten oder das MHD überschrittenen Lebensmitteln darf haftungsrechtlich und versicherungstechnisch nicht mit einer gewerblichen Tätigkeit gleichgesetzt werden, sondern muss rechtlich besonders geschützt sein (positives Beispiel: »good samaritan act« in den USA). Im Gegenteil sollten Anreize geschaffen werden, genießbare Lebensmittel weiterzugeben und zu verteilen.

IX. Aspekt Gesetzliche Quote

Antwort auf Frage 18: Für Lebensmittel produzierende Unternehmen und den Groß- und Einzelhandel ist es billiger, ausgesonderte Lebensmittel zu vernichten, als in Vorbeugung und Vermeidung zu investieren. Erzeuger, Verarbeiter und Handel müssen demgegenüber verpflichtet werden, die Verschwendung von Lebensmitteln zu stoppen. Dazu ist jährlich eine Stoffbilanz zu veröffentlichen und darzulegen, wie Lebensmittelmüll vermieden werden soll. Eine Halbierung der Lebensmittelverschwendung bis 2020 ist verpflichtend festzuschreiben und durch eine jährlich darauf abgestimmte, noch tolerierbare Quote festzulegen. Bei Überschreiten werden öffentliche Abgaben fällig. Zudem müssen die Erzeugungs- und Verarbeitungsbedingungen von Lebensmitteln offengelegt werden. Verbraucherschutzorganisationen müssen ungehindert Auskunft von Unternehmen erhalten und die Verbraucher verständlich über alle Zutaten und Zusatzstoffe informiert werden.

X. Aspekt EU-Agrarpolitik

Antwort auf Frage 23: Die seit vielen Jahren diskutierte und zuletzt im Dezember 2011 von Ministerin Aigner angekündigte Abschaffung der EU-Exportsubventionen für Agrarprodukte ist ein richtiger und überfälliger Schritt. Denn solche Subventionen führen zu Armut und Hunger in Entwicklungsländern, da Kleinbauern in den betroffenen Ländern nicht gegen Billigprodukte aus EU-Ländern konkurrieren können und so heimische Märkte zerstört werden. Eine Subventionsstreichung muss darüber hinaus auch für Fleischprodukte und Lebendtierexporte gelten.

Agrarsubventionen stellen den größten Ausgabenposten im EU-Haushalt dar. Die Gelder fließen zu einem großen Teil nicht den Landwirten zu, sondern Konzernen wie Nestlé, Müller-Milch oder Südzucker. Hier heißt es umzusteuern und gezielt die Umstellung auf einen ökologischen Landbau und die Stärkung regionaler Landwirtschaft zu fördern.

Stellungnahme des Einzelsachverständigen Valentin Thurn (Journalist, Filmemacher)

Zu Frage 1: Es ist sehr bedauerlich, dass Handel und Industrie die Wissenschaftler nicht in ihre Tonnen schauen ließen. Eigene Erhebungen können das nicht ersetzen, weil nur unabhängige Zahlen glaubwürdig sind. Die oft zitierte EHI-Studie gibt nur zusammenfassende Zahlen. Die »Abschriften« werden nur nach Wert erfasst, nicht nach Gewicht, und es werden auch Bereiche einbezogen, die das Ergebnis verzerren, Alkoholika, Drogeriewaren oder Zeitschriften. Ganz wichtig ist in diesem Zusammenhang auch die Definition, was alles unter Abfall verstanden wird. Werden auch Remittenden erfasst, die an das Zentrallager des Händlers oder an den Hersteller zurückgehen? Wird auch das einbezogen, was an die Tafeln gespendet wird (und dort zu etwa der Hälfte auch in der Tonne landet)?

Zu Frage 2: Handel und Industrie haben eine Mitverantwortung durch die Art und Weise der Warenpräsentation und -konfektionierung. Die drei Hauptprobleme sind:

1) Die Verpackungsgrößen: Lidl hatte zum Beispiel eine 500-Gramm-Leberwurst im Angebot und beschloss eines Tages, die Größe auf die Hälfte zu verringern, der Preis verringerte sich auf etwas mehr als die Hälfte. Es stellte sich bald heraus, dass die Kunden nicht mehr Würste kauften, die Zahlen stagnierten auf etwa demselben Niveau wie zuvor bei der 500-Gramm-Verpackung. Lidl zog die Konsequenz und vergrößerte (und verteuerte) sein Leberwurst-Angebot wieder auf 500 Gramm. Was die Kunden später im Haushalt wegwerfen, wurde also bewusst mit einkalkuliert.

2) Die ständige Verfügbarkeit möglichst vieler Waren in den Regalen. Sie führt dazu, dass ein Überbestand bestellt wird, aus dem Wissen heraus, dass wir Verbraucher mehr einkaufen, wenn das Angebot Überfluss signalisiert.

Und 3) die optischen Anforderungen. Sie führen dazu, dass frische Waren, die nicht mehr makellos aussehen, aussortiert und weggeworfen werden. Auch hier aus dem Wissen heraus, dass die Verbraucher mehr kaufen, wenn das Angebot makellos aussieht. Handelsvertreter werden nicht müde zu betonen, dass die Optimierung der Lieferkette für eine stetige Verringerung der Überschüsse sorgt. Die nach wie vor immensen Müllberge in den Containern der Supermärkte aber sprechen eine andere Sprache. Als Aldi die Backautomaten einführte, hieß es zum Beispiel, das trage dazu bei, dass man punktgenau für den Bedarf produzieren kann. In den Tonnen von Aldi (dort, wo man rankommt) findet sich dennoch tonnenweise Brot. Es wäre wichtig, mehr über die Gründe zu erfahren.

Zu Frage 3: Die Normierung von Obst und Gemüse sorgt für einen gigantischen Müllberg, der nicht einmal ansatzweise erforscht ist, weil die statistischen Grundlagen fehlen. Meist wird nur der Ausschuss gezählt, der ab dem Bauernhof anfällt, und damit all das außer Acht gelassen, was gar nicht erst geerntet wird und auf dem Feld verbleibt.

Anlässlich der Kochaktionen zum Kinostart von »Taste The Waste« führten wir Ernteaktionen bei rund einem Dutzend konventionellen und Biobauern durch. Sie erklärten übereinstimmend, dass sie rund ein Drittel bis die Hälfte der Gemüseernte aussortieren müssen. Je nach Produkt wird eher auf dem Feld oder auf dem Hof oder in einer Packstation aussortiert. Dazu muss man allerdings sagen, dass es vielen Bauern gelingt, den »Ausschuss« in irgendeiner Form wieder dem Kreislauf zuführen: als Tierfutter, als Kompost, oder indem sie das Gemüse auf dem Feld als »Gründünger« unterpflügen. Solche Kreisläufe gab es früher auf allen Bauernhöfen, doch durch die zunehmende Spezialisierung funktionieren sie heute nicht mehr; immer mehr Bauern entscheiden sich entweder für den Pflanzenbau oder die Tierzucht. Dazu kommt, dass durch die immer schärfer werdenden Anforderungen an das Aussehen die aussortierten Mengen immer größer werden, sodass bestehende Kreisläufe oft überfordert werden.

Generell bedeutet eine Rückführung in einen Kreislauf auch keineswegs, dass die Umweltschäden wieder geheilt werden, die durch den Anbau der Pflanzen oder die Mast der Tiere angerichtet wurden. Die Industrialisierung der Landwirtschaft bringt es mit sich, dass Nahrungsmittel mit immer höherem Energieaufwand produziert werden, und auch mit immer stärkeren Auswirkungen auf die Klimaerwärmung durch die Verwendung von Kunstdünger: Beim Ausbringen des Düngers auf die Felder entweicht Lachgas, dessen Klimawirkung die von CO_2 um das 300-Fache übersteigt. Beim Klimawandel denken die meisten an Autos und Industrie. Doch weltweit sind Landwirtschaft und Entwaldung (hauptsächlich durch die Landwirtschaft verursacht) nach Berechnungen des IPCC für 31 Prozent aller Klimaemissionen verantwortlich. Wenn wir dann von der Schätzung der Welternährungsorganisation FAO ausgehen, nach der ein Drittel der weltweit produzierten Nahrungsmittel verschwendet wird, ergibt das für unseren Lebensmittel-Müll einen Anteil von über 10 Prozent aller Klimaemissionen. Das ist fast so viel wie der ganze Transport-Sektor, Flugzeuge, Schiffe und Autos zusammengenommen. Das kann aber auch als eine Chance begriffen werden: Wenn wir es schaffen, unseren Lebensmittelmüll in Deutschland zu halbieren, hätte das denselben Effekt auf das Klima, wie wenn wir jedes zweite Auto stilllegen.

Zu Frage 4: Wenn in der Landwirtschaft verschwendet wird, dann vor allem weil der Handel nicht normgerechte Ware nicht abnimmt. Der Anteil der Verschwendung durch technische Ursachen ist eher gering. Er könnte noch geringer sein, wenn die Tradition der Nachlese wieder belebt würde (zum Beispiel durch Kurse für interessierte Stadtbewohner nach dem Beispiel der Saint Andrews Society in den USA). Die Förderung verschiedener Formen der Direktvermarktung (z.B. Initiativen der solidarischen Landwirtschaft) sollte durch Aufklärung und mit Modellversuchen unterstützt werden, weil diese die Verschwendung weitestgehend verhindern kann. Auch Selbsternter-Gärten und überhaupt alle Modelle, die den Verbraucher wieder näher an die Landwirtschaft rücken lassen, erhöhen die Akzeptanz für nicht normgerechtes Gemüse in der Bevölkerung. Eine weitere Konzentration der Agrarbetriebe hingegen sorgt für mehr Distanz und Entfremdung zwischen Landwirtschaft und Verbrauchern und dafür, dass immer weniger Betriebe in einem ökologischen Kreislauf produzieren können.

Zu Frage 5: Die Studie der Bundesregierung gibt erste Anhaltspunkte. Der Zeitdruck beim Entstehen der Studie (es ist nur eine Metastudie) und ihr Design (Ausschluss der Landwirtschaft, mangelnde Datenlage bei Handel und Industrie) verzerren allerdings das Gesamtbild (siehe Stellungnahme am Ende). So wurde in vielen Zeitungen als zentrale Zahl genannt, dass der Verbraucher zu 61 Prozent verantwortlich ist. Ähnliche Untersuchungen im Ausland kamen auf Prozentzahlen zwischen 40 und 45 Prozent, was die Optik durchaus verändert, denn so kann man sagen: Das meiste wird schon verschwendet, bevor es die Verbraucher erreicht. Und es wird klar, dass Anstrengungen entlang der ganzen Produktionskette notwendig sind. Geht man hingegen von 61 Prozent aus, dann liegt der Schluss nahe: Der größte Sünder ist der Verbraucher, an ihn müssen wir uns hauptsächlich wenden, um das Problem zu lösen.

Damit sind andere Großverursacher wie Industrie und Handel aus der Schusslinie – und genau das ist ein fatales Signal. Denn wie kann ich den Verbraucher zu Anstrengungen motivieren, wenn die anderen Mitschuldigen sich ungestraft wegducken? Auch die Gesamtmenge fällt dadurch möglicherweise etwas zu gering aus. So kommt das Regierungsinstitut WRAP für Großbritannien auf 15 bis 18 Millionen Tonnen. Die Gesamtzahl der deutschen Studie lautete 11 Millionen, bei einer um 25 Prozent höheren Bevölkerungszahl in Deutschland. Die britische Zahl ist m. E. genauer als die deutsche, denn die beauftragten Forscher hatten im Gegensatz zu den deutschen genug Zeit, um eigene Erhebungen durchzuführen.

Zu Frage 6: Das größte Problem ist die fehlende Transparenz. Es wäre sicher am besten, wenn wie in Norwegen die Wirtschaftsunternehmen in einen Wettstreit der Offenheit eintreten und ihre Zahlen offenlegen. Die Guten der Branche hätten dann einen Imagevorteil, die Schlechten müssten sich bemühen, hinterherzukommen. Aber wenigstens sollten die Unternehmen ihre Stoffströme von unabhängigen Wissenschaftlern untersuchen lassen; das wäre auch aussagekräftig, wenn die Namen der Unternehmen anonymisiert würden. Gesetzlich könnte eine Stoffstrombilanz im Rahmen der jährlichen Umweltberichterstattung vorgeschrieben werden.

Zu Frage 7: Dass in ländlichen Regionen weniger weggeworfen wird, zeigen bereits die Studien aus Österreich und Großbritannien. Das liegt nicht nur an der besseren Verfügbarkeit von Komposthaufen im eigenen Garten, sondern auch an einer größeren Verbundenheit mit der Lebensmittelerzeugung. Ich habe die Erfahrung auch beim Kinopublikum gemacht: Menschen mit einem Bezug zu Bauernhöfen oder der Essensherstellung empfinden den Verlust unserer Esskultur tendenziell stärker als die urbane (und jüngere) Bevölkerung. Wir haben deshalb für diese Zielgruppe das Projekt »Foodsharing« ins Leben gerufen: Das Essenteilen soll wieder zu einer normalen Geste werden. Mit den Mitteln der mobilen modernen Gesellschaft: einer Smartphone-App (www.startnext.de/foodsharing). Es gibt allerdings rechtliche Bedenken, ob der Betreiber der Internet-Lebensmittelbörse nicht juristisch verantwortlich ist für alle Tauschvorgänge. Deshalb schlage ich vor, dass ein Gesetzesvorhaben auf den Weg gebracht wird, nach dem Vorbild des US-amerikanischen »good samaritan act«, der die Haftung bei der Weitergabe von Lebensmittel zu karitativen Zwecken reduziert (derzeit gilt dieselbe Sorgfaltspflicht wie etwa bei professionellen Händlern, was theoretisch Haftungsansprüche nach sich zieht). Das würde auch die Grauzone beseitigen, in der die Tafeln in Deutschland operieren. Daran anschließend könnte der Handel generell verpflichtet werden, seine Reste an karitative Institutionen weiterzugeben, anstatt sie wegzuwerfen. Viele Unternehmen tun dies bereits jetzt, aber viele machen es bewusst nicht.

Zu Frage 8: Die Verwirrung um das Mindesthaltbarkeitsdatum wird europaweit kritisiert, wie auf mehreren Konferenzen in Brüssel zu hören war. Die Briten gehen davon aus, dass diese Desinformation für etwa 20 Prozent des Lebensmittelmülls der Verbraucher verantwortlich ist. In den letzten Jahren wurde die MHD-Pflicht auch auf Produkte ausgeweitet, die eigentlich kaum oder gar nicht verderblich sind. Das sorgt dafür, dass viele Verbraucher diese Produkte unnötigerweise frühzeitig entsorgen. Warum suggeriert ein Datum den Verfall von Honig oder Mineralwasser, wenn diese Produkte jahre- oder gar jahrzehntelang haltbar sind? Auf ein MHD kann auch auf anderen dauerhaft haltbaren Produkten wie Nudeln oder Reis verzichtet werden. Um dennoch dem Verbraucher einen Hinweis zu geben, könnte stattdessen das Produktionsdatum angegeben werden.

Das Wichtigste aber ist der Unterschied zwischen Verbrauchs- und Mindesthaltbarkeitsdatum. Ersteres hat mit Gesundheitsgefahren zu tun, Letzteres nicht (bis auf wenige Ausnahmen). Auch wenn viele Verbraucher den Unterschied diffus kennen, die beiden Daten sind zum Verwechseln ähnlich: Die EU schreibt vor, dass in mindestens zwei Millimeter großen Lettern entweder »zu verbrauchen bis« oder »mindestens haltbar bis« über den Daten steht. Die Lebensmittelindustrie macht genau das, keinen Punkt größer, die Schrift ist kaum lesbar, während die Daten groß darunterstehen. Das heißt: Für den Verbraucher, der nicht genau hinschaut, sehen die beiden Daten identisch aus. Um den Unterschied herauszuarbeiten, wäre es daher hilfreich, wenn Verbrauchsdatum und MHD farblich und grafisch deutlich unterschiedlich aufgedruckt würden. Dazu bedarf es auch keiner neuen EU-Richtlinie, denn das EU-Recht ist nur ein Mindeststandard. Übrigens denken auch andere EU-Länder wie Frankreich, die Niederlande und Großbritannien über ähnliche Schritte nach.

Darüber hinaus könnte ein Ideenwettbewerb durchgeführt werden, um einen weniger missverständlichen Begriff für das MHD zu finden, der im Volksmund und entsprechend in vielen Presseveröffentlichungen fälschlicherweise »Haltbarkeitsdatum« oder »Verfallsdatum« abgekürzt wird.

Eine weitere Möglichkeit wäre das Integrieren des MHD in den Barcode – wie es bereits heute bei den Pharmaprodukten gemacht wird. Das würde dem Handel ermöglichen, Produkte kurz vor »Ablauf« automatisch zu reduzieren, der Prozentsatz könnte auf Einzelprodukte oder ganze Warengruppen angewendet werden, etwa so: »Zwei Tage vor Ablauf generell 30 Prozent auf Milchprodukte, ein Tag vor Ablauf 50 Prozent«. Es müssten keine Rabattaufkleber mehr auf die Waren geklebt werden, wegen der »Ramsch«-Wirkung ungeliebt vom Handel und auch von manchen Kunden, die Angst vor sozialer Stigmatisierung haben, wenn sie an der Kasse besonders viele Waren mit roten Rabattaufklebern aufs Band legen. Denn der Rabatt könnte automatisch beim Scannen an der Kasse eingeräumt werden. Das würde die Optik der Kunden verändern – sie würden nicht mehr nach dem längsten, sondern nach dem kürzesten Datum suchen.

Zu Frage 9: Ich habe bereits in meinem Film »Taste The Waste« und im Buch »Die Essensvernichter« beschrieben, wie die Aufhebung der EU-Gurkennorm keinerlei Auswirkung auf die Vermarktung krummer Gurken hatte. Seither ist auch die nationale Norm der Handelsklasse beispielsweise für Kartoffeln gefallen, und dasselbe ist passiert, nämlich nichts: Der Handel hat die Anforderungen an Optik und Größe weitgehend beibehalten. Die Landwirte können die aussortierten Lebensmittel bestenfalls ihren Tieren verfüttern (falls sie noch welche haben) oder auf den Komposthaufen werfen. Zwar gibt es teilweise die Möglichkeit, alternative Produkte herzustellen, bei Obst zum Beispiel Säfte oder bei Kartoffeln Speisestärke, aber die Menge der aussortierten Produkte ist so groß, dass es den Bedarf bei Weitem übersteigt. Vieles bleibt deshalb noch am Baum hängen oder auf dem Feld liegen und wird gar nicht erst geerntet. Bei vielen Produkten wie Salat gibt es auch keine alternativen Verwertungsmöglichkeiten.

Zu Frage 10: Die Vorschläge, die in der Studie der Uni Stuttgart zusammengetragen werden, geben die große Bandbreite der Möglichkeiten wieder, ihre Bewertung im Einzelnen würde diesen Rahmen sprengen, aber eines will ich doch hervorheben: Momentan ist es für die Unternehmen billiger, Lebensmittel in einem bestimmtem Umfang wegzuwerfen, anstatt nach alternativen Lösungen zu suchen. Regulierungen, die das Wegwerfen verteuern, würden dafür sorgen, dass die Wirtschaft selbst nach Lösungen sucht und dabei kreative Modelle entwickelt. Besonders hervorheben möchte ich dabei Zielvereinbarungen nach dem Vorbild des Dosenpfands, die zwischen Regierung und Branchenverbänden abgeschlossen werden. Denn die Umweltkosten des Lebensmittelmülls sind nicht eingepreist, sie müssen von der Allgemeinheit getragen werden. Man könnte den Lebensmittelmüll ebenso wie die Dosen als unerwünschten Abfall definieren. Regierung und Unternehmen setzen sich eine bestimmte Recyclingquote als Ziel, wird diese nicht erreicht, drohen Strafzahlungen. Diesen Weg ist in den letzten Jahren die britische Regierung gegangen, mit Zielvorgaben für Lebensmittel- und Verpackungsmüll, siehe http://www.wrap.org.uk/content/courtauld-commitment-passes-half-century-milestone-signatories.

Zu Frage 11: Den größten Erfolg konnten wohl die Briten vermelden, minus 13 Prozent in drei Jahren, siehe: http://www.wrap.org.uk/content/new-estimates-household-food-and-drink-waste-uk. Grundlage dieses Erfolgs war die Gründung des »Waste & Resources Action Programme« (WRAP) durch die britische Regierung, dessen Auftrag nicht nur die Erhebung der Mengen war, sondern auch Kampagnenarbeit im ganzen Land. Interessant auch das neue System in der südkoreanischen Hauptstadt Seoul, wo die Entsorgung von Haushaltsmüll nach Gewicht bezahlt wird, siehe: http://www.koreatimes.co.kr/www/news/nation/2012/04/117_108719.html. Der Sparanreiz funktioniert auch, ohne dass der Lebensmittelmüll gesondert erfasst wird. Es besteht allerdings die Gefahr, dass einige Haushalte ihre Essensreste in der Toilette runterspülen. Ähnliche Ansätze wären auch für gewerbliche Lebensmittelabfälle denkbar.

Viele Lösungen entstehen aber nicht auf der gesetzlichen oder administrativen Ebene, sondern in der Wirtschaft oder Gesellschaft. Ich sammle gerade solche »Best Practice«-Beispiele, die Aufarbeitung wird allerdings noch ein paar Monate brauchen. Die EU (Generaldirektion Gesundheit und Verbraucher, kurz Sanco, u.a.) plant übrigens für Anfang nächsten Jahres eine Konferenz, um Lösungsmodelle vorzustellen.

Zu Frage 12: Der Handel könnte mit gutem Beispiel vorangehen, indem er Gemüse außerhalb der gängigen Normen anbietet. Generell sollten Reste verbilligt angeboten oder verschenkt werden, was zur Kundenbindung beitragen würde. Die Großkantinen könnten Systeme installieren, bei denen die Müllmengen gewogen werden, sodass die Köche täglich ein Feedback bekommen über die zu viel gekochten Mengen. In den USA haben Systeme wie Leanpath oder Value Waste für Einsparungen von bis zu 50 Prozent der eingekauften Lebensmittel gesorgt und entsprechend die Müllmengen reduziert.

In der Lebensmittelindustrie werden Optimierungen oftmals unterlassen, weil die Arbeitskräfte teurer sind als der »Rohstoff«, das Wegwerfen also billiger als das Müllvermeiden. Fabriken, die dennoch Anstrengungen machen, könnten durch ein Gütesiegel belohnt werden, das dem Verbraucher eine müllsparende Herstellung signalisiert.

Zu Frage 13: Der Verbraucher kann die Verschwendung durch sein Einkaufsverhalten reduzieren, indem er Reste aufbewahrt und zu neuen Gerichten verarbeitet und indem er sich über Lagerung und Haltbarkeit von Lebensmitteln informiert. Er kann aber auch die Produktionskette beeinflussen, indem er etwa eine Gemüsekiste abonniert oder einer Initiative der »solidarischen Landwirtschaft« beitritt, in der Verbraucher direkte Lieferverträge mit einem Landwirt abschließen. Diese können dadurch zum einen Gemüse außerhalb der Norm vermarkten, zum anderen aber auch ihrer Kooperative die von Jahr zu Jahr variierenden Erntemengen bestimmter Gemüsesorten andienen (wenn es also zum Beispiel eine besonders gute Brokkoliernte gibt, liefert man mehr Brokkoli; der Markt nimmt solche natürlichen Schwankungen der Erntemengen nicht auf). Auch kann der Bauer gezielter ernten, er weiß z. B., dass er 300 Kunden hat, von denen 280 auch Karotten wollen, also erntet er genau die Menge, die er für 280 Bund Karotten braucht, und lässt den Rest in der Erde, wo das Gemüse am besten konserviert ist.

Wichtig ist die Botschaft, dass es nicht einen einzelnen »Bösewicht« gibt, sondern dass alle Beteiligten zusammenwirken müssen. Das beginnt bereits im Kindesalter: Wir brauchen mehr Ernährungsbildung in den Schulen, zum Beispiel durch Kochunterricht.

Zu Frage 14: Unsere Verschwendung ist nicht der Grund für den Hunger in der Welt. Aber sie verschärft ihn, es gibt einen direkten Zusammenhang über den Weltmarkt. Denn steigt die Nachfrage zum Beispiel nach Brot bei uns – und sei es auch die Nachfrage für die Tonne –, dann steigen die Preise an den Getreidebörsen der Welt. Und arme Länder in Afrika oder Asien versorgen sich heute an genau denselben Getreidebörsen wie wir. Menschen, die 60 bis 80 Prozent ihres Einkommens für Lebensmittel ausgeben, wie dies in den ärmsten Ländern der Fall ist, haben keinen Spielraum für Preissteigerungen.

Zwar sind steigende Preise durchaus auch gut für die Erzeuger in den Entwicklungsländern. Doch leider sind die Produkte, deren Preise steigen, meist die Produkte, die aus dem Norden importiert werden, während die Preise der Produkte, die die Länder des Südens exportieren, oft stagnieren. Das hat wiederum historische Gründe: Jahrzehntelang sanken die Nahrungsmittelpreise weltweit durch die Industrialisierung der Landwirtschaft im Norden. Die Stadtbevölkerung im Süden gewöhnte sich an billigen Weizen, und Brot wurde zum Grundnahrungsmittel selbst in Ländern, in denen wegen des Klimas gar kein Weizen wächst. Und in dieser Situation befinden wir uns heute: Die Hälfte der Bevölkerung lebt in den Städten und hängt am Tropf der Weizenlieferungen aus Europa und Nordamerika. Eine fatale Situation: Denn in den letzten drei bis vier Jahren hat sich der Trend umgekehrt – wir werden die nächsten Jahrzehnte einen langfristigen Trend von steigenden Nahrungsmittelpreisen erleben, weil die Nachfrage steil ansteigt (Weltbevölkerung wächst, Schwellenländer können sich mehr Fleisch leisten), die Ressourcen des Planeten knapper werden (Agrarfläche und Wasservorräte schrumpfen) und gleichzeitig die Steigerung der Produktivität seit der »grünen Revolution« weitgehend ausgereizt ist (auch die Gentechnik bringt leider keine Entlastung).

Genau diese Entwicklung haben auch die Spekulanten erkannt: Langfristig steigt die Nachfrage, und das Angebot sinkt. Sie wetten auf steigende Preise von Agrarprodukten und Land. Das sorgt für starke Preisausschläge, die die Hungerkatastrophen weiter verschärfen. Die Börse agiert nicht im luftleeren Raum, sie überzeichnet nur die tatsächlichen Trends.

Generell muss die Frage gestellt werden, ob wir Lebensmittel wie eine normale Ware behandeln dürfen. Nur mit technischen oder industriellen Lösungen werden wir jedenfalls das Hungerproblem nicht überwinden. Mehr Erfolg verspricht das Konzept der Ernährungssouveränität, das ein Zurück zur regionalen Selbstversorgung propagiert. Doch bis dahin ist es noch ein weiter Weg – solange die Entwicklungsländer von unseren Getreidelieferungen abhängig sind, bleibt es dabei: Unsere Verschwendung verschärft den Hunger in der Welt.

Zu Frage 15: Hygieneregeln sind wichtig, aber ich denke, wir sind in den letzten Jahren zu weit gegangen. Zum Beispiel wenn den Köchen vorgeschrieben wird, dass sie nur Produkte verwenden dürfen, deren MHD noch nicht abgelaufen ist. Die Gastronomen sind ohnehin verantwortlich für das, was ihre Küche verlässt, also das Endprodukt. Da braucht man sie nicht auch beim Input auf ein Datum festzulegen, von dem jeder weiß, dass es nur ein grober Hinweis ist. Die Köche sind nicht nur perfekt in der Lage festzustellen, ob eine Zutat noch gut ist oder bereits schlecht, sie tragen auch die Verantwortung dafür, wenn sie wider besseren Wissens eine bereits verdorbene Zutat verwenden. Zum einen laufen sie Gefahr, dass dies durch den Geschmack oder Geruch vom Kunden festgestellt wird. Zum anderen sollte die Lebensmittelkontrolle auch weiterhin in Stichproben den Zustand der Zutaten in der Küche überprüfen, aber muss dabei doch bitte nicht an dem lächerlichen Datum festhalten.

Auch die Regeln der Weitergabe von Buffetresten an karitative Organisationen sind zu überdenken. Hier könnte der Gesetzesvorschlag aus 7), »good samaritan act«, weiterhelfen. Ich möchte damit keine Senkung der Hygienestandards vorschlagen, sondern eine Senkung der Haftbarkeit für Schenkungen im guten Glauben und Gewissen. Damit bleibt die Haftung für betrügerische oder fahrlässige Handlungen durchaus erhalten.

Hilfreich wäre auch eine Abschaffung des Verfütterungsverbots, das in der EU aus Angst vor Seuchen erlassen wurde. Speisereste aus der Gastronomie und gemischte Supermarkt-Reste dürfen seit 2006 nicht mehr an Tiere verfüttert werden. Bei den Debatten in Brüssel spielten m. E. widersinnige Bewertungen wie »Kannibalismus« eine Rolle – gemeint war, dass etwa Schweine mit Speiseresten gefüttert werden, die auch Schweinefleisch enthalten können. Dabei haben wir seit Jahrtausenden unsere Schweine und Hühner mit unseren Resten gefüttert, sie sind Allesfresser und von Natur aus dafür ausgestattet. Zum Problem wurde allerdings, als wir den Pflanzenfresser Rind mit Tiermehl fütterten, das Überreste anderer Rinder enthielt. Das auf die BSE-Krise folgende Verfütterungsverbot ist m. E. eine Überreaktion, das die bestmögliche Verwertung der Proteine in unseren Speiseresten beendet hat, nämlich die Verfütterung an Haustiere. Das Problem von Seuchen in der Massentierhaltung kann man durch ein Erhitzen des Speisebreis leicht in den Griff bekommen, so wurde dies vor dem Verbot 2006 in Deutschland praktiziert und so wird es heute noch in anderen Industrieländern praktiziert, zum Beispiel in Japan.

Die derzeit gängige energetische Verwertung zur Erzeugung von Biogas ist sicherlich besser als eine Deponierung oder »thermische Verwertung« (also Müllverbrennung), aber unter ökologischen Gesichtspunkten der Verfütterung weit unterlegen.

Zu Frage 16: siehe oben (z. B. Punkt 11)

zu Frage 17: Eine Gesamtstrategie erfordert eine Einbindung aller Akteure. Die Verbraucher können über Kampagnen, Schulen und Verbände erreicht werden. Doch was ist mit den Wirtschaftsbranchen, deren Unternehmen eigentlich gar kein Interesse an einer Verringerung der Verschwendung haben, weil sie daran gut verdienen? Sicherlich kann ein gemeinsames Ziel formuliert werden – ein allgemein höheres Qualitätsbewusstsein der Verbraucher. Daran sind auch Lebensmittelhandel und -industrie interessiert, weil die Kunden bereit wären, mehr Geld für bessere Lebensmittel auszugeben, und dieses Geld in die Branche fließt. Doch derzeit überwiegt noch die Angst, dass weniger Verschwendung auch weniger Umsatz bedeutet. Möglicherweise auch berechtigt, denn nach wie vor gibt es den Trend bei einem großen Teil der Kunden, ihre Kaufentscheidung in erster Linie nach dem billigsten Preis zu treffen. Hier besteht also ein Zielkonflikt, bei dem die Wirtschaft m. E. nur auf zwei Wegen ins Boot geholt werden kann: 1) Indem die Regierung durch Öffentlichkeitskampagnen für ein Klima sorgt, in dem den Unternehmen gar nichts anderes übrig bleibt, als mitzumachen, um ihr Image zu retten. 2) Indem die Politik durch regulierende Maßnahmen das Wegwerfen so verteuert, dass die Unternehmen monetäre Anreize verspüren, nach Lösungen zu suchen.

Zu Frage 18: Auf die britischen Zielvereinbarungen habe ich bereits bei Punkt 10 hingewiesen. Die Briten haben die längste Erfahrung bei der Reduzierung von Lebensmittelabfällen. Vermutlich noch gründlicher gehen die Norweger derzeit ran; um die Maßnahmen genauer zu schildern, fehlt es mir aber an den notwendigen Sprachkenntnissen.

Zu Frage 19: Das WRAP schätzt, dass die Verwirrung um das MHD für etwa 20 Prozent des Verbrauchermülls verantwortlich ist. Auch die deutschen Studien, die natürlich diese britische Studie ausgewertet haben, kommen zu dem Schluss, dass das MHD nicht der Hauptpunkt ist. Vor diesem Hintergrund ist die derzeit laufende Kampagne von Ministerium und Handel eher als Ablenkung zu werten, die von den wirklich zentralen Punkten wegführt. Es ist zwar nicht falsch, über das MHD aufzuklären, aber die Sprache in den Flyern ist leider nicht geeignet, das Gros der Verbraucher zu erreichen, und die Aussagen sind so übervorsichtig formuliert, dass sie unscharf werden.

Zu Frage 20: siehe 15, »good samaritan act«

Zu Frage 21: siehe oben

Zu Frage 22: siehe oben

Zu Frage 23: Die bisherige Praxis, dass Großbetriebe einen großen Anteil der EU-Subventionen kassierten, war ja durchaus im Sinne der Erfinder, als in der Nachkriegszeit die Landwirtschaft industrialisiert werden sollte, um Europa zu ernähren. Die Agrarindustrie machte die Lebensmittel billiger – allerdings meist nicht besser. Vor allem aber führte der Trend zu einer zunehmenden Entwertung der Lebensmittel, der Grundlage für ihre Verschwendung. Eine Neuausrichtung des Agrarmarktes, der nicht die Stärkung agrarindustrieller Strukturen zum Ziel hat, sondern im Gegenteil die Förderung nachhaltig wirtschaftender (oft kleinerer) Betriebe und regionaler Kreisläufe, ist ein wichtiger Rahmen, um der Verschwendung entgegenzuwirken.

Zu Frage 24: Momentan legen die Lebensmittelhersteller das Datum nach eigenem Gutdünken fest. Um sicherzugehen, dass sie nicht wegen verdorbener Ware in die Haftung genommen werden, wählen sie für das Datum einen großen Sicherheitsabstand. Mit Versuchsreihen in ihren hauseigenen Laboren spielen sie ein »Worst-Case-Szenario« durch: Der Verbraucher kauft das Produkt, transportiert es mehrere Stunden in einem 30 Grad heißen Auto durch die Stadt und legt es anschließend an die falsche Stelle im Kühlschrank – viel zu weit oben, wo die Temperatur zu hoch ist. So wird ein MHD errechnet, das bei Milchprodukten oft Wochen vor dem tatsächlichen Schlechtwerden liegt. Bei der Menge an verschiedenen Produkten wäre es sicherlich extrem aufwendig, wenn in Zukunft das MHD von Regierungsstellen festgelegt wird. Allerdings sollte dem MHD dann auch dieser quasi amtliche Charakter genommen werden, den viele Kunden vermuten. Das könnte geschehen, indem man nicht einen Tag angibt, sondern einen Zeitraum, indem das Produkt möglicherweise seine Genießbarkeit verliert. Eine andere Möglichkeit wäre es, das Datum durch einen Temperaturfühler zu ersetzen, der den Verlauf der Kühlkette nachbildet, bei Milchprodukten ein effizientes und billiges Verfahren, um der tatsächlichen Haltbarkeit näher zu kommen. Bei dauerhaft haltbaren Produkten allerdings sollte man auf das MHD gleich ganz verzichten, hier reichen unsere Sinne, um die Qualität zu beurteilen, und es drohen keine Gesundheitsgefahren. Damit der Kunde einen Hinweis hat, könnte ein Produktionsdatum aufgedruckt werden.

Zu Frage 25: siehe oben

Anmerkungen

1. Studien des Swedish Institute for Food and Biotechnology im Auftrag der FAO, August 2010 bis Januar 2011. Pressemitteilung und Abstracts der Ergebnisse vom 11.05.2011. Veröffentlichung der Studie »Global Food Losses and Food Waste« auf dem Internationalen Kongress SAVE FOOD! am 16.05.2011 in Düsseldorf
2. Ebd.
3. Ebd.
4. FAO – Abstract der Studien vom 11.05.2011
5. Gemeinsame Pressemitteilung von WWF Deutschland und Heinrich-Böll-Stiftung, 16.05.2011, Agrarexperte Matthias Meissner
6. Ebd.
7. Zit. nach: Ein Drittel der Lebensmittel landet laut WWF im Müll, Der Freitag, 21.01.2011
8. Angaben nach Dow Jones News, 19.01.2011
9. Vgl. Martin Fritz, Sushi für die Mülltonne, Frankfurter Rundschau, 03.03.2009
10. Lundqvist, J., C. de Fraiture and D. Molden, Saving Water, From Field to Fork – Curbing Losses and Wastage in the Food Chain, SIWI Policy Brief, SIWI 2008
11. Bommert, W., Kein Brot für die Welt – Die Zukunft der Welternährung, Riemann Verlag, München 2009, S. 156
12. Agrar-Koordination, Der Futtermittel Blues 2.0, Beitrag von Ursula Gröhn-Wittern, Jubiläumsausgabe, Hamburg, Mai 2011
13. Bommert, W., Kein Brot für die Welt, S. 161
14. Gemeinsame Pressemitteilung der drei Organisationen: Erschütternd hohe Essensverschwendung gefährdet Wasser- und Landressourcen, Mai 2008
15. Bundesvereinigung der Erzeugerorganisationen Obst und Gemüse e. V. (BVEO), Position zu EU-Vermarktungsnormen / UNECE-Normen, www.bveo.de
16. Österreichisches Lebensministerium, Entwurf Bundesabfallwirtschaftsplan 2011, Kapitel 3.9.2, S. 68
17. Ebd.

18. Elmadfa, I. u. Freisling, H., Österreichischer Ernährungsbericht 2003. 1. Aufl., Wien 2003
19. Informationsdienst Wissenschaft, Pressemitteilung der Jacobs University, 20.04.2011
20. Ebd.
21. Georg Etscheit, Unser täglich Brot, www.sueddeutsche.de, 20.07.2008
22. Handelsverband HDE, Pressemitteilung: Handel reduziert Lebensmittelabfälle, 16.05.2011
23. Ebd.
24. Eigenarchiv: Interview mit Carsten Zerch, Marktleiter des Sozialmarkts des Wiener Hilfswerks. Vgl. auch: Claudia Dannhausen, Der Ladentisch darf niemals leer sein, www.diepresse.com, 08.04.2011
25. Vgl. Schneider, F., u. Scherhaufer, S., Aufkommen und Verwertung ehemaliger Lebensmittel – am Beispiel Brot und Gebäck, Studie im Auftrag des Bundesministeriums für Wirtschaft, Familie und Jugend, Wien, Oktober 2009
26. Vgl. Lebensmittel auf dem Müll, www.rp-online.de, 22.12.2010; Unser täglich Brot, www.sueddeutsche.de, 20.07.2008
27. Zit. n. Eva Quadbeck, Lebensmittel auf dem Müll, www.rp-online.de, 22.12.2010
28. Zit. n. Unser täglich Brot, www.sueddeutsche.de, 20.07.2008
29. Presseinformation der EU-Kommission: Die krumme Gurke ist wieder da: »unförmiges« Obst und Gemüse ab dem 1. Juli wieder im Handel, 30.06.2009
30. Ebd.
31. Vgl. Schneider, F., Aufkommen und Verwertung ehemaliger Lebensmittel
32. Vgl. WRAP, The food we waste, Food Waste Report v2
33. Interview mit Ilse Aigner, Bild-Zeitung, 09.05.2011
34. Cofresco Frischhalteprodukte, Die Toppits SAVE FOOD Studie, Zentrale Daten und Fakten sowie Pressemitteilung, 04.05.2011
35. Vgl. Stuart, T., Für die Tonne – Wie wir unsere Lebensmittel verschwenden, Artemis & Winkler Verlag, Mannheim 2011, S. 106
36. Vgl. Unser täglich Brot, Süddeutsche Zeitung, 19.07.2008, und Restlos glücklich, Der Tagesspiegel, 04.01.2009
37. Maskierter Müll, Der Spiegel, Nr. 30/2010, S. 66
38. Ebd., S. 67
39. Statistisches Bundesamt, Erhebung über Haushaltsabfälle, Ergebnisbericht 2008, erschienen April 2010
40. Vgl. Witzenhausen-Institut für Abfall, Umwelt und Energie GmbH im Auftrag des Hessischen Ministeriums für Umwelt, ländlichen Raum und Verbraucherschutz, Optimierung der biologischen Abfallbehandlung in Hessen, Witzenhausen, März 2008

41. Ebd., S. 45
42. Vgl. Briesen, D., Das Gesunde Leben. Ernährung und Gesundheit seit dem 18. Jahrhundert, Campus Verlag, Frankfurt 2010, S. 273 ff.
43. Goris, E., Unser kläglich Brot. Gute Ernährung kommt nicht aus der Tüte, Droemer Verlag, München 2007, S. 215
44. Ebd., S. 207
45. Bundesanstalt für Landwirtschaft und Ernährung / Bundesministerium für Ernährung, Landwirtschaft und Verbraucherschutz, Statistisches Jahrbuch 2010, Kap. D Ernährungsweise, 4010500, Tabelle 206
46. Ebd., 4010800, Tabelle 208
47. Bundesministerium für Ernährung, Landwirtschaft und Verbraucherschutz, Pressemitteilung, 17.05.2006
48. Nationale Verzehrsstudie II, Ergebnisbericht Teil 2 (Lebensmittelverzehr, Nährstoffzufuhr, Supplementeinnahme), Max Rubner-Institut – Bundesforschungsinstitut für Ernährung und Lebensmittel, Karlsruhe 2008
49. Vgl. Reto U. Schneider, Preiskampf in der Bückzone, NZZ Folio 11/2006
50. Ebd.
51. Ebd.
52. Ebd.
53. SGS Institut Fresenius Verbraucherstudie 2010, Lebensmittelqualität und Verbrauchervertrauen, Pressemitteilung, 21.07.2010
54. Vgl. Bode, T., Alles aus Zucker – Wie die Nahrungsmittelmultis unsere Kinder mästen, in: Blätter für deutsche und internationale Politik 12/2010, S. 43 ff.
55. Der Spiegel 36/2010, S. 98
56. Lönneker, J., Ernährungstrends: Hungersnot im Schlaraffenland, www.rheingold-online.de/veroeffentlichungen/artikel
57. Ebd.
58. Ebd.
59. Eigenarchiv: Interview mit Stephan Grünewald
60. SGS Institut Fresenius Verbraucherstudie 2010, Lebensmittelqualität und Verbrauchervertrauen, Pressemitteilung, 21.07.2010
61. Hirschfelder, G., Herrenschokolade, Damenkränzchen, »Lady-Pint« – Geschichte und Struktur geschlechtsspezifischer Ernährung, Vortrag, 12. aid-Forum im Wissenschaftszentrum Bonn, 06.05.2009
62. Eigenarchiv: Interview mit Gunther Hirschfelder
63. Rede von Klaus Töpfer zur Eröffnung der ARD-Themenwoche »Essen ist Leben«, Oktober 2010, zitiert nach: www.welthungerhilfe.de/toepfer-ard-hunger.html
64. Stephan Kaufmann, Der ABCD-Komplex, Berliner Zeitung, 30.06.2008
65. Trummer, P., Pizza Globale – Ein Lieblingsessen erklärt die Weltwirtschaft, Econ Verlag, Berlin 2010, S. 58

66. Vgl. Laura Koch, Bauern können sich gegen Hunger versichern, Spiegel Online, 02.04.2011
67. Vgl. Tummer, P., Pizza Globale, S. 78
68. Ebd.
69. Ebd., S. 83
70. Ohne Aquakulturen. 43 Prozent der Fischprodukte kommen heute aus kontrollierter Aufzucht in Aquakulturen.
71. Alle Angaben nach Greenpeace, Kurzinfo Überfischung, »Die Jagd auf den letzten Fisch«, Hamburg, 8/2008
72. alverde 02/2011, S. 67
73. Greenpeace, Kurzinfo Überfischung
74. Wuppertal Institut, Studie »Zukunftsfähiges Deutschland in einer globalisierten Welt«, Fischer Verlag, Oktober 2008, S. 118, www.zukunftsfaehiges-deutschland.de
75. Davies, R.W.D., S.J. Cripps, A. Nickson u. G. Porter, Definition und Abschätzung des weltweiten Beifangs in der Meeresfischerei, deutschsprachige Zusammenfassung, WWF Deutschland, Frankfurt 2009
76. Ebd.
77. Ebd.
78. WWF Deutschland, Beifang-Kampagne 2008/2009 »Meerestiere sind kein Müll!«, Hamburg, Herbst 2008
79. FAO, The State of World Fisheries and Aquaculture 2008, Rom. Zit. n. Stuart, T., Für die Tonne, S. 171
80. Vgl. ebd.
81. Clover, C., Fisch kaputt – Vom Leerfischen der Meere und den Konsequenzen für die ganze Welt, Riemann Verlag, München 2005
82. Kelle, W., Sterblichkeit untermaßiger Plattfische im Beifang der Garnelenfischerei, Meeresforschung 25, 1976, S. 77–89. Siehe auch: Berghahn, R., M. Waltemath and A.D. Rijnsdorp, Mortality of fish from the by-catch of shrimp vessels in the North Sea, J. Appl. Ichthyol. 8, 1992, S. 293–306
83. EU-Kommission, Report of the Scientific, Technical and Economic Committee for Fisheries: Discards from Community Vessels, 2006
84. Bundesministerium für Ernährung, Landwirtschaft und Verbraucherschutz (BMELV), Pressemitteilung, 30.04.2009
85. BMELV, Pressemitteilung, 19.08.2009
86. BMELV, Pressemitteilung, 01.03.2011
87. BMELV, Gemeinsame Erklärung über Rückwürfe im Rahmen der Reform der Gemeinsamen Fischereipolitik, Brüssel, 01.03.2011
88. Die Zeit, 26.08.2010, S. 25
89. Stuart, T., Für die Tonne, S. 174
90. www.klimaktiv.de

91. Statistisches Bundesamt (Destatis), Pressemitteilung Nr. 465: 7,5 Tonnen CO_2-Emissionen je Einwohner durch Konsum in 2009
92. Öko-Institut, Grießhammer, R., u. a., Studie CO_2-Einsparpotenziale für Verbraucher, Freiburg, 12.07.2010
93. IPCC-Report 2007, Bezugsjahr 2004
94. Antwort der Bundesregierung auf eine Kleine Anfrage der Fraktion Bündnis 90/Die Grünen, Deutscher Bundestag 2006
95. www.fibl.org
96. Schulz, D., Die Rolle der Landwirtschaft beim Klimawandel – Täter, Opfer, Wohltäter, in: local land & soil news, Nr. 24/25, I/08, S. 12
97. http://www.fao.org/ag/magazine/0612sp1.htm
98. Vgl. Liebert, N., Vegetarier tun mehr fürs Klima, tageszeitung, 05.01.2007, und Schulz, D., Die Rolle der Landwirtschaft beim Klimawandel
99. Angaben des Düngemittelverbandes IFA
100. Schulz, D., Die Rolle der Landwirtschaft beim Klimawandel
101. Klimaretter Bio? Der foodwatch-Report über den Treibhauseffekt von konventioneller und ökologischer Landwirtschaft in Deutschland, basierend auf der Studie »Klimawirkungen der Landwirtschaft in Deutschland« des Instituts für ökologische Wirtschaftsforschung GmbH, August 2008, S. V
102. Idel, A., Die Kuh ist kein Klima-Killer! Wie die Agrarindustrie die Erde verwüstet und was wir dagegen tun können, Metropolis-Verlag, Marburg 2010, S. 39
103. Ebd., S. 23
104. Ebd., S. 24
105. Wiegmann, K., u. a. (Öko-Institut), Ernährungswende – Umweltauswirkungen von Ernährung – Stoffstromanalysen und Szenarien, Darmstadt/Hamburg 2005
106. WWF 2000
107. Bundesverband der Deutschen Entsorgungs-, Wasser- und Rohstoffwirtschaft (BdE) 2006, Jacobs, Neller 2007
108. ifeu-Institut im Auftrag des Umweltbundesamts, Die CO_2-Bilanz des Bürgers – Recherche für ein internetbasiertes Tool zur Erstellung persönlicher CO_2-Bilanzen, Heidelberg, Juni 2007, S. 75. – LFU = Bayerisches Landesamt für Umwelt
109. Tiefster und höchster Wert verschiedener Studien zum Thema
110. Angaben nach National Geographic Deutschland, Beitrag: Sieben Milliarden Menschen, Januar 2011, S. 40 ff.
111. Angaben nach Ziegler, J., Das Imperium der Schande. Der Kampf gegen Armut und Unterdrückung, Goldmann Verlag, München 2005 (3. Aufl. 2008), S. 120
112. Angaben nach Weingärtner, L., u. C. Trentmann, Handbuch Welternährung, Campus Verlag, Frankfurt 2011

113. Vgl. www.un-kampagne.de
114. Vgl. Deutsche Welthungerhilfe, International Food Policy Research Institute, Concern Worldwide Bonn/Washington/Dublin, Oktober 2010
115. Deutsche Welthungerhilfe, Hunger durch Überfluss, Pressemitteilung, 14.10.2010
116. International Convenant on Economic, Social and Cultural Rights vom 16.12.1966. Bis Ende 2010 haben diesen Pakt 160 Staaten ratifiziert. Siehe auch: www.humanrights.ch/home/de/Instrumente/UNO-Abkommen/Pakt-I/idcatart_6050-content.html, sowie: www2.ohchr.org/english/bodies/cescr/
117. Ziegler, J., Das Imperium der Schande, S. 119
118. Ebd., S.17
119. Chossudovsky, M., Global Brutal. Der entfesselte Welthandel, die Armut, der Krieg, Zweitausendeins Verlag, Frankfurt 2002, S. 115
120. Eigenarchiv: Interview mit Joachim von Braun
121. Angaben nach proplanta, Nachricht vom 11.02.2009, www.proplanta.de
122. Deutsches Institut für Entwicklungspolitik, Beitrag v. Brüntrup, M.: Warum hohe Nahrungsmittelpreise nicht nur schlecht für Entwicklung sind, 28.03.2011
123. Zit. n. Trummer, P., Pizza Globale, S. 168
124. Vgl. http://de.wikipedia.org/wiki/Finanzmarktstabilisierungsfonds
125. Bass, H.H., Finanzmärkte als Hungerverursacher?, Studie für die Deutsche Welthungerhilfe, Bremen, März 2011
126. Bass, H.H., Finanzspekulationen verschärfen den Hunger, Deutsche Welthungerhilfe, Brennpunkt Nr. 20, April 2011, S. 2 f.
127. Vgl. www.nerdcore.de/wp/2008/05/14/deutsche-bank-wirbt-mit-der-hungerkrise/
128. Preisexplosion bei Lebensmitteln – Wer soll das noch zahlen?, tageszeitung, 28.01.2011
129. Ebd.
130. Vgl. Schokofingers Superwette, Der Spiegel, 30/2010, 26.07.2010, S. 62 f.
131. sueddeutsche.de, Recht auf Ernährung, 20 Jahre fehlgeleitete Politik, 13.04.2010
132. Ziegler, J., Wie kommt der Hunger in die Welt?, Goldmann Verlag, 4. Auflage, München 2009, S. 11
133. Busse, T., Die Ernährungsdiktatur, Blessing Verlag, München 2010, S. 96
134. National Geographic Deutschland, Juli 2009, Das Ende des Überflusses, S. 64 ff.
135. Vgl. EED, Pressemitteilung, 21.04.2011: G20 wollen Nahrungsmittelspekulationen beenden
136. Vgl. WEED, Pressemitteilung, 14.04.2011: Neue Rhetorik genügt nicht
137. Weltagrarbericht, Teil Global, S. 422

138. Bommert, W., Kein Brot für die Welt, S. 262
139. Rettet den Regenwald, News, 26.07.2007
140. Bericht von Jean Ziegler zum Abschluss seiner achtjährigen Amtszeit vor dem UN-Menschenrechtsrat, 11.03.2008
141. Süddeutsche Zeitung, 12.09.2007
142. tageszeitung, 16.07.2008
143. Donald Mitchell, »Anote on Rising Food Prices«, Policy Research Working Paper 4682, The World Bank, July 2008
144. BMU, Pressemitteilung 228/08, Bundeskabinett beschließt Gesetz zur Änderung der Förderung von Biokraftstoffen, 22.10.2008
145. Bundesgesetzblatt 3182
146. www.regenwald.org
147. Vgl. Mari, F., u. R. Buntzel, Das globale Huhn. Hühnerbrust und Chicken Wings – Wer isst den Rest?, Brandes & Apsel Verlag, Frankfurt 2007, sowie Germanwatch e.V., Verheerende Fluten – politisch gemacht. EU-Handelspolitik verletzt Recht auf Nahrung in Ghana – Die Beispiele Hühnchen und Tomaten, Bonn, Mai 2008
148. Ebd.
149. Mörderische Subventionen. Wie die Exportbeihilfen für Schweinefleisch den Hunger in Afrika verschlimmern, Report Mainz, 29.04.2009
150. EED, Pressemitteilung: Exportwahn ohne Grenzen, 22.03.2011
151. Vgl. Paasch, A., Türöffner für Europas Exporte, welt-sichten, Magazin für globale Entwicklung und ökumenische Zusammenarbeit, Frankfurt, März 2011, S. 27
152. Economic Partnership Agreement
153. FAO, Briefs on Import Surges. No. 5, Ghana: Rice, Poultry and Tomato Paste, Rom 2006
154. Vgl. FIAN Pressemitteilung: Globale Landnahme eskaliert, 12.04.2011
155. Benedikt Fuest, Die Schattenseiten des Bio-Landbaus, www.welt.de, 29.01.2011
156. Ebd.
157. Andreas Sentker, Brot allein macht nicht satt, Die Zeit, 07.01.2010
158. www.grain.org
159. Zit. n. Land ist Leben – Der Griff von Investoren nach Ackerland, gemeinsames Dossier von Brot für die Welt, Evangelischem Entwicklungsdienst und dem Forschungs- und Dokumentationszentrum Chile-Lateinamerika, Beilage der Zeitschrift welt-sichten, 5/2011, Frankfurt, S. 5
160. Forscher des Swedish Institute for Food and Biotechnology und der Universität der Philippinen sowie Robert van Otterdijk von der FAO äußerten sich entsprechend im Januar 2011 während der Pressekonferenz zur SAVE-FOOD-Konferenz.
161. Vgl. Hodges, Rick, J.C. Buzby and Ben Bennett, Postharvest Losses and

Waste in Developed and Less Developed Countries: Opportunities to Improve Resource Use, The Journal of Agricultural Science, 2011, 149 (S1), S. 37–45
162. Umweltministerium NRW, Pressemitteilung, 29.10.2010
163. Die Landesregierung NRW, Pressemitteilung, 17.12.2010: Minister Remmel fordert: Neue Wertschätzung für Lebensmittel
164. Stuart, T., Für die Tonne, S. 353
165. Vgl. Reinhard Wolff, Dänemark beschließt Fettsteuer, tageszeitung, 21.03.2011
166. Vgl. Reinhard Wolff, Teure Naschereien, tageszeitung, 27.06.2009
167. www.focus.de/finanzen/news/ernaehrung-deutsche-werfen-einen-berg-von-lebensmitteln-weg_aid_625393.html
168. www.foodproductiondaily.com/Packaging/DEFRA-rejects-media-reports-of-plans-to-scrap-Best-before-labels
169. www.fraunhofer.de/presse/presseinformationen/2010–2011/16/keine-chance-fuer-gammelfleisch.jsp
170. www.foodproductiondaily.com/Supply-Chain/Smart-RFID-sensors-promise-cheaper-food-and-less-waste
171. Parfitt, J., M. Barthel and S. Macnaughton, Food Waste within Food Supply Chains: Quantification and Potential for Change to 2050, Phil. Trans. R. Soc. B 2010 365, S. 3065–3081
172. Kader 2005, Increasing Food Availability by Reducing Postharvest Losses of Fresh Produce
173. www.wissh.org. Direktor Kenneth Marsh nahm als Redner auch an der SAVE-FOOD-Konferenz im April 2011 in Düsseldorf teil.
174. Tristram Stuart, http://www.zeit.de/wirtschaft/2011-03/hunger-ernteverluste
175. www.mri.bund.de/en/de/institute/sicherheit-und-qualitaet-bei-obst-und-gemuese/forschungsprojekte/mit-waerme-gegen-pilze.html
176. FAO 11/2009, Post-harvest losses aggravate hunger, www.fao.org/news/story/en/item/36844/icode/
177. Michael Hülsmann und Verena Brenner, Logistikexperten der Jacobs University Bremen, http://www.idw-online.de/pages/de/news419416
178. www.foebud.org/rfid
179. www.elpro.com
180. West Africa Agricultural Productivity Program (WAPP), http://web.worldbank.org
181. Pressemitteilung zur SAVE-FOOD-Konferenz, Mai 2011
182. Ebd., Abstract
183. Berghofer, E., The value of food, Vortrag auf der 3. Boku Waste Conference, 15.–17.04.2009 in Wien
184. The impact of plastics on life cycle energy consumption and greenhouse

gas emissions in Europe. Summary Report, June 2010, www.plastics-europe.org
185. www.naku.at
186. DUH-Hintergrundpapier: Biologisch abbaubare Kunststoffe, 15.03.2011
187. D'Monte, D., Watching our Wasteline, http://infochangeindia.org:80/Environment/Eco-logic/Watching-our-wasteline.html
188. Beide Beispiele nach Stuart, T., Waste – Uncovering the Global Food Scandal, London 2009, S. 205
189. Ebd., S. 266
190. Vgl. ebd., S. 278
191. Zit. n. einem Interview mit Tristram Stuart, ebd., S. 272
192. Eigenarchiv: Interview mit Gunther Hirschfelder
193. www.bmelv.de/DE/Ernaehrung/Wert-Lebensmittel/RegionaleVielfalt/node.html
194. www.presseportal.de/pm/81065/2037572/cofresco_frischhalteprodukte_gmbh_co_kg
195. www.facebook.com/Toppits.de
196. Gemeinsame Presseerklärung der KMK und des BMZ bei der 318. Kultusministerkonferenz am 14./15.06.2007 in Berlin
197. Rompa, R., Globales Lernen, Hunger in der Welt – und unsere Ernährung, Buch Verlag Kempen, Kempen 2011
198. ifeu-Institut im Auftrag des Umweltbundesamts, Die CO_2-Bilanz des Bürgers – Recherche für ein internetbasiertes Tool zur Erstellung persönlicher CO_2-Bilanzen, Heidelberg Juni 2007, S. 77
199. www.regiogeld.de
200. Vgl. Rob Hopkins, Energiewende. Das Handbuch. Anleitung für zukunftsfähige Lebensweisen, Zweitausendeins, Frankfurt 2008
201. Dr. Ulrich Ermann, Dr. Sonja Hock, Regionale Wirtschaftskreisläufe. Impulsreferat beim ersten gemeinsamen Workshop der Modellregionen mit dem Thema »Handlungsansätze für die großräumige Zusammenarbeit von Stadt und Land«, Nürnberg, 23. April 2008, www.raum-energie.de
202. Vgl. auch Waldherr, G., Ruhe bewahren, Brandeins, 8/2007, www.brandeins.de/archiv/magazin/fehler-kommt-ganz-darauf-an-was-man-daraus-macht/artikel/ruhe-bewahren.html
203. www.tag-der-regionen.de
204. Vgl. www.rewe-rudel-bamberg.de/index.php/regionale-theke.html
205. www.bmelv.de/DE/Ernaehrung/Wert-Lebensmittel/RegionaleVielfalt/node.html
206. Vgl. www.marketingverein-metropolregion.de
207. Vgl. www.gemuesetuete.de
208. Zur Geschichte der CSA vgl. Steven McFadden, The History of Com-

munity Supported Agriculture, http://newfarm.rodaleinstitute.org/features/0104/csa-history/part1.shtml

209. www.buschberghof.de
210. Siehe www.meine-ernte.de oder www.bauerngarten.net sowie viele regionale Angebote wie Gartenglück in Köln (www.gartenglueck.info) oder die Münchner Krautgärten (www.muenchen.de/Rathaus/plan/projekte/grueng/155578/krautgaerten.html)
211. http://prinzessinnengarten.net/wir/
212. www.communitygarden.org
213. http://kidsgardenberlin.wordpress.com/garten/
214. Romberg, J., u. T. Ramge, Kritischer Konsum: kann Einkaufen die Welt verbessern?, GEO Magazin, Nr. 12/08 – Der kluge Konsum
215. Was ist Fairer Handel?, www.fairtrade.de
216. Ebd.
217. Vgl. J. Romberg und T. Ramge, Kritischer Konsum
218. Ebd.
219. www.supermarktmacht.de
220. Ebd.
221. Das CorA-Netzwerk ist ein Zusammenschluss von 49 zivilgesellschaftlichen Organisationen, die Unternehmen zur Einhaltung von Menschenrechten und internationalen Sozial- und Umweltstandards verpflichten wollen.
222. www.meine-landwirtschaft.de
223. Vgl. www.veggiday.de/aktivitaeten/ausland-eu/5-aktivitaeten-eu-donderdag-veggiedag.html
224. Ebd.
225. Vgl. www.veggiday.de/veggiday/projekt/46-argumente.html
226. Ebd.
227. Vgl. Hannah Samland, Darf's ein bisschen vegetarisch sein?, tageszeitung, 07.02.2011
228. http://berlin.carrotmob.de/derzweite/das-prinzip
229. Poddig, H., Radikal mutig – Meine Anleitung zum Anderssein, Rotbuch-Verlag, Berlin 2009, S. 11
230. In Deutschland bietet das Forum www.containern.de die Möglichkeit, sich rund um das Thema auszutauschen, Kontakte zu anderen Mülltauchern zu knüpfen, und hilft mit praktischen Tipps für die beste Ausbeute. Das Wiki www.selbstorganisation.org fasst die besten Märkte und Supermärkte zum Containern zusammen und dient Mülltauchern als Treffpunkt, um sich zu gemeinsamen Streifzügen zu verabreden. In Berlin gibt es seit 2007 sogar eine Mailingliste, über die man sich zum Containern oder zum Austauschen von Waren verabreden kann (http://groups.yahoo.com/group/container_berlin/). In Österreich bietet die

Seite www.freegan.at einen Praxisleitfaden für Freegans an, auch mit Aufklärung über die rechtliche Situation oder über die gesundheitlichen Risiken des Containerns. International bietet www.trashwiki.org einen Überblick über die besten Spots, nach Ländern und Städten sortiert.

231. Vgl. www.dumpstern.de
232. Ebd.
233. Zit. n. www.slowfood.de
234. Ebd.
235. Petrini, C., Stoppt die Verschwendung!, Kolumne im Slow Food Magazin, 03/2010, S. 9

Register

STERN